Prof. Dr. Michaela Axt-Gadermann

GESUND MIT DARM

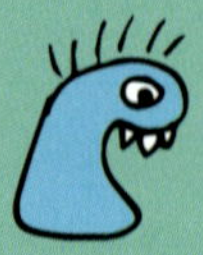

FÜR MEINE FANTASTISCHE FAMILIE

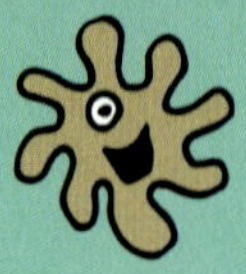

Prof. Dr. Michaela Axt-Gadermann

GESUND
MIT DARM

FITTER, GELASSENER UND JÜNGER MIT DEM RICHTIGEN MIKROBIOM

südwest

INHALT

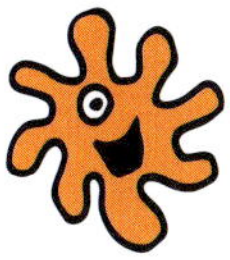

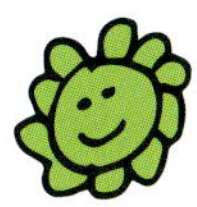

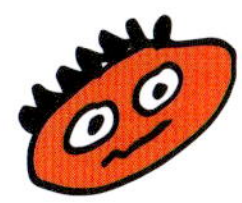

INHALT

ANHANG

VORWORT

»Pass auf dein Mikrobiom auf, es beschützt dich!« Mit diesem Satz lässt sich der Inhalt meines Buches *Gesund mit Darm* treffend zusammenfassen. Wenn wir uns gut um unsere Darmflora kümmern, dann bekommen wir von den Darmbakterien eine ganze Menge zurück. Denn ein gesundes Mikrobiom hält unsere Gefäße elastisch, die grauen Zellen rege und verzögert den Alterungsprozess. Es verbessert bei Sportlern die Ausdauer und schützt Senioren vor Gebrechlichkeit. Wenn wir Figurprobleme haben, der Blutzuckerspiegel aus der Reihe tanzt oder die Cholesterinwerte zu hoch sind, weiß die Darmflora Rat. Und eine gesunde Bakteriengemeinschaft kann sogar die Prognose bei einer Krebserkrankung enorm verbessern.

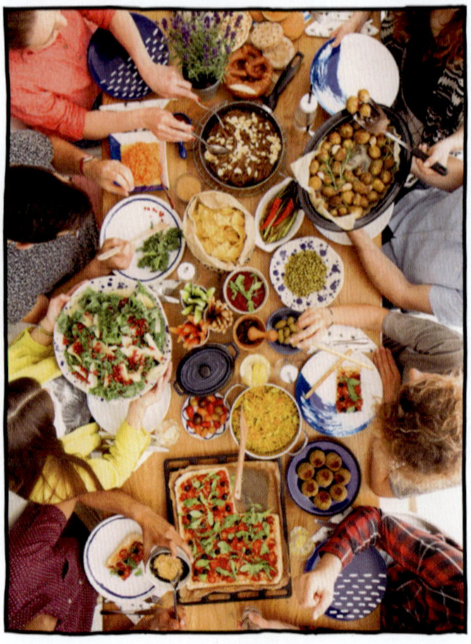

Wie bei allen Präventions- und Anti-Aging-Maßnahmen gilt auch für die Mikrobiompflege: Je früher, desto besser. Störungen der Darmflora gehen nämlich Leistungseinbußen, Alterungsprozessen, vor allem aber auch der Entstehung von Krankheiten oft Monate, manchmal Jahre voraus. Je eher wir also damit beginnen, unser Ökosystem im Verdauungstrakt zu optimieren, desto besser sind die Chancen, dauerhaft von den Wohltaten aus dem Darm zu profitieren.

Auf den folgenden Seiten spanne ich einen weiten Bogen, der den Einfluss des Mikrobioms auf viele Bereiche unseres Lebens deutlich macht. Dieses Buch soll Sie unterhalten, aber vor allem natürlich informieren. Deshalb habe ich die Ergebnisse wissenschaftlicher Studien in leicht umsetzbare Tipps und übersichtliche Tabellen zusammengefasst, damit Sie wichtige Informationen auf einen Blick erfassen können. So sind Sie in der Lage, individuelle Ernährungsempfehlungen und die richtigen probiotischen Bakterien für Ihr persönliches Gesundheitsziel identifizieren zu können.

Doch um konkrete Empfehlungen geben zu können, ist es notwendig, nicht nur allgemein über die Darmflora zu schreiben, sondern auch Ross und Reiter – beziehungsweise Mikrobe und Bakterie – beim Namen zu nennen. Deshalb werden Ihnen im Laufe dieses Buches verschiedene Mikroorganismen mit interessanten Namen begegnen. Mir ist klar: Kein Mensch kann diese beim ersten Lesen behalten. Deshalb finden Sie Sie immer wieder Kästen (Mikrobiom-Info), in denen Sie sich über geeignete Keime für spezielle Probleme informieren können. Auf Seite 230 finden Sie eine Tabelle mit gebräuchlichen Nahrungsergänzungsmitteln und den darin enthaltenen Bakterienstämmen. Das erleichtert es Ihnen, ein geeignetes Produkt zu finden. Und ab Seite 227 gibt's noch ein Who's Who der Darmbakterien. Dort stelle ich Ihnen die wichtigsten Keime und deren Bedeutung vor. Sie können also jederzeit nachschlagen, um sich im Bakteriendschungel zu orientieren. Sind Sie neugierig geworden?

Viel Spaß beim Lesen und Ausprobieren wünscht Ihnen

Michaela Axt-Gadermann

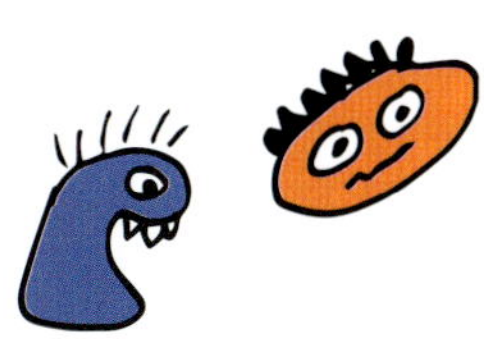

Mehr Infos finden Sie auch auf meiner Internetsete www.gesund-mit-darm.de und in der Facebook-Gruppe »meine gesunde Darmflora«.

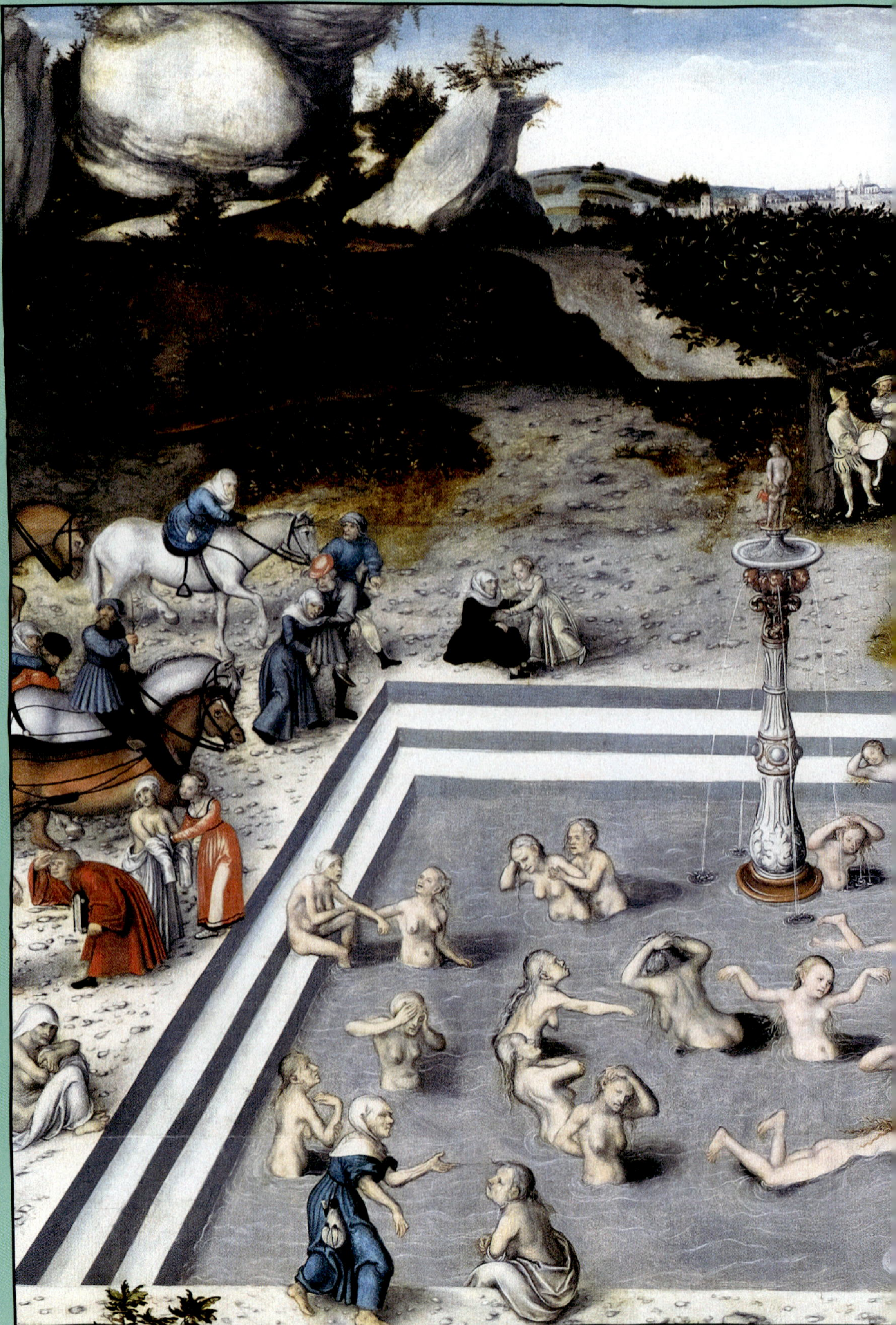

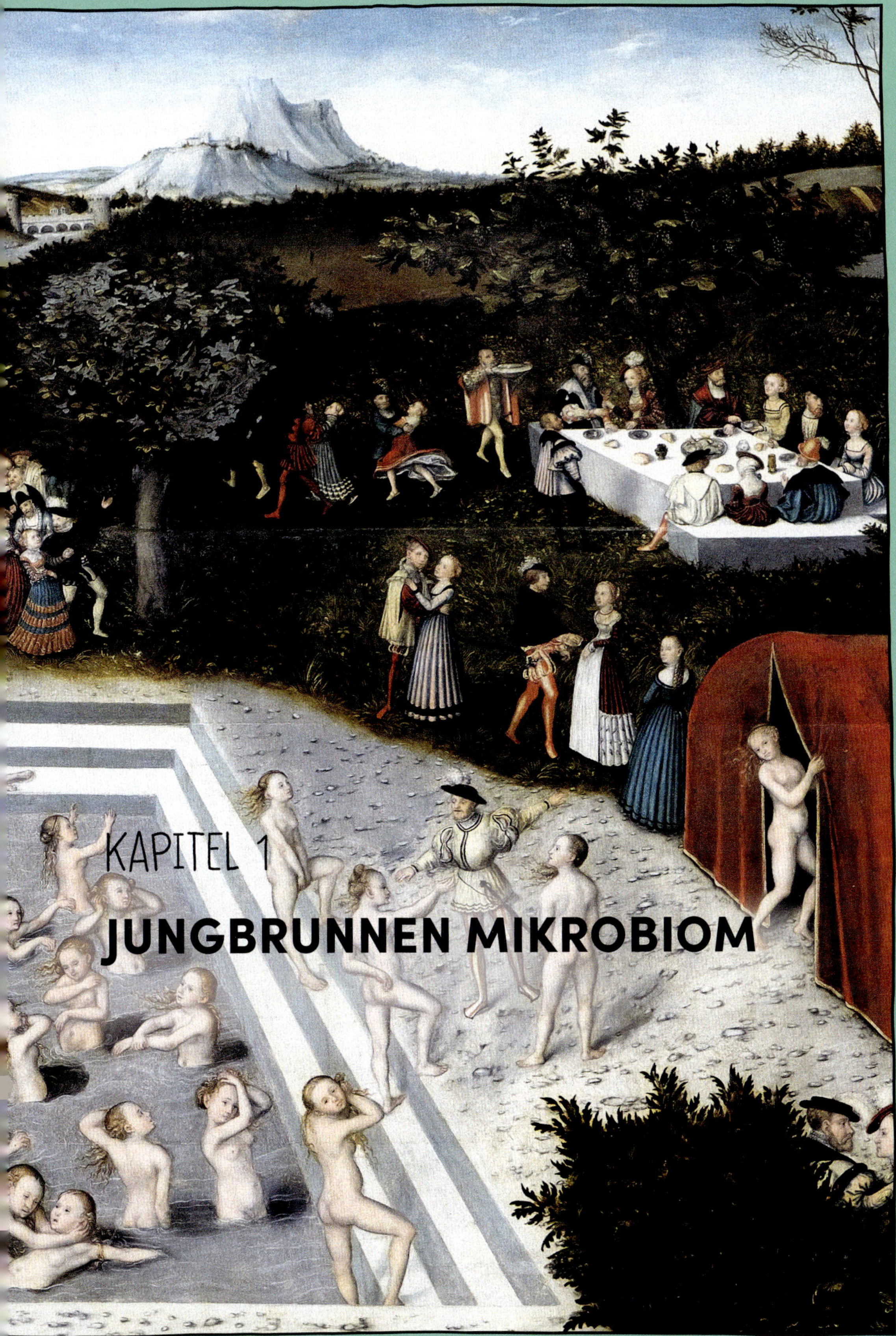

KAPITEL 1

JUNGBRUNNEN MIKROBIOM

FRISCHZELLENKUR AUS DEM DARM

Im Mittelalter malte Lucas Cranach seinen berühmten Jungbrunnen: Alte, kranke und gebrechliche Menschen tauchen in ein Becken ein und entsteigen ihm jung, straff und gesund. Für uns Menschen gibt es ein solches »Verjüngungsschwimmbad« bisher noch nicht, aber für Fische hat man den Jungbrunnen – besser gesagt: das »Jung-Aquarium« – kürzlich entdeckt. Als »Versuchsperson« wählten die Wissenschaftler den Türkisen Killifisch, denn der hat ein Problem – er altert im Zeitraffertempo. Schon wenige Wochen nach seiner Geburt setzt der Verfall ein: seine Farbe verblasst, er baut körperlich und geistig ab und entwickelt häufig Krebsgeschwüre. Die Lebenserwartung des Fischs beträgt nur vier bis acht Monate und liegt damit deutlich unter der von Labormäusen, die immerhin zwei bis drei Jahre alt werden. Doch gerade die Kurzlebigkeit des Türkisen Killifischs, der auf den schönen lateinischen Namen *Nothobranchius furzeri* hört, macht ihn für Forscher zu einem willkommenen Modell des Alterns. Als Wirbeltier steht er dem Menschen zudem näher als zum Beispiel Fruchtfliegen, die ebenfalls gerne zur Erforschung von Alterungsvorgängen herangezogen werden. Auch das Mikrobiom des afrikanischen Fischs ähnelt unserem in Vielfalt und Zusammensetzung, und es verändert sich bei ihm – wie auch bei uns Menschen – im Laufe des Lebens. Junge Killifische haben noch ganz unterschiedliche Bakterienarten im Darm, mit der Zeit nimmt diese Vielfalt jedoch ab und parallel dazu werden die Tiere gebrechlicher und schwächer.

Nun haben Mitarbeiter des Kölner Max-Planck-Instituts für Biologie des Alterns erfolgreich eine Anti-Aging-Maßnahme für diese Fische getestet. Bei dem Wundermittel, das den Killifischen neue Lebenskraft spenden sollte, handelte es sich um die Exkremente junger Artgenossen. Die Wissenschaftler töteten zunächst mit einem Antibiotikum die Darmflora der Fische mittleren Alters ab und setzten sie dann in ein Aquarium, in dem zuvor junge Fische gelebt hatten. Deren Stuhlreste und somit auch deren Darmbakterien waren noch im

Wasser enthalten. Beim Umherschwimmen nahmen die älteren Fische automatisch die Mikroorganismen der jüngeren auf – und das blieb nicht ohne Folgen. Verglichen mit den Fischen, die nur Kontakt zu gleichaltrigen »Kollegen« hatten, erhöhte sich nicht nur die Lebensdauer der türkisen Wasserbewohner mit der jungen Darmflora um 40 Prozent, sondern sie waren auch im hohen Alter noch so agil wie ihre jungen Artgenossen. Wie unsere Freunde im Darm das genau machen, können die Experten des Max-Planck-Instituts noch nicht sicher sagen. »Doch diese Forschungsergebnisse zeigen, dass die Darmmikroorganismen innerhalb einer komplexen Mikrobengemeinschaft die Lebenserwartung und Alterung enorm beeinflussen können«, so Dario Riccardo Valenzano, Wissenschaftler am Kölner Max-Planck-Institut.

Und etwas Ähnliches kann man auch bei Nagetieren beobachten. Junge Mäuse, die kein eigenes Mikrobiom besitzen, wurden entweder zusammen in einem Käfig mit einer Gruppe alter oder einer Gruppe junger Tiere mit intakter Darmflora gehalten. Dabei nahmen die keimfreien Mäuse nach und nach die Darmkeime der Käfiggenossen auf und siedelten sie in ihrem eigenen Darm an. Durch den Kontakt mit dem »alten« Mikrobiom stiegen bei den noch jungen Mäusen die Entzündungswerte (Zytokine) im Blut und im Gewebe unnatürlich hoch an, wodurch sich Alterungsprozesse beschleunigen. Bei den Mäusen, die mit gleichaltrigen Artgenossen zusammenlebten, blieben die Zytokine auf niedrigen, »jugendlichen« Werten.

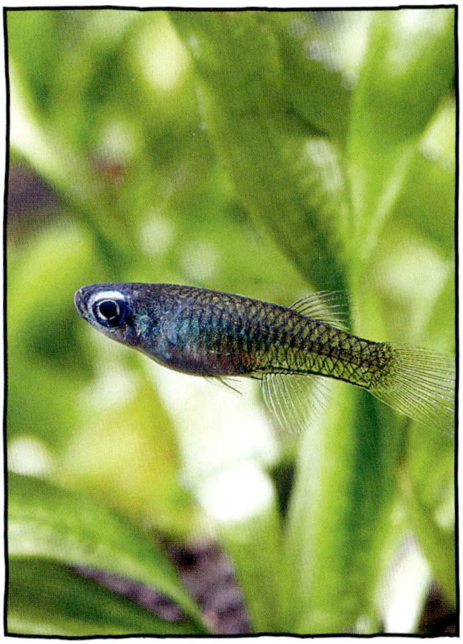

Der türkise Killifisch, auch als Türkiser Prachtgrundkärpfling bekannt, liefert den Beweis, wie wichtig die Darmflora für die Alterung sein kann.

DER DARM – EIN JUNGBRUNNEN FÜR UNS

Nicht nur im Verdauungstrakt von Fischen und Nagern, sondern auch in unserem Darm lebt eine Heerschar winziger Mitbewohner, die uns helfen oder schaden können. Es handelt sich um unsere »Darmflora« oder – wie man als Experte sagen würde – um unser »Mikrobiom«, das aus einer Vielzahl von Bakterien besteht.

Bakterien hatten lange Jahre einen eher schlechten Ruf. Pest, Cholera und Typhus waren die bakteriellen Geißeln der Menschheit. Die Zusammenhänge zwischen Keimen und Infektionskrankheiten wurden erst um die Mitte des 19. Jahrhunderts durch den ungarischen Arzt Ignaz Semmelweis und den französischen Mikrobiologen und Chemiker Louis Pasteur enthüllt – und das war eine der wichtigsten Entdeckungen der Medizin. Denn bis dahin war es noch nicht einmal üblich, sich vor chirurgischen Eingriffen die Hände zu waschen. So führten Ärzte zum Beispiel morgens Leichensektionen durch und operierten mittags Patienten oder leiteten Entbindungen. Die Sterblichkeitsraten infolge von Wundinfektionen oder Kindbettfieber waren unglaublich hoch. Durch simple Desinfektionsmaßnahmen oder einfaches Einseifen ihrer Hände konnten die Ärzte die Zahl der Todesfälle drastisch senken.

Zunächst stieß also die Vorstellung, es könnte in unserem Körper nützliche Bakterien geben, eher auf Unverständnis. Die Darmbewohner hielt man lange Zeit zwar für weitgehend harmlose, aber eher unbedeutende Kostgänger im Gedärm. Nach und nach dämmert es jedoch Wissenschaftlern wie Laien, dass wir in unserem Verdauungstrakt ein eigenes Ökosystem beherbergen, das unsere Stimmung beeinflusst, Allergien auslöst, unseren Appetit und unsere Essensvorlieben kontrolliert. Nun gibt es sogar konkrete Hinweise, die den Zusammenhang zwischen unserem Mikrobiom und dem Alterungsprozess verdeutlichen. Die gezielte Optimierung unseres Mikrobioms kommt deshalb der Idee eines Jungbrunnens schon recht nahe.

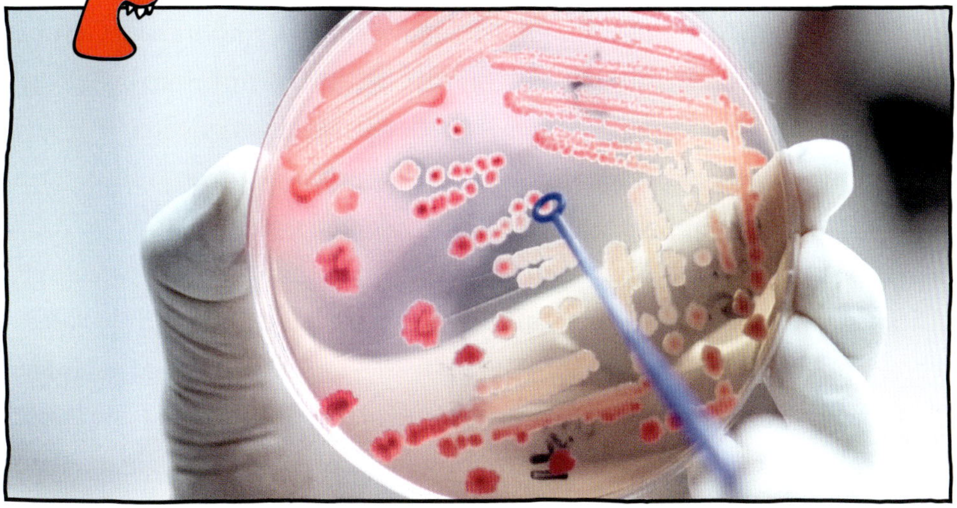

Nur ein geringer Teil der Darmbakterien lässt sich außerhalb des Darms vermehren.

Bakterien spielen auf fast allen Ebenen unserer körperlichen und geistigen Gesundheit eine Rolle. Und weil man ihre Bedeutung gar nicht hoch genug einschätzen kann, scheint sich die ganze Welt derzeit um das Mikrobiom zu drehen – diesen Eindruck haben zumindest alle, die die aktuellen Forschungen und Veröffentlichungen rund um dieses Thema verfolgen. Die gemeinsame Aussage der mehr als 40 000 in den vergangenen Jahren veröffentlichten Studien lautete: Eine vielfältige Darmflora ist in jeder Phase des Lebens enorm wichtig! Wenn es gelingt, eine Störung der Darmflora, eine sogenannte Dysbiose, zu beseitigen, stehen deshalb die Chancen nicht schlecht, dass die Gesundheit davon profitiert und sogar der Alterungsprozess sich verlangsamen oder sogar in Teilen umkehren lässt.

QUANTENSPRUNG IN DER MIKROBIOMFORSCHUNG

Bereits 1907 vermutete der russische Immunologe Elie Metchnikoff eine Beziehung zwischen dem regelmäßigen Verzehr von gesäuerten Milchprodukten mit lebenden Bakterien und der Langlebigkeit bestimmter osteuropäischer Volksstämme. In den folgenden Jahren beschäftigten sich Forscher immer wieder mit den Zusammenhängen zwischen Darmflora und Gesundheit. Doch die Krux war: Mehr als 90 Prozent aller Darmkeime ließen sich damals außerhalb des Körpers auf Nährböden gar nicht anzüchten. Für viele Bakterien ist eine Petrischale im Labor nicht gerade der Wohlfühlort, weshalb dort auch nur ein ganz kleiner Teil der Keime wuchs. Auf diese Weise ließen sich die meisten Mikroben gar nicht finden und »flogen« sozusagen unter dem Radar der Wissenschaftler. Ich selbst habe vor rund 20 Jahren schon Studien durchgeführt, in denen wir die Zusammenhänge zwischen Hauterkrankungen wie Schuppenflechte und Neurodermitis und der Darmflora untersucht haben. Damals stand uns ebenfalls nur die Möglichkeit zur Verfügung, Bakterien und Pilze in Nährmedien wachsen zu lassen. Die Ergebnisse waren leider ernüchternd, da wir mit dieser Methode nur einen ganz winzigen Ausschnitt des Mikrobioms überprüfen konnten und es auch noch nicht die Möglichkeiten gab, gezielt fehlende Mikroorganismen zu ersetzen. Damals hat zudem das Wissen darüber gefehlt, welche Bakterien bei welchen Problemen hilfreich sind und welche vielleicht sogar eher schaden könnten. Doch in den vergangenen Jahren hat sich eine Menge getan.

Das Jahr 2005 hat für die Mikrobiomforschung eine ähnliche Bedeutung wie die Entdeckung Amerikas für Handel und Seefahrt: In diesem Jahr stieß man auf neue, unbekannte Welten, die man in den folgenden Jahren Schritt für Schritt weiter erforschte. Auslöser für diesen Quantensprung war eine neue Analysemethode, das sogenannte Next Generation Sequencing. Der Vorteil der neuen Bestimmungsmethoden besteht darin, dass man einfach die Erbsubstanz der Bakterien analysiert und so viel mehr der im Darm beheimateten Mikroorganismen finden kann – ganz unabhängig davon, ob sie auf der Laborplatte wachsen wollen oder nicht. Dadurch ist es möglich, aus einer kleinen Stuhlprobe Infos über den Zustand des gesamten Mikrobioms zu bekommen und diese dann zum Beispiel mit bestimmten Erkrankungen in Verbindung zu bringen. Britische Forscher entdeckten mit diesem Verfahren erst kürzlich bei Stuhlanalysen aus Kanada und Großbritannien mehr als hundert Bakterienarten, die bis dahin noch nie jemand isoliert hatte. Und inzwischen geht es nicht mehr nur um die Darmflora. Auch die Bakterienpopulationen im Mund, im Genitaltrakt oder auf der Haut scheinen spannende Ansatzpunkte für Präventionsmaßnahmen und neue Therapien bereitzuhalten.

WAS SPRIESST DENN DA?

Ja, die Welt der Mikroorganismen ist faszinierend! In unserem Verdauungstrakt leben rund 100 Billionen Bakterien, zahlreiche Pilze und einige Viren. Das sind deutlich mehr Keime, als wir Menschen Zellen besitzen. Und die Menge bakterieller Gene übersteigt die unserer eigenen Erbanlagen um das Hundertfache. 100 Billionen ist eine unvorstellbar große Zahl. Würden wir alle Bakterien zählen und pro Mikroorganismus eine Sekunde benötigen, dann wären wir erst nach 3,2 Millionen Jahren mit dem Zählen der 100 Billionen Keime fertig. Allein diese riesige Menge an Mitbewohnern lässt vermuten, dass wir sie nicht beherbergen, ohne selbst einen Nutzen daraus zu ziehen.

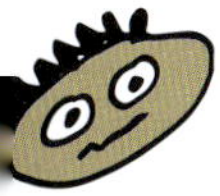

Alle menschlichen Oberflächen, die äußeren wie die inneren, sind dicht mit Keimen besiedelt und stellen ein mikrobielles Ökosystem dar. Und die Bakterien stehen über Haut und Schleimhäute in einem ständigen Kontakt mit dem gesamten Organismus Mensch. Geben und Nehmen bestimmt die Beziehung zwischen uns, den Wirten, und den Mikroorganismen. Wir bieten den Bakterien Lebensraum und Nahrung, im Gegenzug ist dieser sehr komplexe Lebensraum von fundamentaler Bedeutung für unsere Gesundheit. Wissenschaftliche Untersuchungen zeigen, dass man den Einfluss des Mikrobioms auf Gesundheit, Wohlbefinden sowie körperliche und geistige Leistungsfähigkeit gar nicht hoch genug einschätzen kann. Betrachtet man die Gesamtheit der Studien, dann kann man nur zu einem Schluss kommen: In unserem Magen-Darm-Trakt, aber auch auf der Haut und den Schleimhäuten siedelt ein Jung- und Gesundbrunnen, aus dem wir mit ein paar Tricks reichlich schöpfen können. Denn das Mikrobiom sorgt für einen ausgeglichenen Hormonhaushalt und trainiert das Immunsystem. Seine Stoffwechselleistung übertrifft die der Leber. Die daran beteiligten bakteriellen Metaboliten wirken aber nicht nur im Darm, sondern gelangen über die Blutbahn in jeden Winkel unseres Körpers. Dort entfalten sie unterschiedliche Wirkungen. Es gibt Bakterienstämme, die unsere Gefäße geschmeidig halten oder den Blutzucker, den Blutdruck und den Cholesterinspiegel in einen guten Bereich bringen. Andere Mikroorganismen schützen die Haut vor vorzeitiger Alterung und unterstützen unser Gehirn bei seiner Arbeit. Und die richtigen Keime bewahren uns nicht nur im Alter vor Gebrechlichkeit. Sie lassen uns sogar den Halbmarathon schneller absolvieren, helfen beim Abnehmen und sorgen in jedem Alter für gute Laune und Zufriedenheit. Gerät jedoch die Mikrobengemeinschaft aus dem Gleichgewicht, dann leidet die Fitness. Alterungsvorgänge beschleunigen sich und das Risiko für eine Vielzahl von Krankheiten steigt messbar an.

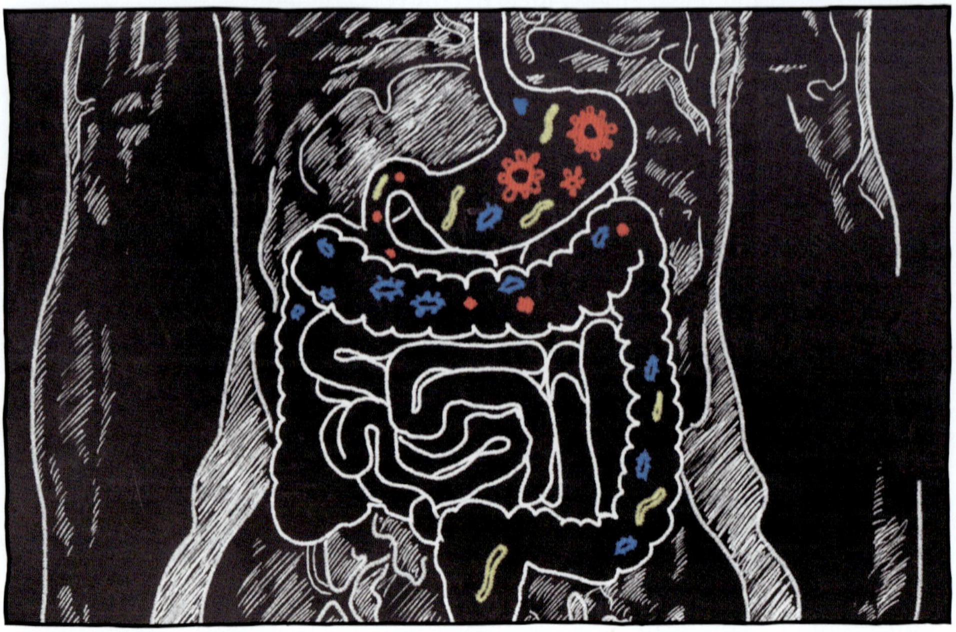

Eine Vielzahl von Mikroorganismen und deren Stoffwechselprodukte haben Einfluss auf unseren gesamten Organismus.

Einige Darmbakterien werden durch Nährstoffe, die wir ihnen bereitstellen, versorgt, manche benötigen für ihre Entwicklung Stoffwechselprodukte anderer Mikroorganismen. Die einzelnen Mitglieder der Darmflora sind eng miteinander vernetzt, sie kontrollieren und unterstützen sich gegenseitig. Vielfalt ist deshalb ein besonders wichtiges Kriterium einer gesunden Darmflora, auf das ich in diesem Buch noch öfters zu sprechen komme. Alles deutet darauf hin, dass das Mikrobiom zukünftig zu einem wichtigen Ansatzpunkt für individuelles Anti-Aging, wirkungsvolle Präventionsmaßnahmen und die personalisierte Medizin der Zukunft werden könnte.

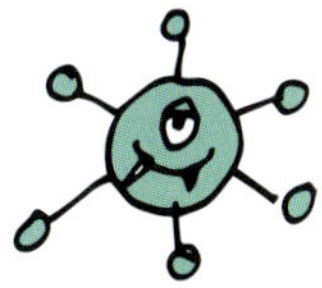

MIKROORGANISMEN ALS SCHLÜSSEL ZUR FITNESS

Ähnlich wie der Türkise Killifisch werden auch menschliche Senioren gebrechlicher und die Wahrscheinlichkeit, ins Altersheim zu kommen, steigt, sobald die Darmflora altert und sich einstmals blühende Bakterienlandschaften in langweilige Monokulturen verwandeln. Denn diese Eintönigkeit der Darmflora erhöht unter anderem das Risiko für Zuckerkrankheit, Übergewicht, chronische Entzündungen, abnehmende geistige Leistungsfähigkeit und Erkrankungen des Nervensystems wie Parkinson und Alzheimer. Nur ein fittes Mikrobiom ist in der Lage, uns fit zu halten, und gilt als Grundvoraussetzung für unsere Gesamtgesundheit. Vor allem der Mangel an Vielfalt ist kennzeichnend für ein ungesundes und eventuell »vorgealtertes« Mikrobiom, das wiederum chronischen Erkrankungen Tür und Tor öffnet. Bei so einer Dysbiose, einer Störung der gesunden Zusammensetzung der Darmkeime, können wichtige gesundheitsförderliche Bakterien fehlen oder andere, vor allem entzündungsfördernde, Mikroorganismen im Übermaß vorhanden sein. Doch was führt zu einem Verlust von Artenreichtum und Balance im Darm? Dass sich die Darmflora im Laufe des Lebens verändert, ist bekannt. Aber das geht nicht automatisch mit einer bakteriellen Verarmung einher. Offensichtlich hängt die Zusammensetzung der Darmflora auch davon ab, wo ältere Menschen leben. Studien zeigen, dass Heimbewohner regelmäßig eine schlechtere Darmflora und eine deutlich geringere Vielfalt des Mikrobioms aufweisen als Senioren, die in den eigenen vier Wänden wohnen. Wissenschaftler vom University College Cork, Irland, stellten auch Zusammenhänge mit der körperlichen und geistigen Fitness fest: Je geringer die Diversität, desto stärker ausgeprägt war die Gebrechlichkeit. Insgesamt zeigten sich deutliche Zusammenhänge zwischen Ernährung, der Menge sozialer Kontakte, Darmmikrobiota und Gesundheitsstatus.

DYSBIOSE, DIE TICKENDE ZEITBOMBE

Bemerkenswert ist, dass ein Rückgang der bakteriellen Vielfalt der Entstehung von Erkrankungen und Entzündungen oft lange vorausgeht. Bereits Monate oder Jahre vor Ausbruch einer Krankheit lässt sich schon feststellen, dass der Mikrobenmix eintöniger wird oder sich bestimmte ungünstige Keimstämme ausbreiten und andere, schützende Mikroorganismen verdrängen. Dysbiose und Artenrückgang sind quasi die apokalyptischen Reiter, die von einem erhöhten Krankheitsrisiko künden. Diese Zusammenhänge zwischen Verschlechterung des Mikrobioms und nachfolgender gesundheitlicher Einschränkungen lassen sich nicht nur bei Gebrechlichkeit und Alterung beobachten. Forscher konnten sie unter anderem auch bei Neurodermitis, Allergien und Parkinson feststellen. Der zeitliche Abstand zwischen Ursache und Folge macht es allerdings schwerer, einen Auslöser – zum Beispiel eine längere Antibiotikabehandlung aus dem Vorjahr – mit dem Übergewicht, der Depression oder der Autoimmunerkrankung zwölf Monate später in Verbindung zu bringen.

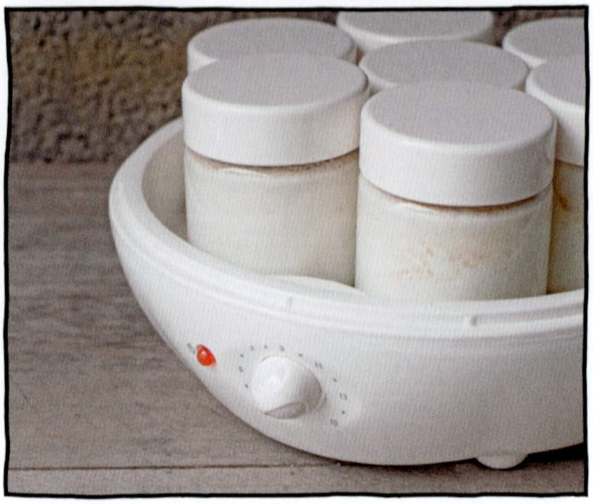

Bakterien sorgen für Zersetzung und Umwandlung – hier von Milch zu leckerem Joghurt.

EU ODER *DYS*?

Nur rund 10 Prozent der Mikrobiomzusammensetzung werden von genetischen Faktoren festgelegt, den Rest können wir selbst beeinflussen. Es liegt also an uns, ob das Mikrobiom eher in Richtung Eubiose oder Dysbiose tendiert.

Ist die Bakteriengemeinschaft gut aufgestellt, spricht man von »Eubiose«. Die Vorsilbe *Eu* ist griechisch und heißt »gut«, *bios* bedeutet »Leben«. Im Zustand der Eubiose können Mensch und Mikrobe demnach gut und gesund leben. Das Gegenteil davon ist die »Dysbiose«. Darunter versteht man ein aus der Balance geratenes Mikrobiom, zu geringe Artenvielfalt und die Ausbreitung unerwünschter Keime oder, um es mit drei Worten zu sagen: »Chaos im Darm«. Eine Dysbiose kommt in unseren Breiten gar nicht so selten vor, denn die gesunde Balance der Bakterien ist störanfällig. So kann beispielsweise eine jahrelange ungesunde Ernährung dazu führen, dass die Darmflora verarmt. Aber auch Antibiotika oder zu viel Hygiene bringen die »Wohngemeinschaft« des Darms durcheinander.

Wie in jeder Gemeinschaft gibt es auch im Darm Bakterien, die es nicht besonders gut mit uns meinen und uns eventuell auch schaden können. Normalerweise werden unerwünschte »Schadkeime« durch die Armada der »Schutzkeime« in die Schranken gewiesen. Das funktioniert aber nur, solange diese gut aufgestellt ist. Sind deren Reihen bei einer Dysbiose gelichtet, dann siedeln sich verstärkt unwillkommene Mikroorganismen an. Bleibt eine solche Dysbiose länger bestehen, hat das auf Dauer Folgen für den »Mikrobiom-Besitzer«.

Andererseits kann uns dieses Zeitfenster aber auch die Möglichkeit geben, Krankheiten zu verhindern, indem wir bei den ersten Anzeichen einer Verschlechterung des Mikrobioms gegensteuern – mit unserem Lebensstil, vor allem der Ernährung und passenden Produkten, die die Darmflora »reparieren«. Das ist vielleicht noch Zukunftsmusik, aber keine, die in weiter Ferne spielt, sondern wahrscheinlich schon in den nächsten Jahren zu nutzen ist. Ideal wäre ein regelmäßiger Mikrobiom-Check, bei dem man einmal jährlich schaut, was der Darmflora fehlt, und bei Bedarf entsprechende Maßnahmen ergreift.

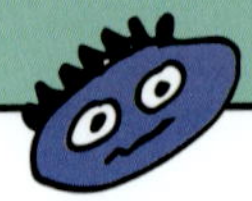

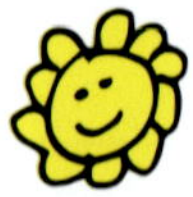

WAS BAKTERIEN FÜR UNS LEISTEN

Nun kann man sich fragen: Warum brauchen wir Bakterien? Weshalb kann unser Organismus nicht alles, was er benötigt, einfach in seinen Zellen, Drüsen und Organen selbst herstellen? Ist er faul oder unfähig? Nein, unser Körper ist extrem klug! Er funktioniert da wie ein Unternehmen, das »Outsourcing« betreibt, also wichtige Aufgaben an externe Dienstleister auslagert und sich dadurch schnellere und bessere Ergebnisse bei gleichzeitiger Kostenersparnis erhofft. Unser cleverer Organismus ist offensichtlich ein ziemlich guter Geschäftsmann beziehungsweise eine ziemlich gute Geschäftsfrau. Er verfügt selbst über rund 22000 Gene. Hört sich nach viel an, ist es aber nicht. Ein Wasserfloh kann auf 30000 Gene zurückgreifen. Deshalb müssen wir uns an Erbanlagen bedienen, die sich außerhalb unserer Zellen befinden. Wie gut, dass uns da unser »Partnerunternehmen Darmflora« mit sage und schreibe 8 Millionen zusätzlichen Erbinformationen zur Seite steht. Dadurch können einzelne Aufgaben oder sogar ganze Prozesse durch das »Drittunternehmen« im Darm erledigt werden. Billionen von Bakterien stellen mehr als ein Drittel der Moleküle und Substanzen her, die sich in unserem Blut befinden. Sie produzieren für uns Eiweißstoffe und Enzyme, die wir für die Herstellung von Herzmuskelgewebe, Hautfasern oder Hormonen verwenden können. Das zeigt, wie groß das Stoffwechselpotenzial des Mikrobioms ist. Doch die Leistung dieser Bakterienmassen fällt uns normalerweise nicht auf. Erst wenn das sensible Gleichgewicht im Darm aus dem Lot gerät, merken wir, dass etwas nicht stimmt. Denn nur ein gesundes Mikrobioms ist in der Lage, alles zu produzieren, was wir Menschen brauchen, um fit, jung und gesund zu bleiben. Experten betrachten das Mikrobiom deshalb inzwischen als eigenständiges Organ.

Wichtig für unsere Gesundheit ist nicht nur, wie viele Mikroorganismen im Darm leben, sondern vor allem, wie viele verschiedene Keimstämme vorhanden sind. Etwas verallgemeinert lässt sich sagen: »Artenreichtum im Darm ist das A und O für unsere Gesundheit.« Mithilfe eines gesunden und vielfältigen Mikrobioms arbeitet der Organismus effizienter bei geringerem Energieeinsatz. Mit der Unterstützung durch das Mikrobiom erhöht unser Körper die Reaktionsgeschwindigkeit auf äußere Veränderungen, denn Darmbakterien können sich innerhalb von Stunden auf neue Situationen einstellen. Die Flexibilität der Bakteriengemeinschaft ermöglicht es dem Organismus, sich – bis zu einem gewissen Maß – veränderten Ernährungs-, Umwelt- und Lebensbedingungen anzupassen, ohne das Gesamtsystem aus dem Gleichgewicht zu bringen. Bakterien, die Algen abbauen können, zählen etwa zum »Standardmikrobiom« bei Japanern. Bei amerikanischen Staatsbürgern sucht man sie aber in der Regel vergeblich. Dieses Beispiel zeigt die enge Wechselbeziehung zwischen Umweltfaktoren wie unserer Ernährung und der Zusammensetzung der Darmkeime. Deshalb ist es auch verständlich, dass es nicht nur das eine perfekte Mikrobiom gibt, sondern dass man mit ganz unterschiedlichen Varianten gesund und glücklich leben kann.

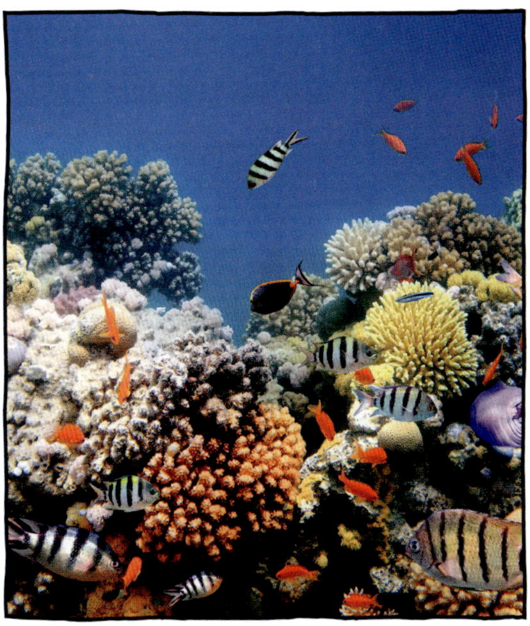

Unser Mikrobiom ist mindestens so abwechslungsreich und vielfältig wie das Ökosystem eines Korallenriffs.

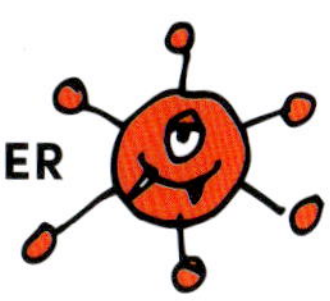

ARTENVIELFALT ZUM SCHUTZ DER GESUNDHEIT

Wir unterstützen Fridays for Future, verzichten auf Plastiktüten und fördern Baumpflanzaktionen, um unsere Umwelt vor weiteren Schäden zu bewahren. Inzwischen ist den meisten Menschen die Bedeutung von Artenvielfalt bewusst. Wenn wir an ein funktionierendes Ökosystem denken, dann stellen wir uns vielleicht einen lichten Mischwald mit vielen Sträuchern und Moosen vor, einen schattigen tropischen Dschungel mit seiner vielfältigen Tier- und Pflanzenwelt oder ein sonnendurchflutetes Korallenriff mit glitzernden Fischen. Ein anderes, ebenso bedeutendes und vielfältiges Ökosystem kommt wahrscheinlich den wenigsten spontan in den Sinn. Wer denkt bei einer intakten Lebensgemeinschaft schon an einen dunklen Darm, in dem sich Billionen von Bakterien in übel riechenden Verdauungsrückständen tummeln? Doch die Bakteriengemeinschaft auf unserer Haut, den Schleimhäuten und im Darm ist das komplexeste Ökosystem, das wir kennen. Im Darm gibt es viele Ecken mit unterschiedlichen Lebensbedingungen. Sowohl Keime, die Sauerstoff benötigen (aerobe Bakterien), als auch solche, die nur in einer sauerstoffarmen Umgebung leben können (anaerobe Bakterien), finden hier ihre Nische. Das Nahrungsangebot ist im Idealfall vielfältig. Auf der großen Speisekarte findet jede Mikrobe etwas, das ihr mundet – egal, ob sie Eiweiß liebt, Fett bevorzugt, am besten mit Zucker wächst oder Ballaststoffe für ihr Überleben benötigt. Bei einseitiger Ernährung wachsen und gedeihen dann allerdings nur die Keime, die mit diesem Angebot gut zurechtkommen. Wie in einem natürlichen Lebensraum in unserer Umwelt sind auch beim darm- und hauteigenen Ökosystem Ausgewogenheit und Vielfalt wichtig. Sogar sprachlich gibt es Berührungspunkte: Botaniker bezeichnen die Pflanzengemeinschaft einer Region als »Flora«. Diesen Begriff hat man früher auch für die Gesamtheit aller Mikroorganismen in einzelnen Körperbezirken gewählt: Darmflora, Hautflora oder Schleimhautflora. Heute spricht man eher vom Mikrobiom.

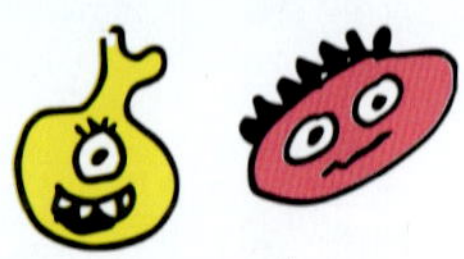

MULTIKULTI BRAUCHT SOZIALE KONTAKTE

Je nach Ernährungs- und Lebensweise beherbergt jeder von uns so zwischen 150 und 450 unterschiedliche Keime. Sehr ursprünglich lebende Indianerstämme weisen in ihrem Darm noch eine Artenvielfalt auf, die sich in unseren Breiten bei niemandem mehr finden lässt. Doch im Darm der meisten Menschen lassen sich derzeit ähnliche Entwicklungen feststellen wie auf dem Globus: In allen westlichen Gesellschaften wird das Mikrobiom artenärmer.

Zurückführen lässt sich das unter anderem auf moderne Ernährungsgewohnheiten, medizinischen Fortschritt und unseren westlichen Lebensstil. Der Artenverlust ist inzwischen so deutlich, dass Wissenschaftler Alarm schlagen und eine Art »Arche Noah« für Mikroorganismen bauen. Es besteht nämlich tatsächlich die Gefahr, dass einige Bakterienstämme unwiederbringlich ausgerottet werden – mit derzeit noch nicht absehbaren Folgen für unsere Gesundheit. Die mehrfach erwähnte Vielfalt ist eine wichtige Eigenschaft einer gesunden Darmflora. Multikulti bereichert also nicht nur unseren Alltag, sondern tut auch dem Darm gut. Für diesen Artenreichtum braucht es aber regelmäßig Bakterienkontakte, die uns immer wieder neue Keime zuführen, und einen Lebensstil, der die Vielfalt fördert.

Unsere moderne Lebensführung ist jedoch eher geeignet, unser Mikrobiom zu schädigen und verarmen zu lassen. Wir führen ein stressiges Leben und dank sozialer Medien werden unsere realen sozialen Kontakte, bei denen die Chance zum »Bakterientausch« bestehen würde, immer weniger – und damit geht auch der Artenreichtum im Darm zurück. Wir verbringen weniger Zeit in der Natur, kommen mit Erde, Laub und Schmutz kaum noch in Kontakt. Dafür sind unsere Wohn- und Arbeitsräume hygienisch sauber und Antibiotikabehandlungen an der Tagesordnung. Auch unsere Ernährung ist in der Regel einseitiger und vor allem ballaststoffärmer und im Gegenzug zusatzstoffreicher als in früheren Zeiten.

Der Mangel an bestimmten Bakterienstämmen und die insgesamt geringere Artenvielfalt im Darm nimmt auf viele Bereiche unseres Körpers Einfluss, etwa auf das Nerven-, Hormon- oder Immunsystem. Und die moderne mikrobielle Zusammensetzung unserer Flora – egal ob auf der Haut, den Schleimhäuten oder im Darm – unterscheidet sich heute deutlich von dem, was unsere Abwehrkräfte im Laufe der Evolution kennengelernt haben und woran sie gewöhnt sind. Möglicherweise ist das ein Grund für die Zunahme von Krankheiten, die Folge von Entzündungen und einem fehlgeleiteten Immunsystem sind, was sich in Allergien, Autoimmunerkrankungen, psychischen Problemen oder auch Übergewicht und Diabetes äußert.

Über unseren Lebensstil lässt sich das Mikrobiom durchaus lenken. Welche der 1500 potenziellen Bewohner sich in und auf uns ansiedeln, hängt von ganz unterschiedlichen Faktoren ab. Schon bei der Geburt werden – abhängig von der Art der Entbindung – die ersten Weichen für die zukünftige Bakteriengemeinschaft gestellt. Gestillte Babys entwickeln eine andere und gesündere Flora als Flaschenkinder. Lebt ein Hund im Haushalt, haben die Bewohner meistens ein vielfältigeres Mikrobiom. Auch das Leben auf einem Bauernhof oder in einer Großfamilie lässt unser körpereigenes Ökosystem aufblühen. Prinzipiell scheinen soziale Kontakte nicht nur unserer Psyche gutzutun, sondern Kontaktpflege ist auch gleichzeitig Mikrobiompflege. Das konnte man an Schimpansen nachweisen – es ist aber anzunehmen, dass das auch auf uns Menschen zutrifft. Denn jeder von uns verliert pro Stunde rund 1 Million Keimpartikel, die wir an

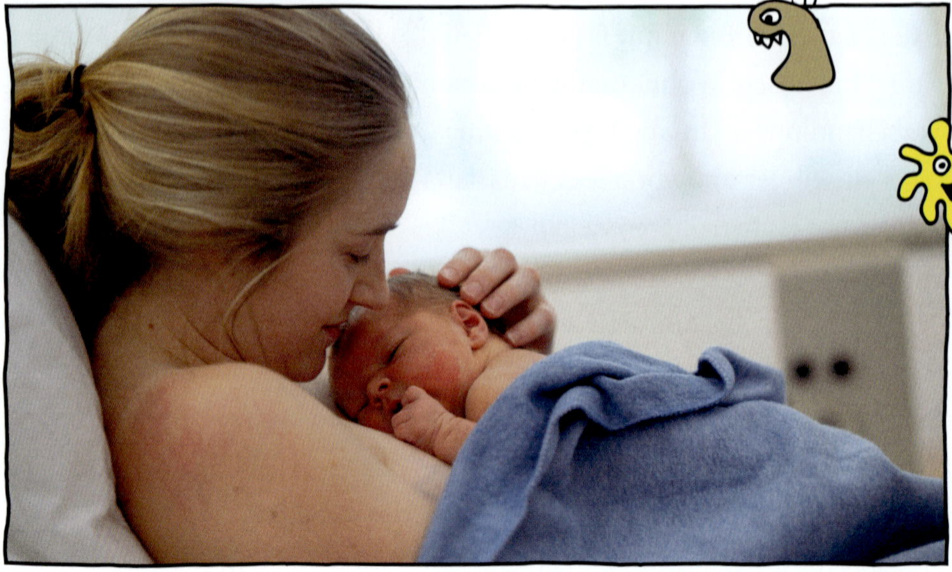

Auf dem ganz normalen Weg ans Licht der Welt erhält jedes Kind von seiner Mutter eine wichtige Portion hilfreicher Bakterien.

unsere Mitmenschen weitergeben und so deren Mikrobiom bereichern, ebenso wie wir selbst neue, spannende Bakterien erhalten.

Spieler einer Sportmannschaft teilen sich sogar ein Team-Mikrobiom. Das fanden US-amerikanische Forscher von der University of Oregon heraus. Sie nahmen Keimproben von den Oberarmen verschiedener Roller-Derby-Spielerinnen. Roller Derby ist ein in den USA weitverbreiteter Sport, bei dem zwei Mannschaften auf Rollschuhen versuchen, auf einer Bahn ihren Läufer als Ersten durchs Ziel zu bringen. Körperkontakte, etwa durch Abdrängen und Anrempeln, sind ausdrücklich erlaubt. Dadurch besteht auch immer wieder die Möglichkeit des Keimaustauschs. Die Wissenschaftler stellten fest, dass die Mitglieder einer Mannschaft bereits vor dem Match eine sehr ähnliche Hautflora aufwiesen. Nach dem Wettkampf hatte man nicht nur Beulen und blaue Flecke verursacht und eingesteckt, vielmehr hatten sich dann auch die Hautkeime der Spielerinnen beider Mannschaften miteinander vermischt.

DIE ENTWICKLUNG DER DARMFLORA VON ANFANG AN

Unsere Darmflora wird durch zahlreiche Einflüsse wie die Art der Entbindung, genetische Aspekte, Medikamenteneinnahme, Stress und Lebensstilfaktoren wie Bewegung, Ernährung oder Genussmittel beeinflusst. Mit den Jahren entwickelt sich ein Mikrobiom, das absolut individuell ist. Auch unser Alter spiegelt sich in der Darmflora wider.

Im Mutterleib schwebt der Säugling neun Monate in einer weitgehend keimfreien Umgebung mit wenigen Bakterienkontakten. Darm und Haut sind in dieser Phase des Lebens noch steril. Das ändert sich, wenn die Fruchtblase platzt und die Wehen einsetzen. Die folgenden Stunden entscheiden darüber, wie es in den kommenden Jahren, vielleicht sogar Jahrzehnten um sein Mikrobiom und damit auch um seine Gesundheit bestellt sein wird. Wenn alles reibungslos läuft und das Baby auf natürlichem Weg das Licht der Welt erblickt, hat es schon mal ein Ass im Ärmel. Denn beim Durchtritt durch den Geburtskanal kann es zahlreiche gesunde Bakterien auf die Reise ins Leben mitnehmen und Mikroorganismen wie Bacteroides, Bifidobakterien und Laktobazillen gehen auf den Säugling über. Vor allem die Bifidobakterien sind wichtig für die frühkindliche Entwicklung des Immunsystems und spielen bei gestillten Kindern eine große Rolle. Deren Darmflora besteht zu rund 90 Prozent aus gesunden Bifidobakterien. Die vaginale Geburt gleicht deshalb einer Dusche mit gesunden Keimen. Ist der Säugling auf der Welt, siedeln schon viele Bakterienkolonien im Verdauungstrakt, die das junge Immunsystem stimulieren und stärken. Sie bilden eine gute Grundlage für eine vielfältige Darmflora und sitzen nun in den Startlöchern, um Gutes für die kindliche Entwicklung zu tun. Auch die Haut erhält auf diese Weise eine Portion freundlicher Bakterien, die das Hautmikrobiom stärken. Die Darmflora von Mutter und Kind sind sich deshalb viel ähnlicher als die von fremden Menschen. Man könnte sagen, wir erben von unserer Mutter nicht nur die Gene, sondern auch das Mikrobiom.

Doch jedes dritte Kind kommt inzwischen per Kaiserschnitt auf die Welt. Bei dieser Geburt gewinnen nicht die wohlwollenden mütterlichen Keime das Rennen um die besten Plätze im Darm und auf der Haut, sondern die Mikroorganismen, die sich auf der Haut oder der Kleidung von Ärzten, Pflegern oder Eltern befinden. Es fehlt der Kontakt mit der mütterlichen Flora und so machen sich zum Beispiel Keime aus der Gruppe der *Clostridien* oder *Escherichia coli* als Erste im Darm breit. Auch potenziell krank machende Bakterienstämme, die man vor allem in der Klinik findet, erobern dann schon früh den Darm des Neugeborenen. Die Bedingungen für ein gesundes Mikrobiom verschlechtern sich dadurch schlagartig. Und das könnte für das Kind durchaus Nachteile haben. Studien zeigen, dass durch eine Sectio-Entbindung vor allem die Entwicklung des kindlichen Immunsystems beeinträchtigt wird und die Gefahr für Allergien, Neurodermitis oder Autoimmunerkrankungen im späteren Leben steigt. Das Risiko, später an Übergewicht zu leiden, ist sogar um mehr als 30 Prozent höher als bei vaginal entbundenen Säuglingen. Zum gleichen Ergebnis kommt auch der Kindergesundheitsreport 2019 der Techniker Krankenkasse. Demnach steigert ein Kaiserschnitt beispielsweise das Risiko für eine chronische Bronchitis oder allergisches Asthma in den ersten Lebensjahren um 10 Prozent. Andere Probleme treten sogar erst viel später im Laufe des Lebens auf. Vor allem für Übergewicht, chronisch-entzündliche Darmerkrankungen und Verhaltensauffälligkeiten wie beispielsweise eine Aufmerksamkeitsdefizit-Hyperaktivitätsstörung (ADHS) scheint eine Sectio-Entbindung empfänglicher zu machen. Insgesamt zeigt sich bei den Kaiserschnittkindern bei 19 von 67 Krankheitsgruppen, die im Report näher untersucht werden, ein deutlich höheres Erkrankungsrisiko.

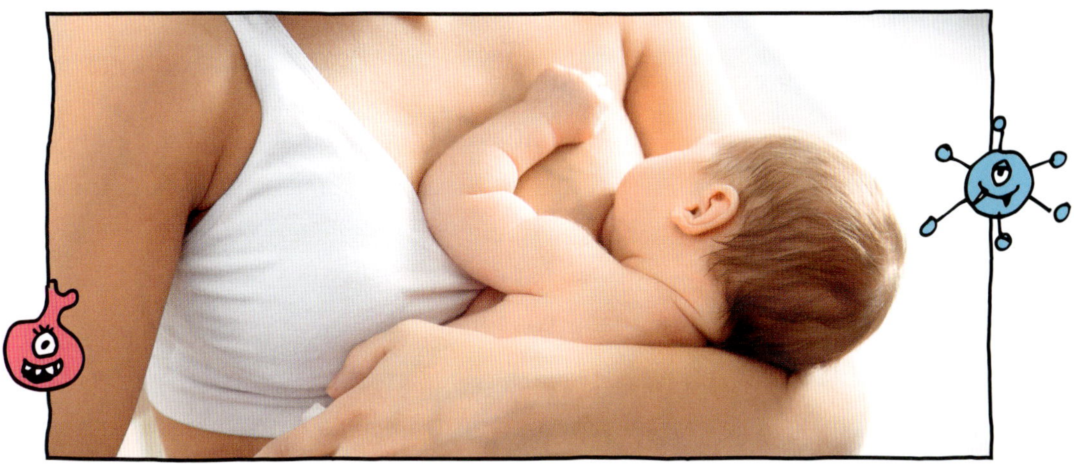

Beim Stillen geht es neben der wertvollen Nahrung auch um ebenso wertvolle Keime für das kindliche Verdauungsystem.

»BAKTERIENIMPFUNG«

Um diesen Nachteil auszugleichen, haben amerikanische Ärzte versucht, das mütterliche Mikrobiom direkt nach der Geburt auf den Nachwuchs zu transferieren. Dazu haben sie eine Stunde vor dem Kaiserschnitt sterile Mullbinden in die Scheide der werdenden Mütter gelegt und wenige Minuten nach der Geburt

Mund und Haut der Babys damit eingerieben. In den Wochen danach untersuchten die Wissenschaftler in regelmäßigen Abständen die bakterielle Besiedelung von Haut, Mund und Darm und verglichen diese mit Kaiserschnittkindern ohne diese »Bakterienimpfung« und mit Babys, die auf natürlichem Weg zur Welt gekommen waren. Tatsächlich siedelten sich die Scheidenbakterien an, wenn auch nicht in der gleichen Zahl wie bei vaginal entbundenen Kindern. Immerhin ließen sich aber deutlich größere Keimzahlen nachweisen als bei der Gruppe der per Kaiserschnitt entbundenen und nicht mit mütterlichen Keimen beimpften Neugeborenen. Vor allem Milchsäurebakterien und Keime aus der Gruppe der Bacteroides, die dafür bekannt sind, dass sie sich günstig auf die Reifung des kindlichen Immunsystems auswirken, kamen bei den »geimpften« Kindern in großer Zahl vor. Bei per Kaiserschnitt Entbundenen waren diese wichtigen Stämme fast nicht nachweisbar.

WIE SICH DAS MIKROBIOM WEITERENTWICKELT

Der nächste Meilenstein, der unser Mikrobiom wahrscheinlich lebenslang prägt, ist die Säuglingskost. Wird das Baby gestillt, dann breiten sich milchsäureproduzierende Bakterien wie Bifidobakterien und Laktobazillen im Darm aus. Diese sorgen für ein saures Darmmilieu. Hier passt der Spruch »Sauer macht lustig«, denn ein niedriger pH-Wert sichert dem Mikrobiom beste Entwicklungsbedingungen und hält krank machende Eindringlinge fern. Bekommt der Nachwuchs Fläschchen, dann entwickelt sich schon sehr früh eine Darmflora, die der von Erwachsenen ähnelt. Dadurch werden wichtige bakterielle Entwicklungsschritte übersprungen. Hersteller von Babynahrung versuchen deshalb, diesen Mangel durch Zusatz probiotischer Bakterien und präbiotischer Ballaststoffe zur Säuglingsnahrung auszugleichen. Auch wenn das ein erster Schritt in eine gute Richtung ist – an die »Originalmilch« von Mama reichen sie nicht heran.

Wie sich die Darmflora nun weiterentwickelt, hängt von ganz vielen Faktoren ab. Besonders während der ersten drei Lebensjahre ist das Mikrobiom noch sehr instabil und störanfällig. Was dieser jungen Darmflora besonders zusetzt, wollten US-amerikanische Forscher vom New York University Langone Medical Center herausfinden. Sie analysierten in regelmäßigen Abständen Stuhlproben von 43 Kindern in den ersten beiden Lebensjahren. Dabei entdeckten sie, dass verschiedene Einflüsse die gesunde Entwicklung der Darmflora stören und deren Vielfalt langfristig reduzieren. Neben einer Kaiserschnittentbindung waren das vor allem wiederholte Antibiotikagaben und künstliche Säuglingsnahrung. Antibiotika und andere Medikamente können zu ausgeprägten und manchmal auch dauerhaften Veränderungen der Darmflora führen. Diese können kurz- und langfristig erhebliche Auswirkungen auf unsere Gesundheit haben. Vor allem Keime aus der Gruppe der *Lachnospiraceae* reagierten auf Antibiotikabehandlungen sehr sensibel. Dabei sind diese Bakterien enorm wichtig: Sie produzieren kurzkettige Fettsäuren wie Butyrat und Propionat (siehe nächstes Kapitel), auf die die Zellen des kindlichen Abwehrsystems angewiesen sind. Diese Immunzellen sollten sich beim Kleinkind gut entwickeln, um es später vor Allergien, Autoimmunerkrankungen und Diabetes zu schützen.

DARMFLORA MIT FESTEN UND VARIABLEN GRÖSSEN

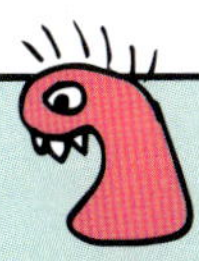
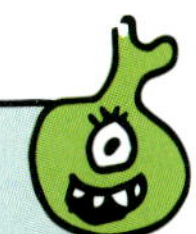
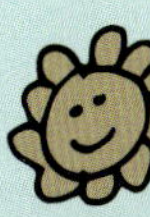

Wie das Immunsystem reift auch unser Mikrobiom im Laufe des Lebens. Nach und nach wird es komplexer und vielfältiger, wenn wir ihm die Chance auf eine gute Entwicklung geben, und stabilisiert sich zunehmend. Wissenschaftler vermuten, dass sich in dieser Zeit auch das sogenannte Core-Mikrobiom, also ein »Kern-Mikrobiom«, entwickelt, das bei vielen Menschen recht ähnlich zusammengesetzt ist und etwa ein Drittel unserer Darmbakterien umfasst. Die übrigen zwei Drittel machen den flexiblen Teil der Darmflora aus. Dieser setzt sich aus einer höchst individuellen Komposition von Mikroorganismen zusammen und ist ähnlich einmalig wie ein Fingerabdruck. Doch auch das relativ stabile Mikrobiom des Erwachsenen ist nicht in Stein gemeißelt, sondern passt sich dynamisch und flexibel den Umweltbedingungen an.

Bis zum Eintritt in die Schule wird die Darmflora immer stabiler und vielfältiger. Manche Schulkinder werden aber von der Vergangenheit eingeholt. Je nach Art der Entbindung oder Häufigkeit einer Antibiotikaverabreichung entscheidet sich nun, ob sie ein hohes oder niedriges Risiko haben, mit Übergewicht oder Allergien den neuen Lebensabschnitt zu beginnen.

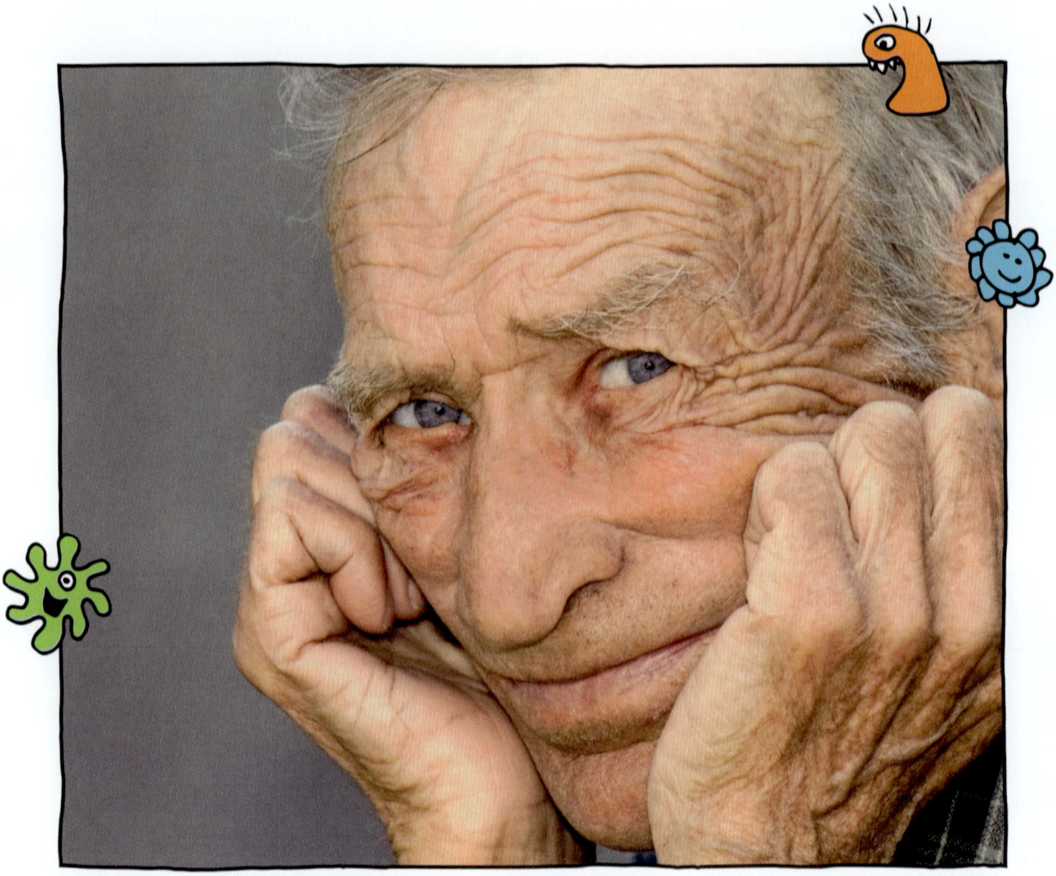

Eine gesunde und vielfältige Darmflora sorgt auch in hohem Alter für Wohlbefinden.

HUNDERTJÄHRIGE MIT ANTI-AGING-BAKTERIEN

Nicht bei allen Senioren verschlechtert sich der Zustand des Mikrobioms automatisch. Vor allem Menschen, die im hohen Alter von 90, 95 oder 100 Jahren noch rüstig und vital sind, scheinen davor gefeit zu sein. Sie besitzen auch in späteren Jahren eine »jüngere« Darmflora als Gleichaltrige und sogar als manche Menschen mittleren Alters. Das Zauberwort heißt hier mal wieder »Bakterienvielfalt«. Je bunter und abwechslungsreicher es im Darm der Senioren zugeht, desto besser ist es um deren Gesundheit, Leistungsfähigkeit und Wohlbefinden bestellt.

Man vermutet deshalb, dass bestimmte Bakterienstämme nicht nur die Darmflora, sondern auch deren Besitzer in Form bringen. Die Geheimnisse der Hochaltrigen heißen *Ruminococcus, Eubacterium limosum, Akkermansia muciniphila, Faecalibacterium prausnitzii* oder *Christensenella.* Diese Anti-Aging-Bakterien, von denen Hundertjährige in Asien oder Italien auffallend viele im Darm haben, lernen Sie im nächsten Kapitel näher kennen. Es handelt sich um wichtige Butyrat- und Propionatbildner.

Besonders spannend für Hochaltrige scheint ein bestimmtes Bakterium zu sein: Bis zu zehnmal mehr *Eubacterium limosum* finden sich im Darm von fitten Hundertjährigen. Diese Keime zersetzen Ballaststoffe. Die daraus entstehenden Stoffwechselprodukte wirken sich positiv auf Fitness und Gesundheit aus. Bei einer Low-Carb-Ernährung mit einem hohen Eiweißanteil nimmt die Gruppe dieser Eubakterien ebenso wie die anderer Butyratproduzenten ab.

Doch es gibt auch Keime, die Alterungsvorgänge eher beschleunigen. Ein reichliches Vorkommen von *Eubacterium dolichum und Eggerthella lenta* gehen mit einem größeren Risiko für Altersschwäche und Gebrechlichkeit einher. Ähnlich negativ wirkt sich ein Mangel an *Faecalibacterium prausnitzii* aus. All diese spannenden Erkenntnisse aus der Mikrobiomforschung lassen den Schluss zu, dass es sinnvoll ist, sich rechtzeitig um eine gesunde Darmflora zu bemühen und diese möglichst langfristig in einem Topzustand zu halten. Doch wie setzt sich unser Mikrobiom eigentlich zusammen? Dazu mehr in den nächsten Kapiteln.

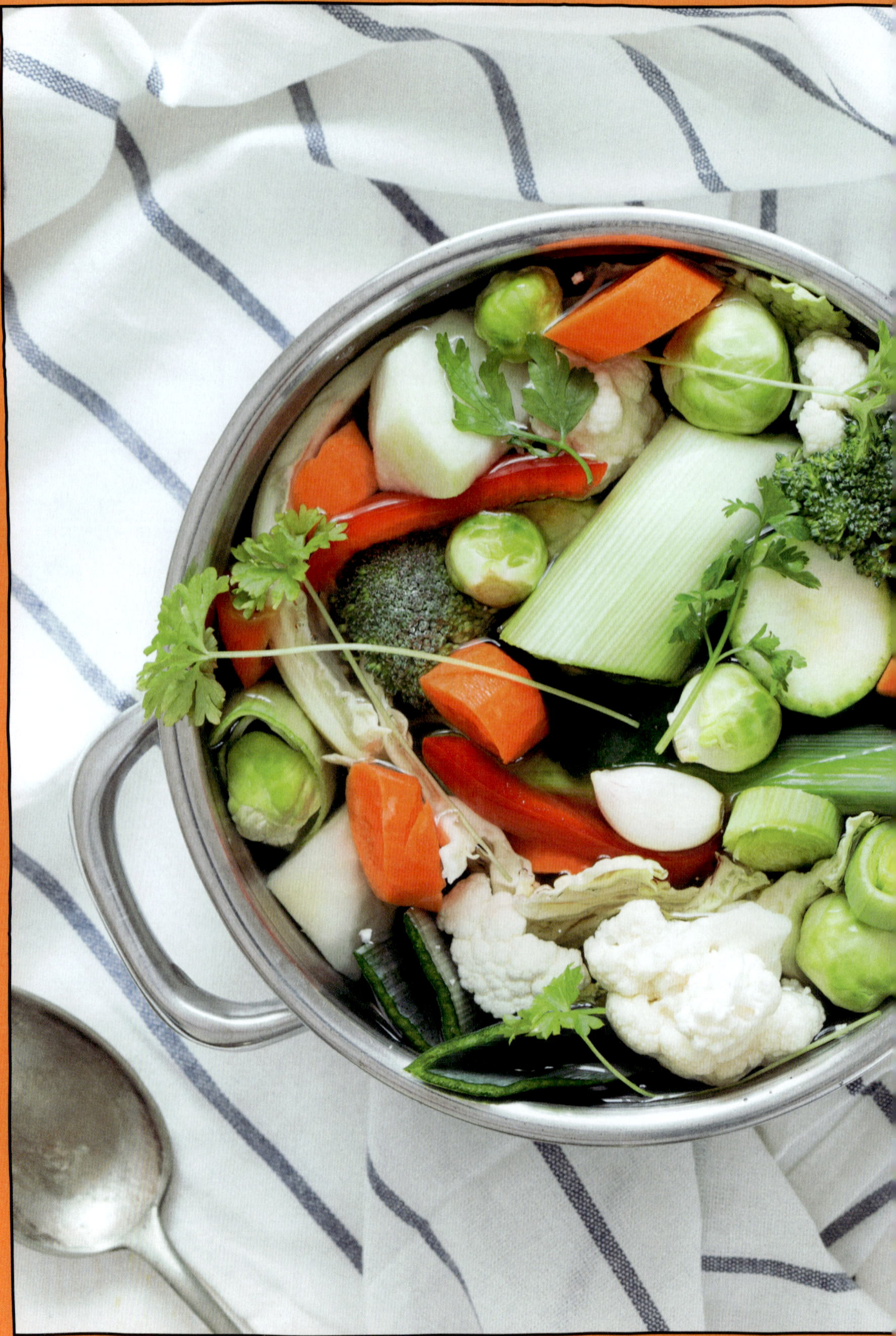

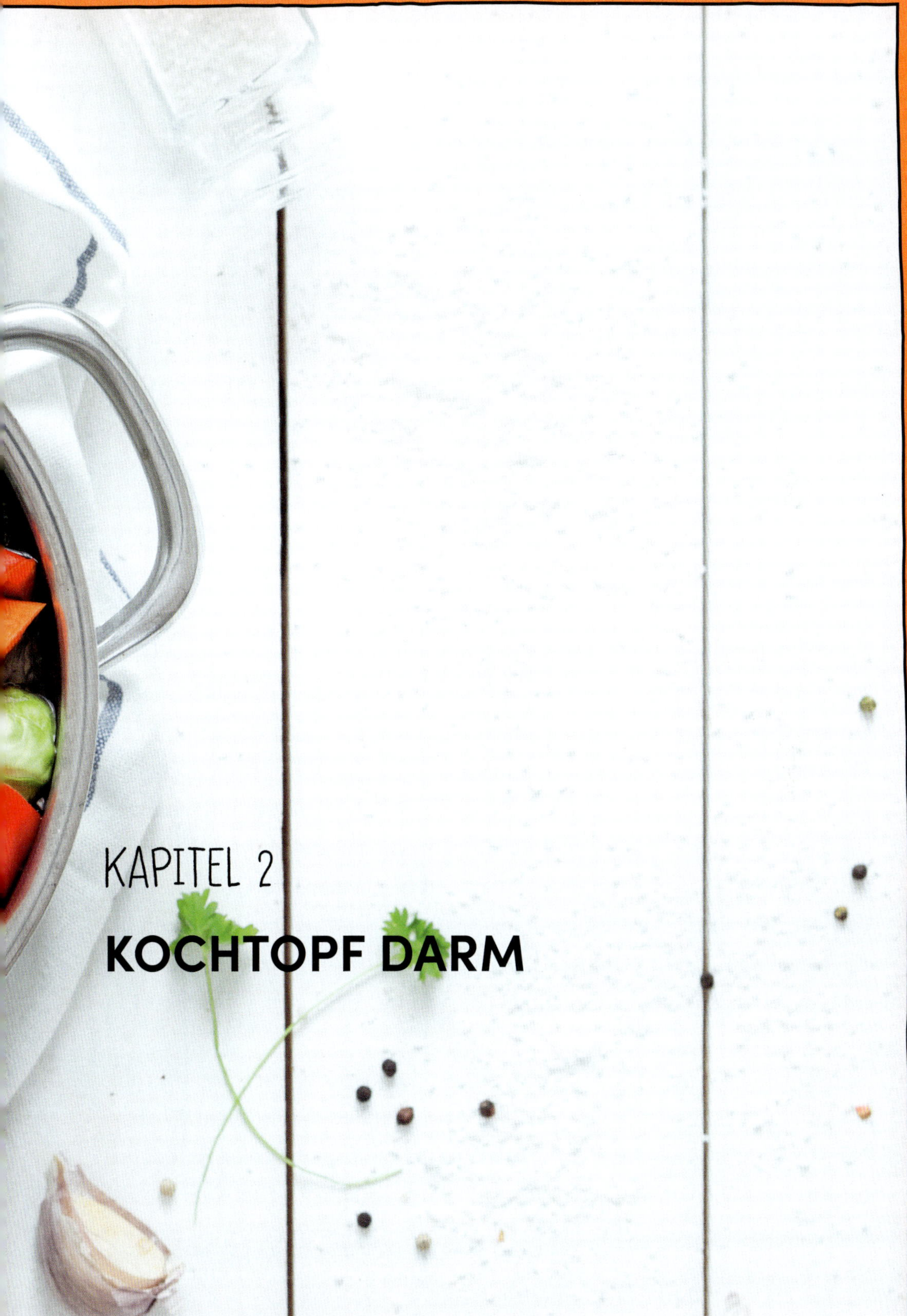

KAPITEL 2

KOCHTOPF DARM

JEDER BRAUT SEIN EIGENES SÜPPCHEN

Wenn wir uns etwas Leckeres kochen, hängt das Ergebnis davon ab, welche Zutaten wir wählen und welche Gewürze wir verwenden. So entstehen ganz unterschiedliche Gerichte, die mal scharf, ein anderes Mal aromatisch oder auch mal fad und langweilig schmecken.

Auch unser Verdauungstrakt lässt sich mit einem Kochtopf vergleichen. Die Köche sind unsere Mikroorganismen im Darm. Als Zutaten verwenden sie Bestandteile unserer Ernährung oder Stoffwechselprodukte, die dann in der »Großküche« Darm verarbeitet werden. Und über das, was wir essen, lässt sich steuern, welche Bakterien sich im Darm ansiedeln oder vermehren und welche tollen Sachen sie für uns produzieren.

Die Darmflora greift auf vielfältige Weise in unser Stoffwechselgeschehen ein. Da gibt es Substanzen, die von Bakterien aus unterschiedlichen Nahrungsbestandteilen hergestellt werden. Dann sind da die Metaboliten, die unser Körper an anderer Stelle und in anderen Organen zusammengebastelt hat (wie zum Beispiel Hormone, Gallensäure oder Eiweißverbindungen) und die dann von Mikroorganismen noch mal umgebaut und in ihrer Wirksamkeit verändert werden. Manche Medikamente können erst durch den Einfluss der Darmflora ihre volle Wirksamkeit entfalten. Und natürlich machen die Keime auch ihr eigenes Ding und produzieren ganz ohne unser Zutun neue Ingredienzien, die auch zum Gelingen der »Suppe« beitragen.

Selbst manche Nahrungsmittel werden erst durch das Wirken des Mikrobioms für uns genießbar. Oxalsäure, die wir unter anderem mit Spinat, Rhabarber, Amaranth, Mangold oder Portulak aufnehmen, ist in größeren Mengen für uns Menschen giftig. Doch Helfer im Darm, allen voran der Keim *Oxalobacter formigenes*, verstoffwechseln den Nahrungsbestandteil und machen ihn dadurch verträglicher. Fehlt das Bakterium, etwa weil wir eine längere

Antibiotikatherapie erhalten haben, dann steigt der Gehalt an Oxalsäure an und Eisenmangel und Nierensteine können die Folge sein. Bei Neigung zu Nierensteinen lässt sich mithilfe einer Mikrobiomanalyse die Ursache möglicherweise in der Darmflora finden.

Die Darmflora hilft aber nicht nur zu verdauen. Sie produziert Folsäure, Vitamin K_2, B-Vitamine und Antioxidantien. Komplexe Kohlenhydrate und präbiotische Ballaststoffe werden von ihr zu kurzkettigen Fettsäuren fermentiert. Das Mikrobiom neutralisiert oder aktiviert auch Arzneimittel und krebserregende Stoffe und schützt uns vor Krankheitserregern, stimuliert Abwehrzellen und hilft dem Immunsystem heranzureifen. Bakterienmetaboliten regen die Darmtätigkeit an und sorgen dafür, dass die Darmschleimhaut gut in Schuss und die Darmbarriere dicht bleibt. Und auch das Nervensystem wird bedacht.

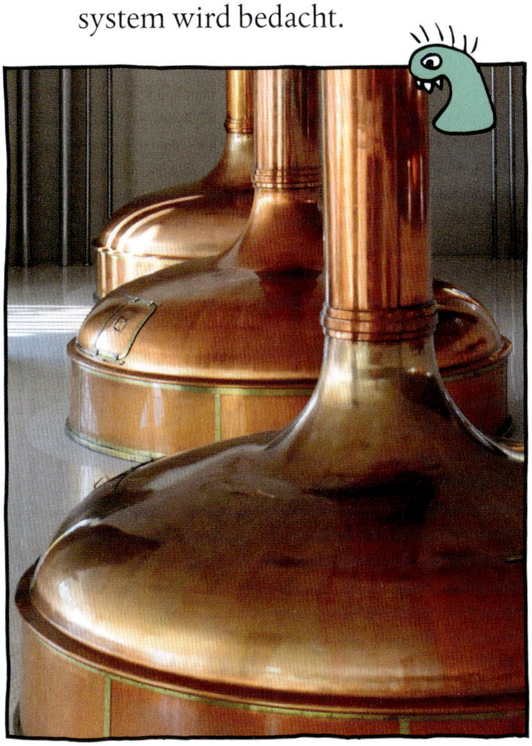

In seltenen Fällen kann es sogar vorkommen, dass der Darm zum körpereigenen Braumeister wird.

UNGEAHNTE AUSWIRKUNGEN

Über die Blutbahn gelangen Stoffwechselprodukte der Darmbakterien zu jeder Zelle des Körpers und können sogar die »Gehirnchemie« steuern. Welche Auswirkungen Metaboliten der Darmflora auf unseren gesamten Organismus haben können, lässt sich sehr gut anhand des Falls eines 61-jährigen Texaners zeigen.

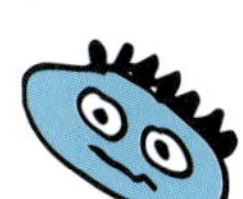

Immer mal wieder lag er nämlich ziemlich betrunken in der Ecke, torkelte durchs Haus, sprach mit schwerer Zunge oder wirkte am Steuer mehr als unsicher. Der Senior stritt jedoch vehement ab, auch nur einen einzigen Tropfen Alkohol getrunken zu haben. Aber als dann im Krankenhaus ein Blutalkoholspiegel von 3,7 Promille festgestellt wurde, schien die Sache klar zu sein. Für 3,7 Promille muss man schon ziemlich viel trinken. Als sich der Betroffene noch immer gegen den Vorwurf des Alkoholmissbrauchs wehrte, schaute man genauer hin. Begonnen hatte der Spuk, als sich der Mann einer Fuß-OP unterziehen und anschließend für längere Zeit ein Antibiotikum einnehmen musste. Seitdem war der ältere Mann immer wieder wie aus heiterem Himmel voll wie eine Strandhaubitze.

Der Leidensweg hatte ein Ende, als ein Magen-Darm-Spezialist bei ihm das sogenannte Eigenbrauer-Syndrom (englisch: Auto-Brewery Syndrome) vermutete. Bei einer Stuhluntersuchung entdeckte er nämlich den Keim *Saccharomyces cerevisiae* – besser bekannt als Bierhefe – im Stuhl des Patienten. Dieser Hefepilz machte im Darm des Texaners das Gleiche, was er normalerweise im Bierfass tut: Er vergärt Kohlenhydrate zu Alkohol. In seinem Bauch braute der Mann quasi sein eigenes Bier. Wie effektiv das die Bierhefen können, zeigte sich auch bei einem Test im Klinikum: Der Mann wurde isoliert, sein Zimmer und Gepäck gründlich durchsucht, um auszuschließen, dass er doch noch irgendwo heimlich Alkoholvorräte gebunkert hatte, und dann erhielt er kohlenhydrathaltige Mahlzeiten wie Brot, Nudeln oder Kuchen.

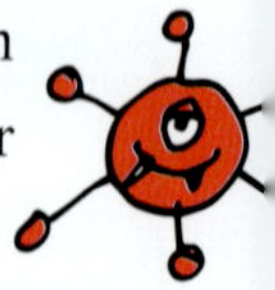

Und siehe da: Mit jeder Mahlzeit stieg sein Alkoholpegel im Blut weiter an. Der Fall war gelöst. Mit einem Medikament gegen Pilze und einer gesunden Ernährung konnte der Patient geheilt werden. Wahrscheinlich hatte die lange Antibiotikatherapie dazu geführt, dass schützende Bakterien getötet wurden und sich dadurch der unerwünschte Hefepilz ausbreiten konnte.

Das Beispiel zeigt recht eindrucksvoll, dass das, was im Darm geschieht, nicht im Darm bleibt, sondern den gesamten Körper betrifft.

GLÜCK UND ZUFRIEDENHEIT ENTSTEHEN IM DARM

Doch unser Darm kann glücklicherweise viel mehr, als nur Bier zu brauen. Die im Darm produzierten »Chemikalien« nutzt unser Körper auch, um Entzündungen zu bekämpfen, Giftstoffe zu neutralisieren oder unser Gedächtnis, unsere Emotionen und unsere Stimmung zu regulieren. Was in dem großen Bioreaktor brodelt, hängt davon ab, was wir essen und von welchen Bakterienstämmen der Darm besiedelt wird. Unsere Helfer im Verdauungstrakt sind in der Lage, anregende oder beruhigende Nervenbotenstoffe, Glückshormone oder deren Vorstufen wie Dopamin, Serotonin, Tryptophan oder GABA zu produzieren, die uns bei körperlichem oder seelischem Stress unterstützen und unser Wohlbefinden fördern. Die Ausgangsstoffe kommen von unseren Tellern. Der Darm verbindet quasi den Kochtopf mit dem Gehirn.

Oxytocin ist so eine Wunderdroge, die der Körper selbst produziert. Der Spitzname dieses Botenstoffs lautet »Kuschelhormon«, denn das Hormon ist der Kitt, der zwischenmenschliche Beziehungen zusammenhält. Oxytocin schafft Vertrauen, das unser Zusammenleben erleichtert. Wir vertrauen unseren Eltern, dem Partner, dem Piloten, in dessen Maschine wir steigen, und dem Chirurgen, der uns operiert. Gebildet wird dieser wunderbare Botenstoff im Gehirn. Anregen lässt sich die Produktion dieses Hormons durch die richtigen Darmbakterien. Der Milchsäurebakterienstamm *Lactobacillus reuteri* ist in der Lage, aus dem Darm heraus über den *Nervus vagus* die Produktion des Kuschelhormons im Gehirn zu stimulieren. Das hat zumindest im Tierversuch funktioniert und vieles deutet darauf hin, dass auch wir mit den richtigen Keimen zu sozialeren und liebevolleren Menschen werden.

Das Glückshormon Serotonin ordnen wir vor allem dem Gehirn zu, denn dort bewirkt es Wohlbefinden und Zufriedenheit und verbessert zudem die Konzentration. Der Eiweißbaustein Tryptophan ist der notwendige Ausgangsstoff für die Produktion des Glückshormons – dieser Grundstoff kommt aus dem Darm.

GLÜCKSCOCKTAIL – SUPERSTOFFE AUS BAKTERIENHAND

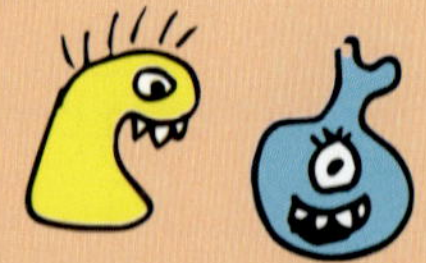

Die Produktion wichtiger Botenstoffe lässt sich über die Darmflora anregen beziehungsweise die Bildung von Stresshormonen kann gesenkt werden. Art und Menge der produzierten Botenstoffe hängen nämlich davon ab, was wir essen und welche Bakterien unseren Darm besiedeln beziehungsweise welche Mikroorganismen wir gezielt als Nahrungsergänzungsmittel zuführen.

Serotonin ist ein Glückshormon, das sowohl im Darm als auch im Gehirn produziert wird und uns zufriedener und ausgeglichener macht. Auch Antidepressiva wirken über Serotonin, indem sie dessen Abbau verlangsamen. Die Serotoninproduktion lässt sich anregen durch *Bifidobacterium infantis*, dunkle Schokolade, Bananen, Nüsse, Hülsenfrüchte, die Vitamine B_6, B_{12} und D, Omega-3-Fettsäuren, Magnesium und helles Tageslicht.

Tryptophan ist eine Aminosäure (Eiweißbaustein) und eine wichtige Ausgangssubstanz für die Produktion von Serotonin und dem Schlafhormon Melatonin. Die Tryptophanproduktion lässt sich anregen durch *Bifidobacterium infantis*, proteinreiche Nahrungsmittel wie Putenfleisch, Huhn, Rindfleisch, Fisch, Eier, Nüsse und Hülsenfrüchte.

GABA (Gamma-Aminobuttersäure) gehört zu den beruhigenden Botenstoffen und gilt als natürlichen Tranquilizer. GABA lässt Körper und Geist zur Ruhe kommen. Die GABA-Produktion lässt sich anregen durch *Lactobacillus rhamnosus, Lactobacillus paracasei, Lactococcus lactis, Lactobacillus plantarum* oder *Lactobacillus brevis*. Außerdem ist GABA enthalten in reifem Käse wie Pecorino oder Parmesan, Tomaten und Sojasoße.

Oxytocin wird auch als »Kuschelhormon« bezeichnet, denn es ist der Kitt, der zwischenmenschliche Beziehungen zusammenhält. Der Botenstoff nimmt Angst und stärkt zwischenmenschliche Verbindungen. Die Oxytocinproduktion lässt sich anregen durch *Lactobacillus reuteri* (zum Beispiel enthalten in Brottrunk). Es gibt kein Nahrungsmittel, das direkt Oxytocin enthält. Wir können die Produktion ansonsten nur durch unser Verhalten, vor allem durch körperliche und soziale Kontakte, anregen: Massagen, Umarmen, Sex, Freunde treffen, Tiere streicheln.

Peptid YY ist ein Sättigungshormon, das gleichzeitig die Stressresistenz erhöht und uns zufriedener macht. Die Peptid-YY-Produktion lässt sich anregen durch präbiotische Ballaststoffe, *Lactobacillus gasseri, Bifidobacterium breve, Bifidobacterium lactis, Lactobacillus plantarum* und durch Propionat.

Dopamin ist ebenfalls ein Glückshormon, das eng mit dem Belohnungssystem des Körpers verbunden ist. Es belohnt uns mit einem guten Gefühl, wenn wir ein Ziel erfolgreich erreicht haben oder Aktivitäten nachgehen, die wir mögen. Dopamin gibt uns Energie und Durchhaltevermögen. Für die Dopaminproduktion benötigt unser Körper die Aminosäuren Phenylalanin und Tyrosin. Phenylalanin nehmen wir mit Fisch und Fleisch zu uns. Pflanzliche Spitzenreiter sind Haferflocken, Dinkelmehl, Bohnen und Linsen, Nüsse, Petersilie, Grünkohl und Brokkoli. Tyrosin ist enthalten in Geflügelfleisch und fettem Fisch wie Lachs, Makrele, Thunfisch oder Heilbutt. Vegetarier können Tyrosin durch Kerne und Nüsse aufnehmen, vor allem durch Kürbiskerne und Walnüsse. Die Bakterien *Escherichia coli* und *Proteus* sind in der Lage, die Dopaminkonzentration anzuregen. Auch Omega-3-Fettsäuren erhöhen den Dopaminspiegel.

Melatonin ist das wichtigste Schlafhormon und sorgt für eine erholsame Nacht. Gleichzeitig verhindert es Zellschäden. Ein hoher Melatoninspiegel gilt als Altersbremse. Melatonin wird wie Serotonin aus dem Ausgangsstoff Tryptophan gebildet. Nächtliche Dunkelheit fördert die Produktion. Helles Licht, eingeschaltete Elektrogeräte im Schlafzimmer oder das blaue Bildschirmlicht von Tablets, Handys und PCs hemmen die Melatoninbildung. Wer abends noch am PC arbeiten möchte oder muss, sollte sich deshalb eine Brille mit Blaulichtfilter zulegen oder den Bildschirm in den »Nachtmodus« schalten. Dadurch wird der Anteil des blauen Lichts herausgefiltert und die Melatoninproduktion nicht gestört. Probiotische Präparate mit *Bifidobacterium infantis* und Präbiotika sind wichtig für einen ausreichenden Melatoninspiegel. Ebenso regen Schokolade, Bananen und Magnesium die Melatoninbildung an.

Stresshormone, vor allem Cortisol, schaden unserem Körper, wenn sie langfristig erhöht sind. Cortisol schwächt das Immunsystem und erhöht das Risiko für Depressionen und psychische Probleme. Stresshormone lassen sich senken mit *Lactobacillus plantarum, Lactobacillus rhamnosus, Lactobacillus bulgaricus, Lactobacillus helveticus, Streptococcus thermophiles, Lactococcus lactis, Bifidobacterium lactis, Bifidobacterium longum, Bifidobacterium bifidum* sowie Präbiotika.

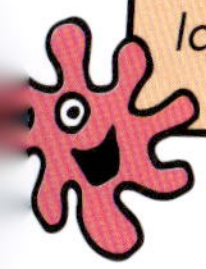

Tryptophan gelangt über das Blut zum Oberstübchen und kann hier sehr gut die Blut-Hirn-Schranke überwinden. Nur wenn der Darm ausreichend Tryptophan bildet, kann das Gehirn diesen Grundstoff für die Serotoninproduktion nutzen und unsere Stimmung aufhellen. Menschen, die unter Depressionen leiden, mangelt es oft nicht nur am Glückshormon Serotonin, sondern sie haben auch weniger zufrieden machendes Tryptophan im Blut. Das konnten japanische Wissenschaftler kürzlich feststellen. Manipuliert man die Zusammensetzung des Mikrobioms, verändert sich dadurch auch die Konzentration der Aminosäure Tryptophan im Blut. Stress, Darmentzündungen oder Störungen der Darmflora senken den Tryptophanspiegel und können dadurch Depressionen begünstigen. Im Tierversuch ließ sich die Menge dieser stimmungsaufhellenden Aminosäure deutlich erhöhen, wenn die zuvor keimfrei lebenden Mäuse einen bestimmten Keim, nämlich *Bifidobacterium infantis*, erhielten. Dieser Bakterienstamm ist auch ein wichtiger Bestandteil der menschlichen Darmflora.

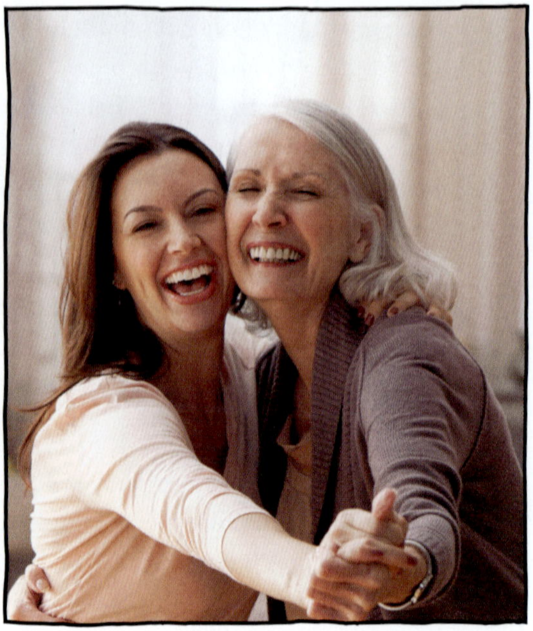

Die Ausgangsprodukte der Gute-Laune-Hormone kommen aus dem Darm – wenn die richtigen Bakterienstämme aktiv sind.

Auch ein anderer beruhigender Nervenstoff, der unter der Bezeichnung GABA (Gamma-Aminobuttersäure) bekannt ist, benötigt bakterielle Unterstützung. Dieser Eiweißbaustein zählt zu den hemmenden Nervenbotenstoffen. GABA verlangsamt die Reizübertragung zwischen den Muskeln und auch der Kopf kann so zur Ruhe kommen, Stress wird abgebaut. Verschiedene Milchsäurestämme sind besonders aktive GABA-Produzenten. Sowohl in unserem Darm als auch zum Beispiel im Käse, dem sie zugesetzt werden, produzieren die kleinen Keime diesen natürlichen Tranquilizer. Allerdings unterscheiden sich die GABA-Konzentrationen je nach Käsesorte. Niedrige Konzentrationen fanden italienische Wissenschaftler in Mozzarella, mittlere Konzentrationen in verschiedenen Parmesansorten. Die höchsten Werte wurden in Pecorino gemessen. Wer schlecht schläft, sollte sich vielleicht mal im Regal mit den Milchprodukten umsehen. Besonders gut läuft die GABA-Produktion, wenn wir abends auch noch Tomaten oder Sojasoße zu uns nehmen, denn diese liefern wichtige GABA-Bausteine. Etwas Ciabatta, ein guter Käse und Tomatensalat versprechen demnach einen schönen Abend und eine erholsame Nacht.

KURZKETTIGE FETTSÄUREN – WERTVOLLE ELIXIERE DER MIKROORGANISMEN

Unsere Darmflora bildet zahlreiche Stoffwechselprodukte, die im Körper für unsere Gesundheit wichtige Aufgaben übernehmen. Vor allem die Gruppe der kurzkettigen Fettsäuren, zu der Acetat (Essigsäure), Propionat (Propionsäure) und Butyrat (Buttersäure) gehören, sind bedeutende Gesundheitsbooster. Im weiteren Verlauf des Lesens werden Sie feststellen, dass diese Fettsäuren eine sehr große Bedeutung für die Gesundheit haben und wahrscheinlich das Wichtigste und Erstaunlichste sind, was unser Mikrobiom zu bieten hat. Geht die Produktion der kurzkettigen Fettsäuren zurück, steigt das Risiko für eine Vielzahl von Erkrankungen.

Kurzkettige Fettsäuren entstehen im Darm durch den bakteriellen Abbau sogenannter Präbiotika. Das sind pflanzliche Ballaststoffe, die wir Menschen nicht verdauen können. Sie gelangen unverändert in den Dickdarm und stehen als »Futter« für die Bakterien zur Verfügung. Die Mikroorganismen dort zögern nicht lange und wandeln sie in wertvolle Fettsäuren um. Sowohl für die Darmflora als auch für unseren ganzen Körper sind diese Fettsäuren wichtige Energiequellen. In unseren Breiten decken wir etwa 10 Prozent unseres Kalorienbedarfs durch kurzkettige Fettsäuren. Das meiste kommt dabei den Darmzellen zugute: Mehr als 70 Prozent der Energie, die die Epithelzellen des Dickdarms und die Darmschleimhaut benötigen, gewinnen sie aus diesen kurzkettigen Fettsäuren.

Kurzkettige Fettsäuren gelangen leicht durch die Darmwand in die Blutbahn. Dadurch können sie jeden Winkel des Körpers erreichen und sich im gesamten Organismus nützlich machen. Ihre Wirkung entfalten sie, indem sie an Zellrezeptoren anheften. Diese Andockstellen für kurzkettige Fettsäuren sitzen vor allem auf Immunzellen und auf Zellen, die im Fett- und Zuckerstoffwechsel eine Rolle spielen. So werden diese Bakterienmetaboliten zu wirksamen Waffen gegen Übergewicht, Leberverfettung, Zuckerkrankheit und Entzündungen aller Art.

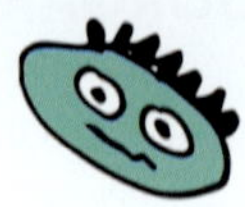

BUTYRAT – STINKBOMBE FÜR DIE GESUNDHEIT

Von besonderer Bedeutung ist Butyrat, das Salz der Buttersäure. Auf den ersten Blick ist Buttersäure nichts Erstrebenswertes. Sie ist für den Geruch von Käse, Sauerkraut, Erbrochenem oder Schweißfüßen verantwortlich und entsteht, wenn Butter ranzig wird. Scherzartikelproduzenten verwenden Buttersäure gern zur Herstellung besonders wirkungsvoller »Stinkbomben«. Doch für unsere Darmzellen ist Butyrat ein Leckerbissen und unerlässlich für deren Gesundheit und Funktionsfähigkeit. Ohne Buttersäure würden sie jämmerlich verkümmern, und das würde die Darmbarriere schwächen. Denn um wichtigen Nährstoffen und Botenstoffen den Eintritt in den Körper zu erlauben, unerwünschten Eindringlingen aber die Stirn zu bieten und diese wirkungsvoll abzuhalten, existiert ein darmeigenes Sicherheitssystem, die sogenannte Darmbarriere. Man kann sich das ungefähr so vorstellen, dass die Zellen mit druckknopfartigen Verbindungen, den sogenannten

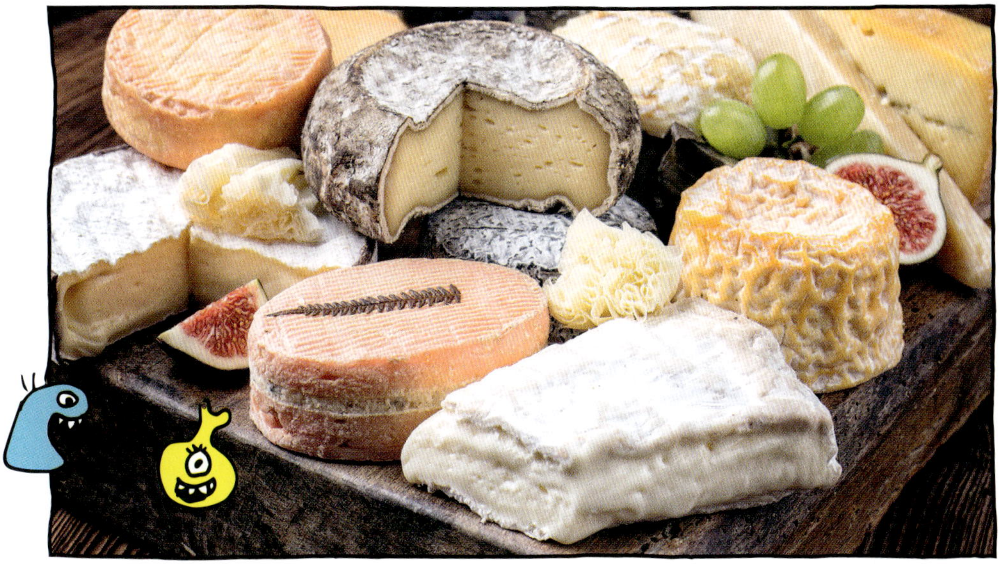

Ob Stinkbombe oder streng riechender Käse: Butyrat, das für den durchdringenden Geruch verantwortlich ist, spielt eine wichtige Rolle im Körper.

Tight Junctions, miteinander verkoppelt sind. Doch die Darmbarriere darf keine unpassierbare Grenze sein, sondern muss über einen cleveren Öffnungs- und Schließmechanismus verfügen. Sie sollte einerseits durchlässig sein für alles, was in den Körper gelangen muss, andererseits absolut dicht für alles andere. Ein Teil dieses Schließsystems wird durch Botenstoffe geregelt. Butyrat ist ein wichtiger Teil dieses Sicherheitskonzepts. Es festigt die »Druckknopf-Verbindungen« zwischen den Zellen und versiegelt auf diese Weise die Darmbarriere. Dadurch verhindert Buttersäure, dass große Nahrungsbestandteile, Umweltschadstoffe oder Bakterien aus dem Darm (wo sie gut sind) in die Darmwand (wo man sie nicht haben möchte) eindringen und dort Entzündungen auslösen. Deshalb profitieren Patienten mit chronisch-entzündlichen Darmerkrankungen wie Colitis ulcerosa oder Morbus Crohn auch von einem ausreichenden Spiegel an kurzkettigen Fettsäuren. Butyrat stabilisiert bei ihnen die Darmbarriere und lindert Entzündungen. Allerdings fehlen bei chronisch-entzündlichen Darmerkrankungen oft gerade die Butyrat bildenden Mikroorganismen.

Der Butyratgegenspieler ist Zonulin. Er kann die Tight Junctions öffnen. Normalerweise entsteht dadurch nur ein schmaler Spalt. Winzige Nahrungsbestandteile können dann diesen Schleichweg in den Körper nutzen. Doch bereits bei einer leichten Dysbiose kommt das Gleichgewicht durcheinander. Dann produziert die gestörte Darmflora weniger Buttersäure und die ausgehungerten Darmzellen bilden mehr Zonulin. Diese Konstellation führt zu einer deutlich erhöhten Durchlässigkeit des Schutzwalls, die eine ganze Kaskade an negativen Folgen auslösen kann. Man bezeichnet diesen Zustand als »löchrigen Darm« oder auch »Leaky-Gut-Syndrom«. Ob ein Leaky-Gut-Syndrom vorliegt, lässt sich anhand des Zonulinspiegels im Stuhl überprüfen.

Aber Butyrat kann noch viel mehr. Gemeinsam mit einer weiteren kurzkettigen Fettsäure, dem Propionat, senkt Buttersäure das Risiko für Dickdarmkrebs. Die beiden Fettsäuren sind nämlich in der Lage, entartete Zellen zur Selbstzerstörung zu veranlassen. Dazu aktivieren die Fettsäuren den Schalter für den programmierten Zelltod (Apoptose). Dieser Mechanismus sorgt dafür, dass potenziell gefährliche Zellen sich selbst ausschalten. Patienten mit Dickdarmkrebs weisen – ähnlich wie Menschen mit chronisch-entzündlichen Darmerkrankungen – zu wenige Butyrat bildende Bakterien in ihrem Mikrobiom auf. Die Tatsache, dass Menschen mit chronisch-entzündlichen Darmerkrankungen auch ein deutlich erhöhtes Darmkrebsrisiko haben, belegt, dass es offensichtlich enge Verbindungen zwischen Entzündungen, Butyratmangel und Darmkrebsentstehung gibt.

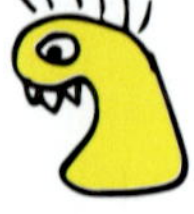

BUTYRATBILDNER WIRKSAM STÄRKEN

Durchschnittlich hat jeder Mensch etwa 20 unterschiedliche Bakterienstämme im Darm, die Butyrat synthetisieren, also herstellen, können. Diese relativ große Sicherheitsreserve an Buttersäureproduzenten ist ein weiterer Beleg für die Bedeutung des Butyrats. Forscher fanden heraus, dass die Zahl der wertvollen Butyratbildner im Darm davon abhängt, was wir essen. Kommt häufig Pflanzenkost auf den Teller – vor allem solche mit vielen präbiotischen Ballaststoffen –, dann vermehren sich die nützlichen Keime. Bevorzugen wir vor allem Fleisch, Wurst und Milchprodukte, dann nimmt die Zahl der Bakterien, die Buttersäure produzieren können, deutlich ab. Durch ungünstige Ernährungsgewohnheiten kommt bei manchen Menschen die Butyratproduktion fast zum Erliegen. In einer Studie waren die Darmbakterien der meisten Teilnehmer in der Lage, präbiotische Ballaststoffe zu mehr als 95 Prozent abzubauen – sie verfügten über die geeigneten Bakterien. Eine kleine Gruppe verwertete aufgrund fehlender Mikroorganismen aber weniger als 40 Prozent – mit entsprechend negativen Effekten auf die Menge der produzierten kurzkettigen Fettsäuren. Einseitige Ernährung, zu wenig Grünzeug und Vollkornprodukte oder auch eine längere Antibiotikatherapie können die Zahl Butyrat produzierender Bakterien dezimieren.

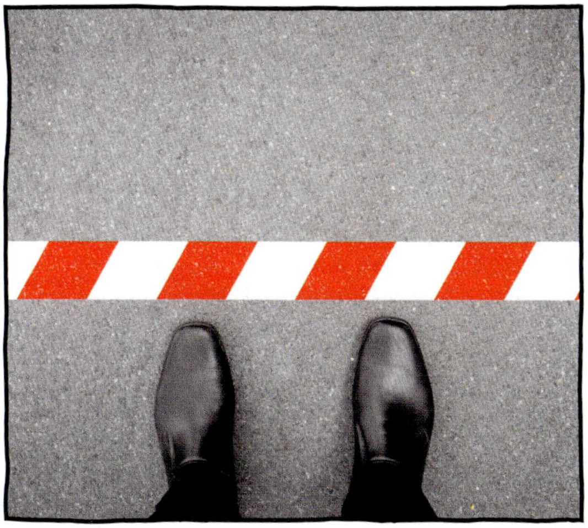

Wer darf durch und wer ist unerwünscht? Auch an der Darmbarriere wird diese wichtige Frage entschieden.

Ein wichtiger Buttersäureproduzent ist ein Keim mit der interessanten Bezeichnung *Faecalibacterium prausnitzii*. Er ernährt die Darmschleimhaut und trägt dadurch entscheidend zum Erhalt der Darmbarriere bei. *Faecalibacterium prausnitzii* hat zwei Lieblingsgerichte: erstens resistente Stärke und zweitens die Abbauprodukte seines Kollegen mit dem schönen Namen *Akkermansia muciniphila*. »Muciniphila« bedeutet »Schleim (lateinisch *mucus*) liebend«, und diese Bezeichnung ist durchaus treffend. *Akkermansia muciniphila* lebt in der Schleimschicht, die den gesamten Verdauungstrakt auskleidet, und baut den *Mucus* auch regelmäßig ab. Dieser abgebaute Schleim fördert das Wohlergehen von *Faecalibacterium prausnitzii* und wird von dem Bakterium in Buttersäure umgewandelt, die wiederum uns, den Wirten der Darmflora, guttut. Dieses Beispiel zeigt, wie eng die Darmbakterien miteinander kooperieren und wie sehr sie aufeinander angewiesen sind. Für die Darmgesundheit ist deshalb die Balance aller Mikroorganismen im Verdauungstrakt von Bedeutung.

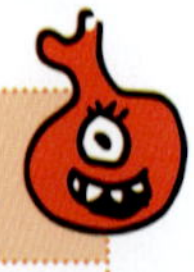

FETTSÄUREN IM STUHL

Fettsäuren	Gesunder Darm	geschwächte Darmbarriere/chronisch-entzündliche Darmerkrankungen
Essigsäure	60 %	70–80 %
Propionsäure	20 %	10–15 %
Buttersäure	20 %	8 %

RESISTENTE STÄRKE KURBELT DIE BUTYRATPRODUKTION AN

Um gesund zu bleiben, sich gut zu entwickeln und ausreichend Butyrat zu produzieren, benötigt das Mikrobiom täglich präbiotische Ballaststoffe. Vor allem aus dem Präbiotikum »resistente Stärke Typ 3« können Darmbakterien besonders viel Butyrat erzeugen. Resistente Stärke zählt zu den Präbiotika, also zu den unverdaulichen beziehungsweise schwer verdaulichen Ballaststoffen, die im oberen Verdauungstrakt nicht resorbiert werden können und deshalb unverändert in den Dickdarm kommen, wo sie von der Darmflora verstoffwechselt werden. Für eine ausreichende Buttersäureproduktion sollten wir täglich mindestens 10 bis 15 Gramm resistente Stärke zu uns nehmen. Nach langsamer Gewöhnung sind auch 20 bis 25 Gramm möglich.

Dieses Präbiotikum ist in unterschiedlichen Nahrungsmitteln enthalten. Die Menge ist vor allem abhängig von der Zubereitungsart oder dem Reifegrad. Werden Lebensmittel, die Stärke enthalten, gekocht und kühlen anschließend ab, wird die Stärke »resistent«: Durch das Abkühlen verändern sich die Stärkemoleküle und widerstehen dann den Verdauungsenzymen. Wer Nudeln, Reis und Kartoffeln öfters als Sushi oder Nudel- beziehungsweise

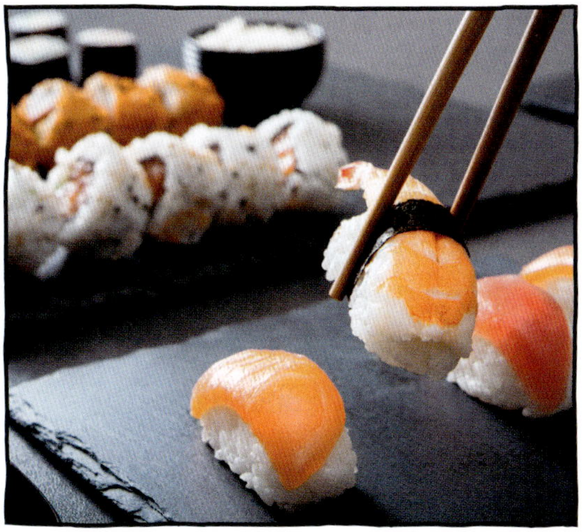

Stärkereiche Nahrungsmittel wie Kartoffeln, Reis oder Nudeln nach dem Kochen kalt genießen – damit lässt sich der wichtige Butyratspiegel im Darm heben.

Kartoffelsalat isst, erhöht dadurch die Zufuhr an resistenter Stärke. Da resistente Stärke nicht verdaut wird, sind Reis, Nudeln, Porridge oder Kartoffeln im abgekühlten Zustand kalorienärmer als im frisch gekochten. Auch wenn die abgekühlten Lebensmittel wieder erhitzt werden, zum Beispiel als Auflauf oder Bratkartoffeln, bleibt die resistente Stärke erhalten. Welches Lebensmittel wie viel davon enthält, finden Sie in der Liste auf Seite 198.

SO ERHÖHEN SIE IHREN BUTYRATSPIEGEL

Butyrat ist die wichtigste Energiequelle für unsere Darmzellen und eine ganz bedeutende Schlüsselsubstanz für unsere Gesundheit. Um ausreichend Butyrat zu bilden, benötigen wir die passenden Bakterien sowie als Ausgangsstoff resistente Stärke.

* Wenn Sie Schwierigkeiten haben, mit der Ernährung ausreichend resistente Stärke aufzunehmen, dann rühren Sie sich täglich etwas Kartoffelmehl oder Maisstärke in den Joghurt oder den Smoothie. Auch in Wasser lässt sich die Stärke gut auflösen. Mit einem Esslöffel Kartoffelmehl nimmt man etwa 7 bis 8 Gramm resistente Stärke auf. Um den Darm an die Ballaststoffe zu gewöhnen, ist es sinnvoll, langsam zu beginnen, zum Beispiel mit einem halben oder einem Teelöffel, und dann nach Bedarf zu steigern.
* Eine mediterrane Ernährung lässt die Spiegel kurzkettiger Fettsäuren ansteigen und erhöht die Zahl Butyrat bildender Bakterien. Eine proteinreiche Low-Carb-Ernährung bewirkt übrigens das Gegenteil.
* Butyrat kann auch als Nahrungsergänzungsmittel (Natriumbutyrat) eingenommen werden. Die Tagesdosis liegt bei 600 Milligramm.

PROPIONAT – WICHTIGER GEWICHTSREGULATOR UND IMMUNMODULATOR

Propionsäure (Propionat) ist eine weitere wichtige Fettsäure, die häufig gemeinsam mit Butyrat agiert. Sie ist in der EU als Nahrungsergänzungsmittel zugelassen und wird zur Konservierung von Lebensmitteln eingesetzt, da sie die Ausbreitung von Schimmelpilzen verhindert. Ihr Aufgabenbereich im Körper ist vor allem die Regulierung von Gewicht, Appetit und Zuckerstoffwechsel. Auch Propionat ist auf den ersten Blick nicht so appetitlich: Propionsäure ist – neben anderen Stoffen – oft schuld an unangenehmem Mundgeruch.

Doch Propionat hat auch schönere Eigenschaften. Menschen, die zahlreiche Propionat produzierende Bakterien im Darm haben, fällt es leichter abzunehmen und ihr Gewicht zu halten. Propionsäure kann nämlich die Produktion des Sättigungshormons Peptid YY anregen. Dieses wird über die Blutbahn direkt zum Gehirn befördert. Dort dockt es in bestimmten Regionen, vor allem dem Appetitzentrum, an und meldet an unser Gehirn, dass wir keinen Hunger mehr haben, sondern pappsatt sind. Wir essen automatisch weniger.

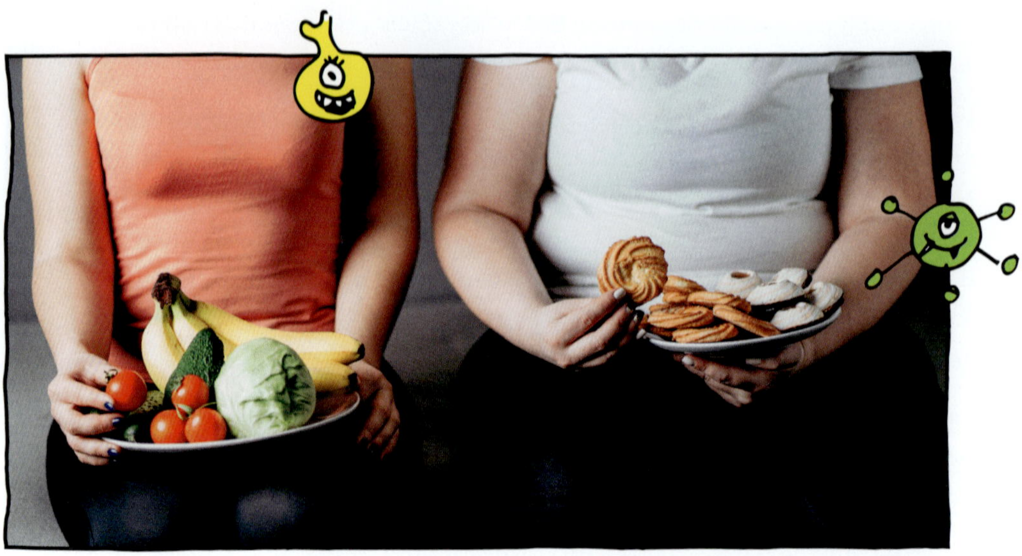

Appetit – und damit indirekt auch die Gewichtszunahme – werden durch das Sättigungshormon Peptid YY gesteuert.

Fehlt der Botenstoff, stellt sich kein Sättigungsgefühl ein. Studien haben gezeigt: Veränderte man die Hormonproduktion bei Mäusen so, dass sie nicht mehr in der Lage waren, Peptid YY zu bilden, wurden sie innerhalb kürzester Zeit übermäßig dick. Erhielten jedoch übergewichtige Personen Propionat, stieg auch bei ihnen der Peptid-YY-Spiegel an. Sie aßen weniger und verloren nach und nach Pfunde. Wurden Studienteilnehmern, die unter Propionateinfluss standen, Fotos leckerer Gerichte gezeigt, bekamen sie keinen Appetit oder Heißhunger. Und auf den Anblick des Essens reagierten auch ihre Gehirnregionen, die Hunger signalisieren, nur schwach.

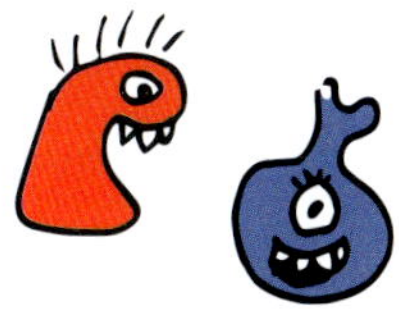

PROPIONSÄURE, DER DOMPTEUR DER ABWEHRZELLEN

Daneben ist Propionsäure ein wichtiger Immunmodulator und nimmt, zusammen mit Butyrat, Einfluss auf bestimmte Abwehrzellen. Für unseren Körper ist Ausgewogenheit und ein Gleichgewicht der Kräfte wichtig. Geraten Körperfunktionen oder das fein abgestimmte Verhältnis verschiedener Zellen in eine Schieflage, macht sich das oft unangenehm bemerkbar. Das gilt besonders für die Botenstoffe unseres Immunsystems. Hier gibt es solche, die Immunreaktionen und Entzündungen anregen, und andere, die diese wiederum bremsen. Solange die Balance gewahrt bleibt, geht es uns gut. Gewinnt aber eine Seite die Oberhand, kann es problematisch werden.

Vor einigen Jahren hat man zwei ungleiche Geschwister unter den Immunzellen ausfindig gemacht. Es handelt sich um die TH17-Zellen und die Treg-Zellen. Man kann sich das so vorstellen: TH17-Zellen sind die Brandstifter im Körper, die Treg-Zellen die Feuerwehrleute. Anders als im wahren Leben spielen im Immunsystem auch die »Brandstifter« – also Zellen, die Entzündungen fördern – eine wichtige Rolle, zum Beispiel, um Krankheitserreger zu beseitigen. Doch wenn die TH17-Zellen überhandnehmen, drohen zahlreiche Erkrankungen. Bei Multipler Sklerose etwa schädigen sie die Nervenzellen im Gehirn. Bei der Schilddrüsenentzündung »Hashimoto« greifen sie die Drüsenzellen am Hals an, und auch bei Bluthochdruck scheinen sie eine Rolle zu spielen. Aber nun kommen die Treg-Zellen ins Spiel. »Treg« ist die Abkürzung für »regulatorische T-Zellen«, und genau das ist ihr Job: Sie kontrollieren das Abwehrgeschehen und verhindern dadurch überschießende Immunantworten und chronische Entzündungen. TH17- und Treg-Zellen sind demnach Gegenspieler: TH17-Zellen fachen das Autoimmunfeuer an, Treg-Zellen können die Brände löschen oder zumindest eindämmen, indem sie eine unnötige Aktivierung des Abwehrsystems verhindern.

Propionsäure ist sozusagen der Dompteur dieser Zellen. Treten Treg-Zellen in die Manege, dann wirkt sich das günstig auf Allergien und Autoimmunerkrankungen aus. Im Nervensystem können sie sogar die Entstehung und den Verlauf der Multiplen Sklerose beeinflussen. Doch diese Immunzellen benötigen kurzkettige Fettsäuren, vor allem Propionat, um zu funktionieren. Nehmen wir genügend unverdauliche Ballaststoffe zu uns und verfügen gleichzeitig über Bakterien, die daraus Propionat bilden können, dann spielen die Treg-Zellen die Hauptrolle im Immunzirkus und drängen die TH17-Zellen in eine Statistenrolle. Mit einer funktionierenden Darmflora können wir aus 20 Gramm nicht verdaulichen Pflanzenstoffe rund 600 Milligramm Propionat produzieren und damit für ein ausgeglichenes Immunsystem sorgen. Propionatmangel scheint auch zu erklären, warum eine ballaststoffarme Fast-Food-Ernährung zu einem Anstieg von Lungenkrankheiten führt. Schon länger weiß man, dass eine Ernährung, die reich an Obst, Gemüse und Vollkornprodukten ist, das Risiko für Asthma deutlich senken kann. Schweizer Wissenschaftler haben nun festgestellt, wie das funktioniert. Das Verbindungsglied scheint die Propionsäure zu sein. Wird im Darm aus der ballaststoffreichen Ernährung Propionat gebildet, dann wandert es in die Kinderstube unserer Abwehrzellen, ins Knochenmark, wo die Propionsäure den noch unreifen Abwehrzellen wichtige Entwicklungsimpulse gibt. Sind die Immunzellen reif und dürfen das Knochenmark verlassen, gehen sie auf

Wanderschaft durch den Körper und kommen auch in die Lunge. Dort wirken die speziell geschulten Zellen wie Streitschlichter. Sie unterbinden zu starke Abwehrreaktionen, die typisch für Asthma sind, und können auch Symptome anderer Lungenerkrankungen verringern.

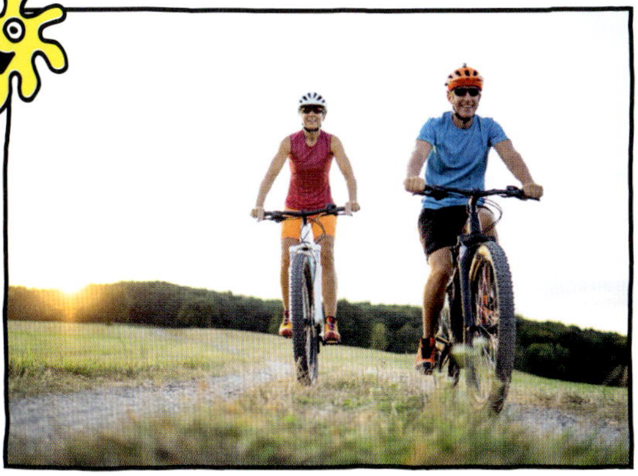

Sport zu treiben erweist sich – wie so oft – als vorteilhaft, denn durch körperliche Aktivität wird die Propionsäureproduktion angekurbelt und die Darmflora vielfältiger.

Selbst als legales Doping könnte Propionsäure Karriere machen, denn sie steigert die Leistungsfähigkeit von Ausdauersportlern. Sowohl viele Propionat produzierende *Veillonella*-Bakterien im Darm als auch eine Extradosis Propionat sind Rückenwind für Athleten (mehr dazu im nächsten Kapitel).

SO ERHÖHEN SIE IHREN PROPIONATSPIEGEL

* Propionsäure entsteht, wenn wir Sport treiben. Dann bauen bestimmte Bakterien (*Veillonella*) die anfallende Milchsäure in Propionsäure um.
* Inulin, ein Präbiotikum, das in Spargel, Knoblauch, Chicorée, Topinambur, Pastinaken, Artischocken, Lauch oder Zwiebeln vorkommt, kann gut in Propionat umgewandelt werden und fördert die Bakterien, die das können.
* Bakterien, die Propionsäure herstellen können, kommen auch im Schweizer Emmentaler-Käse vor.
* Propionsäure kann zudem als Nahrungsergänzungsmittel (Natriumpropionat oder Calciumpropionat) eingenommen werden. In Studien ließ sich auch dadurch ein Anstieg der Sättigungshormone sowie auf Dauer eine Gewichtsreduktion erzielen. Die Dosierung liegt bei 500 Milligramm bis 1 Gramm täglich. Achtung: Bei Diabetes sollte kein hoch dosiertes Propionat eingenommen werden, da es zu einer leichten Erhöhung des Blutzuckerspiegels führen kann.

DAS LEISTEN DIE KURZKETTIGEN FETTSÄUREN BUTYRAT UND PROPIONAT

* Sie regen die Durchblutung der Darmschleimhaut an und liefern Energie für die Darmzellen.
* Sie wirken entzündungshemmend und senken das Risiko für Autoimmunerkrankungen und Allergien.
* Sie machen den Darm sauer und schaffen so ein gesundes »Darmklima«.
* Sie festigen die Verbindungen zwischen den Zellen und dichten dadurch die Darmbarriere ab.
* Sie reduzieren das Hungergefühl und senken den Blutzuckerspiegel.
* Sie regen die Bildung entzündungshemmender, regulatorischer T-Zellen an.
* Sie steigern bei Sportlern die Leistungsfähigkeit.
* Sie schützen vor Darmkrebs, da sie veränderte Darmzellen in die Selbstzerstörung (Apoptose) treiben.

ACETAT – ESSIGSÄURE SORGT FÜR EXTRAPFUNDE

Acetat kennen wir aus der Küche: Es handelt sich um die gute, alte Essigsäure. Doch diese Essigsäure wird auch von Bakterien in unserem Verdauungstrakt – in Abhängigkeit von unseren Ernährungsgewohnheiten – produziert. Bei Nagetieren kurbelt fettreiches Futter die Acetatbildung stark an. Unsere Darmflora bildet bei hochkalorischer und fettreicher Ernährung ebenfalls mehr Essigsäure. Ähnlich wie Propionat gelangt auch Acetat durch die Darmwand und erreicht auf dem Blutweg das Gehirn. Und dort ist Acetat der Gegenspieler des Propionats. Essigsäure stimuliert den Vagusnerv und der sorgt dann für die Ausschüttung zweier Botenstoffe: Ghrelin und Insulin. Ghrelin ist ein appetitanregendes Hormon, das unter anderem im Magen und in der Bauchspeicheldrüse produziert wird. Ist viel Ghrelin im Blut, dann bekommen wir Heißhunger. Insulin ist das einzige den Blutzucker senkende Hormon unseres Körpers, denn es ist in der Lage, Zucker (und damit Kalorien) in die Zellen zu befördern. Das hat aber den negativen Effekt, dass Insulin auch als »Masthormon« gilt. Zu viel Insulin füllt die Fettzellen und sorgt für mehr Pfunde auf den Hüften. Durchtrennte man jedoch im Tierversuch den Vagusnerv, dann konnte Acetat die Ausschüttung der Hormone nicht stimulieren und die Gewichtszunahme blieb aus.

WER SORGT FÜR BUTYRAT, PROPIONAT UND ACETAT IM DARM?

Bakterien, die die wichtigen kurzkettigen Fettsäuren bilden, haben oft unaussprechliche Namen. Die wichtigsten Vertreter sind in der Tabelle aufgeführt. Wenn Sie eine Mikrobiomanalyse vorliegen haben, dann können Sie nachschauen, ob bei Ihnen diese Bakterien gut aufgestellt sind. Doch auch ohne einen solchen Befund können Sie die wichtigsten Butyrat- und Propionatbildner gezielt fördern. Wie das geht, steht ab Seite 215.

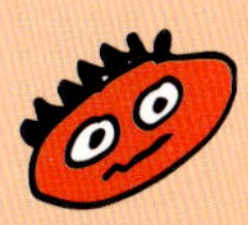

BUTYRATBILDNER

Faecalibacterium prausnitzii, Roseburia, Akkermansia muciniphila, Prevotella, Eubacterium-Arten (zum Beispiel *Eubacterium rectale*), *Bacteroides, Ruminococcus, Butyrivibrio crossotus, Lachnospiraceae, Erysipelotrichia, Blautia, Pseudobutyrivibrio ruminis*

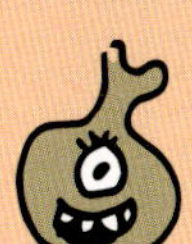

PROPIONATBILDNER

Prevotella, Bacteroides fragilis, Akkermansia muciniphila, Propionibacterium, Lachnospiraceae, Veillonella, Clostridien und *Peptostreptococcus*

ACETATBILDNER

Dorea, Bacteroides, Alistipes, Enterococcus, Coprococcus, Clostridium difficile

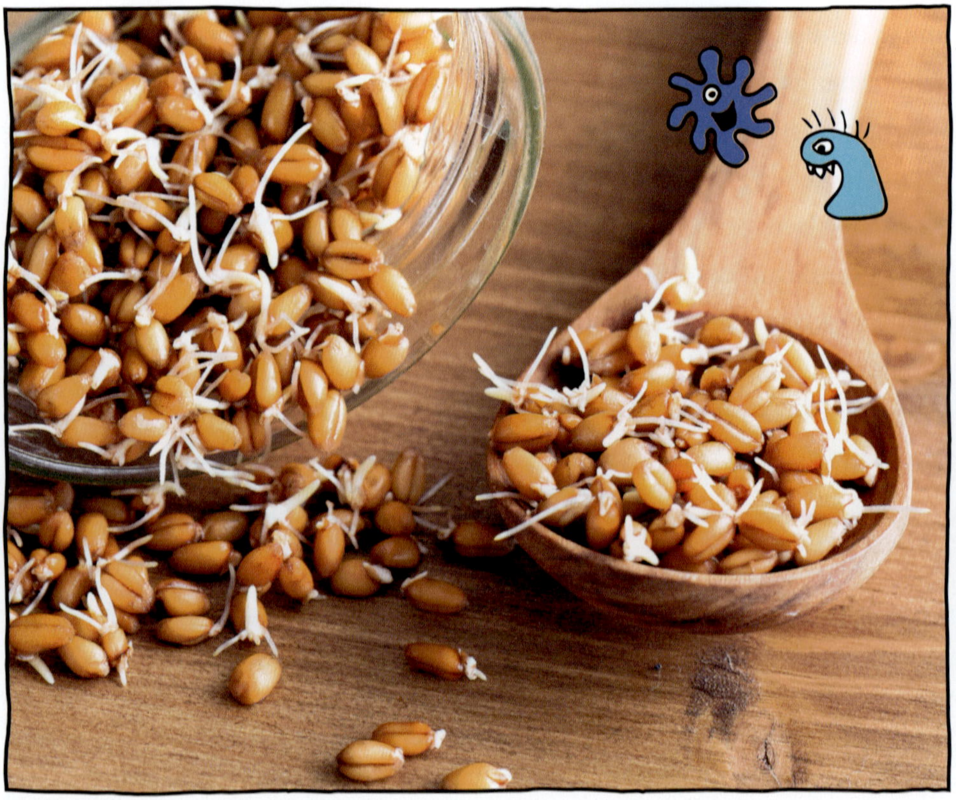

Das in Weizenkeimen enthaltene Spermidin sorgt in Zellen für den »Entrümpelungsmodus« und hilft so dem Organismus, fit zu bleiben.

SPERMIDIN VERJÜNGT

Spermidin ist ein weiterer spannender Anti-Aging-Wirkstoff, den wir sowohl über die Nahrung aufnehmen als auch in unseren Därmen produzieren können. Wer viel Spermidin im Blut und in den Zellen hat, verlängert damit seine gesunde Lebensspanne. Das hat kürzlich ein großes internationales Forscherteam, geleitet von Medizinern der Uni Innsbruck, durch die Ernährungsanalyse von mehr als 800 Probanden herausgefunden. Die Teilnehmer der Studie wurden dazu 20 Jahre lang regelmäßig zu ihren Ernährungsgewohnheiten befragt. Diejenigen, die täglich rund 12 Milligramm Spermidin zu sich nahmen, konnten dadurch ihre gesunde Lebensspanne erheblich steigern und das Risiko für Herz-Kreislauf-Erkrankungen senken. Sie lebten, verglichen mit den Studienteilnehmern, die sich spermidinarm ernährten, sogar rund fünf Jahre länger.

Die Effekte, die Spermidin auf den Organismus und die Zellen hat, sind vergleichbar mit einem Frühjahrsputz in den Zellen. Experten bezeichnen diesen Vorgang, bei dem Zellen in den »Aufräummodus« schalten, als »Autophagie«. Autophagie ist auch das gesundheitsfördernde Prinzip, das sich nach längerem Fasten einstellt. Doch Hand aufs Herz: Wer verzichtet schon gern aufs Essen? Toll, dass es Spermidin gibt. Spermidin ist quasi ein »Fastenimitator«, der ähnliche Prozesse in Gang setzen kann. Ist der Spermidinspiegel hoch genug, bekommen die Zellen – ähnlich wie beim Fasten – das Signal, fehlerhafte oder nicht mehr benötigte Zellbestandteile abzubauen.

Wichtig sind diese »Entrümpelungsprozesse« auch im Gehirn. Im Tierversuch hatte man schon früher nachweisen können, dass Spermidin der Hirnalterung vorbeugt. Doch inzwischen gibt es auch erste Ergebnisse aus Studien mit Menschen. Österreichische Wissenschaftler versorgten Senioren mit leichten Beeinträchtigungen des Erinnerungsvermögens mit Spermidin, eine andere Gruppe mit einem Placebo. Nach drei Monaten ließ sich nur in der Spermidingruppe eine Verbesserung des Gedächtnisses feststellen.

Interessant ist auch die Fähigkeit von Spermidin, Zellen vor einer Virusinfektion zu bewahren. Das stellten Wissenschaftler während der Coronakrise fest. Durch eine Virusinfektion sinkt der Spiegel dieses Polyamins in den Zellen deutlich, die Zelle vermüllt wie die Wohnung eines Messies, und das erleichtert es dem Virus, sich auszubreiten. Berliner Forscher um Prof. Drosten halfen deshalb virusinfizierten Zellen mit zusätzlichem Spermidin und konnten dadurch die Virusvermehrung um mehr als 85 Prozent verringern. Auch gesunde Zellen profitierten von dem Polyamin: Sie konnten einer Infektion besser widerstehen, wenn sie zuvor gut mit Spermidin versorgt wurden.

SPERMIDINQUELLEN

Spermidin kommt in hoher Konzentration in Samenflüssigkeit und in den Körperzellen vor. Im Laufe des Lebens sinkt jedoch die körpereigene Spermidinproduktion. Dann wird es umso wichtiger, sich auf anderem Wege mit dem Anti-Aging-Wirkstoff zu versorgen. Wie gut, dass wir diesen tollen Stoff auch mit der Nahrung aufnehmen können. Besonders spermidinreiche Lebensmittel sind Weizenkeime, die 24 Milligramm Spermidin pro 100 Gramm liefern. Die gleiche Menge gereiften Cheddarkäses oder getrockneter Sojabohnen enthalten rund 20 Milligramm. Beachtliche Spermidinmengen liefern auch Kürbiskerne (10 Milligramm), Pilze (9 Milligramm), Nüsse (2 bis 7 Milligramm), Erbsen, Reiskleie (jeweils 5 Milligramm), Rinderhackfleisch (4 Milligramm), Brokkoli, Blumenkohl, Mango, Mais, Kichererbsen (jeweils etwa 3 Milligramm), Äpfel und Vollkornbrot (jeweils 2 Milligramm).

Laut der Innsbrucker Forschergruppe liegt man schon mit beispielsweise zwei Portionen Vollkornbrot, zweimal Salat und einem Apfel auf dem täglichen Speiseplan im oberen Drittel der Spermidinaufnahme. Das ist also durchaus mit einer einigermaßen ausgewogenen Ernährung zu erreichen. Wer noch etwas mehr tun möchte, mischt sich zwei Esslöffel Weizenkeime unters Müsli oder ersetzt den Gouda durch Cheddar.

Einige darmeigene Bakterienstämme und auch Bakterien aus probiotischen Nahrungsergänzungsmitteln sind ebenfalls in der Lage, nennenswerte Mengen Spermidin und anderer Polyamine zu produzieren. So ließ sich die Spermidinproduktion im Darm durch das Probiotikum *Bifidobacterium animalis subsp. lactis* messbar erhöhen. Und das war nicht nur verbunden mit einer Verbesserung der Darmgesundheit, sondern verlängerte bei Tier und Mensch auch die Lebensdauer und verbesserte die Lebensqualität messbar. Ebenso können Milchsäurebakterien (Laktobazillen), *Bacteroides thetaiotaomicron* und

Fusobakterien große Mengen dieser gesunden Substanzen produzieren. Besonders gut ist die Ausbeute, wenn wir die Darmbakterien mit Präbiotika wie Pektin, Inulin oder Guarkernmehl versorgen.

PRÄ-, PRO- UND SYNBIOTIKA

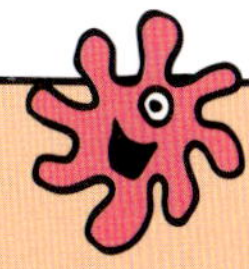

Prä-, Pro- und Synbiotika haben vielfältige Möglichkeiten, das Biom von Haut und Darm zu regenerieren, zu erhalten und zu optimieren.

* **Präbiotika** (*pre* = vor, *bios* = das Leben) sind unverdauliche Nahrungsbestandteile, die von den Darmbakterien aufgespalten werden. Durch dieses »Bakterienfutter« blühen die Darmkeime auf, wachsen und vermehren sich. Experten gehen davon aus, dass sich positive Effekte ab 5 Gramm Präbiotika täglich einstellen – mehr ist aber besser. Die meisten Menschen nehmen sowieso zu wenige Ballaststoffe mit der Ernährung auf. Die Deutsche Gesellschaft für Ernährung empfiehlt täglich mindestens 30 Gramm davon. Doch wir Durchschnittsbürger verzehren gerade mal so rund 20 Gramm. Da ist es durchaus sinnvoll, die „10-Gramm-Lücke" gezielt mit präbiotischen Ballaststoffen zu schließen. Wichtig: Nicht alle Ballaststoffe zählen zu den Präbiotika. So dürfen sich nur die nennen, die dem Magensaft und anderen Verdauungssäften weiter oben im Darm standhalten und anschließend von den Darmbakterien »fermentiert«, also weiterverarbeitet, werden.
* **Probiotika** bedeutet »für das Leben« (*pro* = für, *bios* = das Leben). Darunter versteht man bestimmte Bakterien, die in aktiver Form in den Darm gelangen und sich dort günstig auf die Gesundheit auswirken. Wichtig ist, dass die Keime den Angriffen der Magen- und Gallensäure widerstehen können und lebend im Dickdarm ankommen. Vor allem Milchsäurebakterien und Bifidumbakterien gehören zu den Probiotika.
* Als **Synbiotika** (*syn* = zusammen, *bios* = das Leben) bezeichnet man Nahrungsmittel oder Nahrungsergänzungsmittel, die sowohl Prä- als auch Probiotika enthalten. Sie haben den Vorteil, dass die probiotischen Bakterien bei ihrer Ankunft im Darm auch gleich was zu futtern haben. Dadurch werden die Startbedingungen für die Probiotika deutlich besser. Wenn möglich sollte man deshalb immer versuchen, Probiotika mit Präbiotika zu kombinieren.

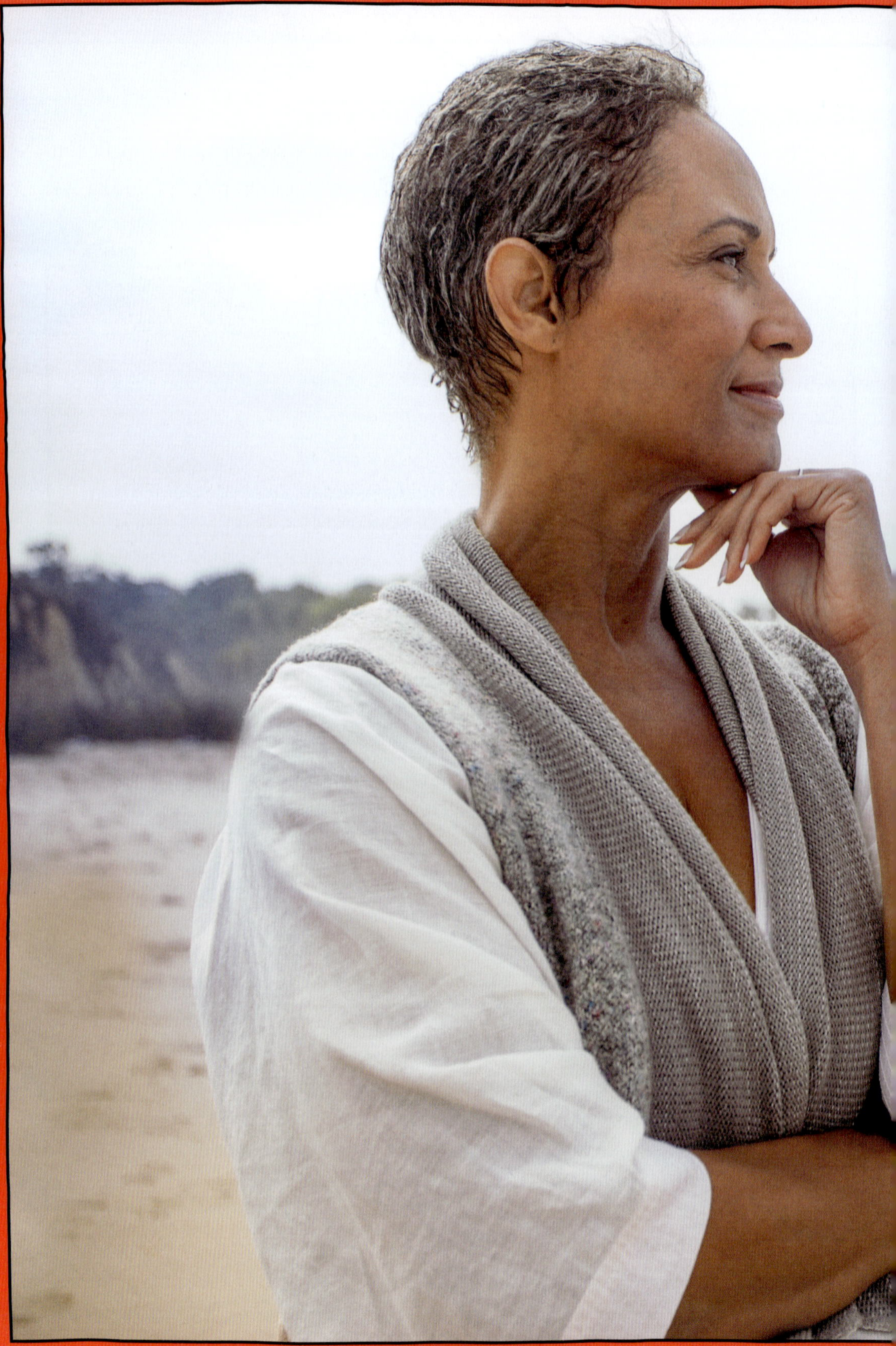

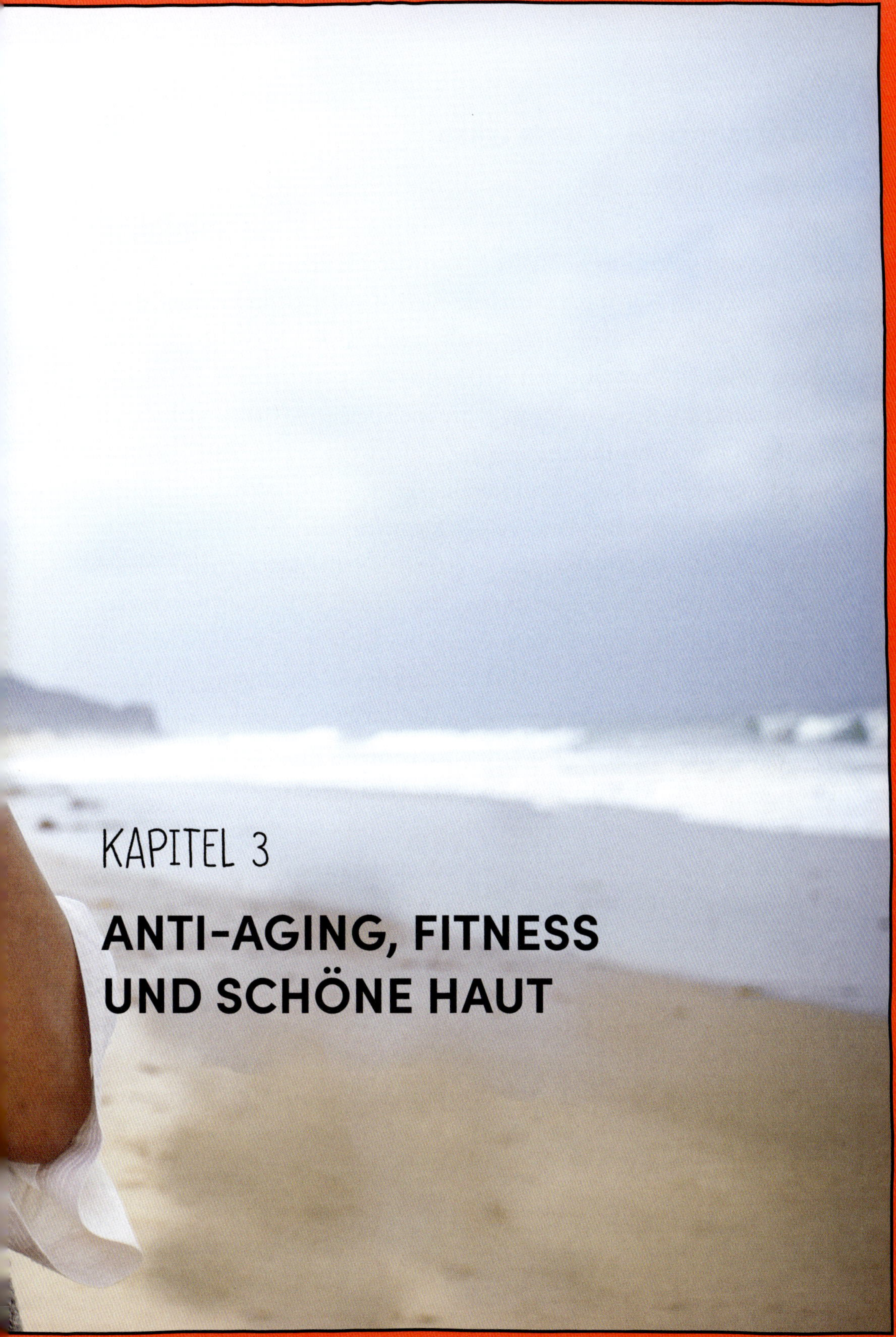

KAPITEL 3

ANTI-AGING, FITNESS UND SCHÖNE HAUT

JÜNGER AUSSEHEN, LÄNGER LEBEN

»Ich habe nur eine einzige Falte, und auf der sitze ich«, soll die schlagfertige Französin Jeanne Calment an ihrem 100. Geburtstag gesagt haben. Als sie 22 Jahre später starb, ging sie als der älteste Mensch, der jemals gelebt hat, in die Geschichte ein. Von ihren Darmbakterien ist leider nichts bekannt, denn als sie 1997 starb, steckte die Mikrobiomforschung noch in den Kinderschuhen und die neuen diagnostischen Verfahren waren noch gar nicht entwickelt. Rückblickend hätte man ihre relativ glatte und faltenarme Haut und ihre gute körperliche Fitness im hohen Alter möglicherweise schon als Fingerzeig, als versteckten Hinweis auf ihre Langlebigkeit deuten können. Denn glaubt man dänischen Forschern, dann werden Menschen, die jünger aussehen, als sie tatsächlich sind, auch älter. Um die Jahrtausendwende untersuchten sie dazu fast 800 Personen, die damals zwischen 70 und 90 Jahre alt waren. Ziel war es herauszufinden, ob es einen Bezug zwischen geschätztem Alter und Lebenserwartung gab. Um genetische Faktoren für den Alterungsprozess auszuschließen, nahmen die Wissenschaftler nur Zwillingspaare in die Studie auf. Nun sollten Krankenschwestern, junge Männer und ältere Frauen anhand von Fotos das Alter der Seniorinnen und Senioren schätzen. Außerdem wurden Tests zur körperlichen und geistigen Fitness der Zwillinge durchgeführt und ein Marker für das biologische Alter der Zellen, die Telomerlänge, bestimmt. Das Ergebnis nach sieben Jahren Forschungsarbeit: Je größer der optische Altersunterschied zwischen den Zwillingsgeschwistern geschätzt wurde, desto wahrscheinlicher war es, dass sich der jünger geschätzte Bruder beziehungsweise die entsprechende Schwester zusätzlicher Lebensjahre erfreuen konnte. Die jünger aussehenden Zwillinge erreichten nicht nur ein höheres Lebensalter, sie schnitten zudem auch in Tests zur körperlichen und geistigen Leistungsfähigkeit und bei Blutuntersuchungen besser ab.

Doch auch zur Darmflora gibt es aktuelle Zwillingsstudien: Der Geschwisterteil, der weniger Schutzkeime mit der Bezeichnung *Faecalibacterium prausnitzii* besaß, alterte messbar schneller. *Faecalibacterium prausnitzii* ist uns ja bereits als wichtiger Butyratbildner über den Weg gelaufen. Und auch die geistige Leistungsfähigkeit – vor allem eine hohe Reaktionsgeschwindigkeit und eine gute sprachliche Ausdrucksfähigkeit – steht eng mit einer vielfältigen Darmflora in Verbindung.

Offensichtlich sind ein gesunder Lebensstil und möglicherweise eine vitale Darmflora in der Lage, Alterungsvorgänge zu verzögern. Das jugendliche Aussehen spiegelt dabei den Zustand der inneren Organe wider, denn fast alles, was Herz, Hirn und Gefäße jung erhält, verhindert auch Falten, Übergewicht und Altersflecken.

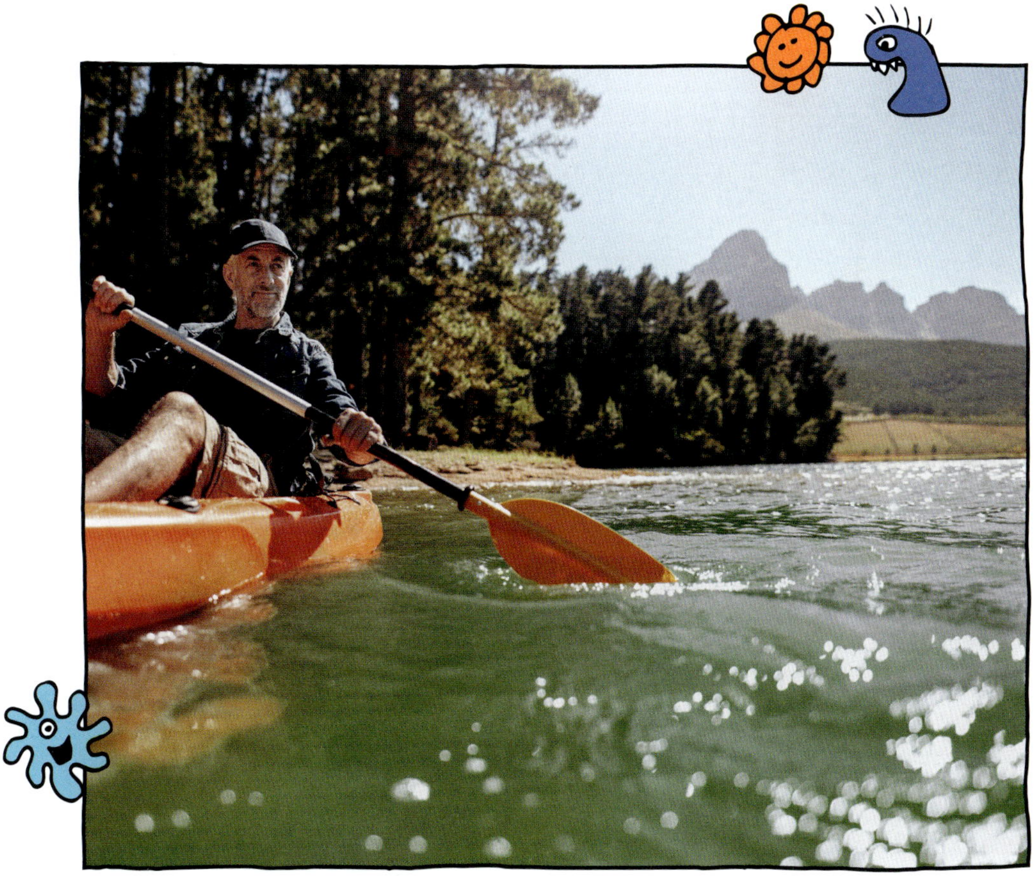

Ein gesunder Lebensstil und die Pflege des Mikrobioms versprechen ein längeres, aktiveres Leben.

WIE BLEIBT MAN LANGE JUNG UND DYNAMISCH?

Wir werden im Durchschnitt viel älter als unsere Großeltern oder Urgroßeltern und jedes Kind hat heute statistisch eine deutlich höhere Lebenserwartung als seine Eltern. Experten gehen davon aus, dass jedes zweite Mädchen, das jetzt geboren wird, 100 Jahre alt wird. Und dank besserer Lebensbedingungen und einer guten medizinischen Versorgung steigt die Lebenserwartung in der westlichen Welt noch immer kontinuierlich an. Aber wie sieht es mit Fitness und Gesundheit aus? Was unterscheidet Menschen, die auch mit 70, 80 oder 90 Jahren noch topfit sind, von denen, die schon im jungen oder mittleren Lebensalter Vitalitätseinbußen hinnehmen müssen?

Die Erkenntnisse über unser Mikrobiom als potenzieller Alterungsbeschleuniger oder auch als »Anti-Aging-Mittel« – je nachdem, wie gut es den Mikroorganismen in unserem Verdauungstrakt geht – sind noch recht neu. Doch Darmbakterien sind in ganz viele Vorgänge im Körper verwickelt, vor allem in solche, von denen bekannt ist, dass sie unsere Gesundheit und unser biologisches Alter beeinflussen: Entzündungen, aggressive Stoffwechselprodukte wie freie Radikale, hohe Blutzuckerspiegel, ein schwächer werdendes Immunsystem oder ein Rückgang der Hormonproduktion. Studien zeigen aber auch, dass Alterung keine gerade Straße ist, auf der wir mit immer gleicher Geschwindigkeit entlangrollen. Wir und unsere Mitbewohner im Darm haben es in der Hand, öfter mal auf die Bremse zu treten und das gemütlichere Tempo zu genießen.

Lassen Sie sich von Ihrer Darmflora dabei unterstützen, denn Ihr Mikrobiom kann …

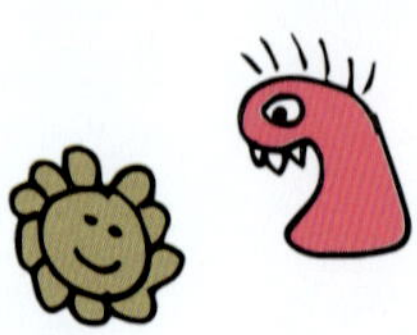

… alterungsbeschleunigende Entzündungen »löschen« oder »anfachen«. Chronische Entzündungen fördern über unterschiedliche Mechanismen Alterungsvorgänge und erhöhen das Risiko für Falten, Übergewicht, Gefäßverkalkung und vorzeitiges Nachlassen der geistigen Leistungsfähigkeit. Diese

Zusammenhänge werden oft als »Entzündungsaltern« beziehungsweise »Inflammaging« (*inflammation* = Entzündung, *aging* = Altern) bezeichnet. Entzündungen stehen häufig in Verbindung mit einer geringen bakteriellen Vielfalt und einer Störung der Darmflora. In unserem Darm leben Bakterien, die Entzündungen abschwächen können, und solche, die Entzündungen anfachen. Diese Entzündungsförderer zählen zur Gruppe der LPS-Keime. LPS steht für »Lipopolysaccharide«. Dabei handelt es sich um ein Toxin, also eine Art Gift, das man in der äußeren Membran der Bakterien findet. Gelangen diese LPS-Bakterien in Kontakt mit den Immunzellen im Darm, dann werden Entzündungsprozesse aktiviert, die sich in den ganzen Körper ausbreiten können. Die Zusammensetzung der Darmflora tendiert aber auch im Alter, nach sogenannten »Darmreinigungskuren« oder durch ballaststoffarme Ernährung, verstärkt in Richtung Entzündung. Doch man kann dem Entzündungsaltern auch die Stirn bieten. Zahlreiche probiotische Bakterien, vor allem Bifidobakterien und Laktobazillen, aber auch Butyrat bildende Keime haben entzündungshemmende Fähigkeiten und können gezielt eingesetzt werden. Daneben wirken auch Omega-3-Fettsäuren (enthalten in fettem Fisch, Raps- oder Leinöl), Kurkuma und Ingwer sowie Antioxidantien entzündungshemmend und fördern gleichzeitig eine gesunde Darmflora.

… Antioxidantien produzieren, die freie Radikale abfangen. Freie Radikale sind aggressive Moleküle, die Tag für Tag in unserem Stoffwechsel entstehen oder durch den Lebensstil gefördert werden. Übersteigt deren Menge eine gewisse Schwelle, entstehen Schäden an den Zellmembranen oder der Erbsubstanz. Man spricht dann auch von »oxidativem Stress«, und der spielt bei zahlreichen Krankheiten eine Rolle und macht auch schneller alt. Schutzstoffe, die freie Radikale abfangen, heißen Antioxidantien. Diese tollen Substanzen können von unseren Darmbakterien selbst gebildet werden oder wir nehmen sie mit dem Essen zu uns. Menschen mit vielen Antioxidantien im Blut haben nachweislich weniger Falten und sehen für ihr Alter jünger aus. Bestimmte

Pflanzenstoffe, sogenannte Polyphenole, zählen zu den besonders wertvollen Antioxidantien, denn sie wirken sich günstig auf Herz-, Hirn- und Hautalterung aus. Allerdings müssen diese erst durch das Mikrobiom für uns Menschen nutzbar gemacht werden, sonst landen sie wirkungslos in der Toilette. Die Effekte einer gesunden Ernährung lassen sich demnach nur mit einer gesunden Darmflora voll und ganz ausschöpfen. Milchsäure- und Bifidobakterien produzieren Schutzenzyme, die freie Radikale abfangen, und sie können auch selbst Antioxidantien (ähnlich denen aus Obst und Gemüse) bilden. Daneben reduzieren sie Entzündungen und vermindern dadurch indirekt die Neubildung freier Radikale. Studien ergaben, dass die Einnahme von *Lactobacillus fermentum, Lactobacillus gasseri, Streptococcus thermophilus, Bifidobacterium infantis* oder *Bifidobacterium longum* die antioxidative Fähigkeit von Blut und Haut verbessert und hilft, sich erfolgreich gegen freie Radikale zu behaupten.

… lebenswichtige Vitamine wie Vitamin B_6, Vitamin B_{12}, Vitamin K, Folsäure und Biotin herstellen. Vitamin B_6 ist wichtig für den Fettstoffwechsel und die Bildung von Nervenbotenstoffen. Außerdem beeinflusst Vitamin B_6 die Hormonproduktion. Vitamin B_{12} hält unsere Gefäße elastisch und sorgt für gesunde Nerven, es ist notwendig für die Blutbildung und Entgiftungsvorgänge. Milchsäurebakterien und Bifidokeime produzieren Folsäure und B-Vitamine. Vitamin K ist wichtig für die Blutgerinnung. Außerdem stärkt es die Knochen und schützt vor Osteoporose. Bifidobakterien und Bacteroideskeime zählen zu den Vitamin-K-Bildnern. Biotin wird auch »Vitamin H« genannt. »H« steht dabei für Haut und Haare, denn Biotin sorgt für einen strahlenden Teint, feste Fingernägel und dichtes, glänzendes Haar. Vor allem *Bacteroidetes* sind gute Biotinproduzenten.

… den Blutzuckerspiegel beeinflussen. Je nachdem, wie die Darmflora aufgestellt ist, schleust sie mehr oder weniger Zuckermoleküle aus der Nahrung in unser Blut. Ein dauerhaft erhöhter Blutzuckerspiegel beschleunigt die

Haut- und Organalterung. So werden auf Fotos Menschen mit einem höheren Blutzuckerspiegel deutlich älter geschätzt als Gleichaltrige, deren Blutzuckerspiegel im Normbereich liegt. Süßstoffe sind hier aber keine Lösung: Studien haben gezeigt, dass verschiedene Süßstoffe, die eigentlich keine Kohlenhydrate und somit auch keinen Zucker liefern, unsere Darmflora dennoch so verändern können, dass sie aus der täglichen Nahrung mehr Zucker rausholt. Der Blutzuckerspiegel steigt an. Auf der anderen Seite gibt es aber auch Darmbakterien, die den Blutzucker in Schach halten. Dazu gleich mehr.

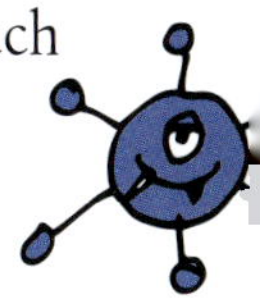

… das Immunsystem stärken. Ein schwaches Immunsystem fördert nicht nur Schnupfennasen und Heiserkeit, sondern macht auch schneller alt. Das weiß man von Patienten, bei denen aus medizinischen Gründen das Immunsystem geschwächt werden muss. Aber auch bei Immungesunden geht mit den Jahren die Vitalität der Abwehrzellen verloren. Und das kann weitreichende Auswirkungen haben. Allerdings lässt sich dieser Prozess verzögern. Da die Abwehrzellen enorm viele Nährstoffe benötigen, steht eine ausgewogene Ernährung im Fokus der Immungesundheit. Wenn der Bedarf bei Stress, Leistungssport, in der Erkältungszeit oder im Laufe des Lebens steigt, muss man manchmal auch mit Nahrungsergänzungsmitteln nachhelfen, um Lücken zu schließen. So führt Zinkmangel, den man bei älteren Menschen gar nicht so selten findet, zu einer deutlichen Schwächung der Abwehrfunktion. Mehr Zink bringt in diesen Fällen die Immunzellen wieder auf Trab. Im Winter stärkt eine tägliche Dosis Vitamin D die Abwehrkräfte. Selen (zum Beispiel aus Paranüssen) und Vitamin C (aus Paprika und Zitrusfrüchten) tun ein Übriges. Sehr wirkungsvoll können auch probiotische Bakterien und präbiotische Ballaststoffe die Abwehr pushen. Studien haben gezeigt, dass diese nicht nur bei Senioren, sondern auch bei kleinen Kindern, gestressten Berufstätigen und ausgepowerten Leistungssportlern die Anzahl der Infekte und damit auch die Häufigkeit von Entzündungen reduzieren, indem sie das Immunsystem auf Trab bringen.

… Hormonwerte regulieren und Hormone produzieren. Hormone sind wichtige Anti-Aging-Stoffe. Sie kontrollieren unseren Stoffwechsel, formen die Figur, unterstützen die Fitness, halten unsere grauen Zellen fit und die Haut straff. Doch mit den Jahren geht die Produktion der Botenstoffe bei Männern wie bei Frauen zurück. Und das betrifft nicht nur die Geschlechtshormone. Im Laufe des Lebens gerät das Gleichgewicht der Botenstoffe oft in eine Schieflage. Das Mikrobiom kann diesen Rückgang zwar nicht verhindern, aber hie und da regulierend eingreifen und dafür sorgen, dass die wichtigsten Botenstoffe in unserem Körper gut ausbalanciert sind. Das wirkt sich günstig auf unser Wohlbefinden aus – egal, wie alt wir sind. Die Darmflora reguliert die Bildung von Schilddrüsenhormonen, bremst die Stresshormonproduktion, indem sie überreizte Hirnareale beruhigt, sie reguliert Enzyme, die Hormone freisetzen oder abbauen. So sind Milchsäurebakterien, vor allem *Lactobacillus acidophilus* und Bifidokeime, dafür verantwortlich, wie viele freie und somit nutzbare Geschlechtshormone unserem Körper zur Verfügung stehen. Durch die Blockade von Enzymen im Darm sorgen sie für ein gesundes Verhältnis zwischen Östrogen und Progesteron und können dadurch hormonelle Schwankungen und Disbalancen ausgleichen. Auch für Männer gibt es eine gute Nachricht: Zumindest in Tierversuchen war der Keim *Lactobacillus reuteri* in der Lage, die hormonelle Alterung zu bremsen. Erhielten die Mäuse diese Bakterien, blieb ihr Testosteronspiegel auch im Alter auf dem hohen Niveau junger Tiere.

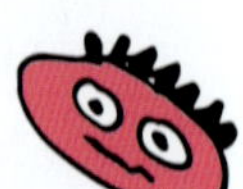

… die Darmbarriere stärken und reparieren. So verhindert ein gesundes Mikrobiom ein Leaky-Gut-Syndrom (Syndrom des »löchrigen Darms«) und senkt dadurch das Risiko für chronische Entzündungen, neurologische Erkrankungen, Autoimmunerkrankungen und Allergien. »Löchriger Darm« bedeutet, dass die Durchlässigkeit der Darmschleimhaut krankhaft erhöht ist. Gefördert wird das Leaky-Gut-Syndrom unter anderem durch Fehlbesiedelung des Darms und eine zu ballaststoffarme Ernährung. Studien lassen vermuten, dass bei sensiblen Personen auch Gluten den Darm durchlässiger machen kann.

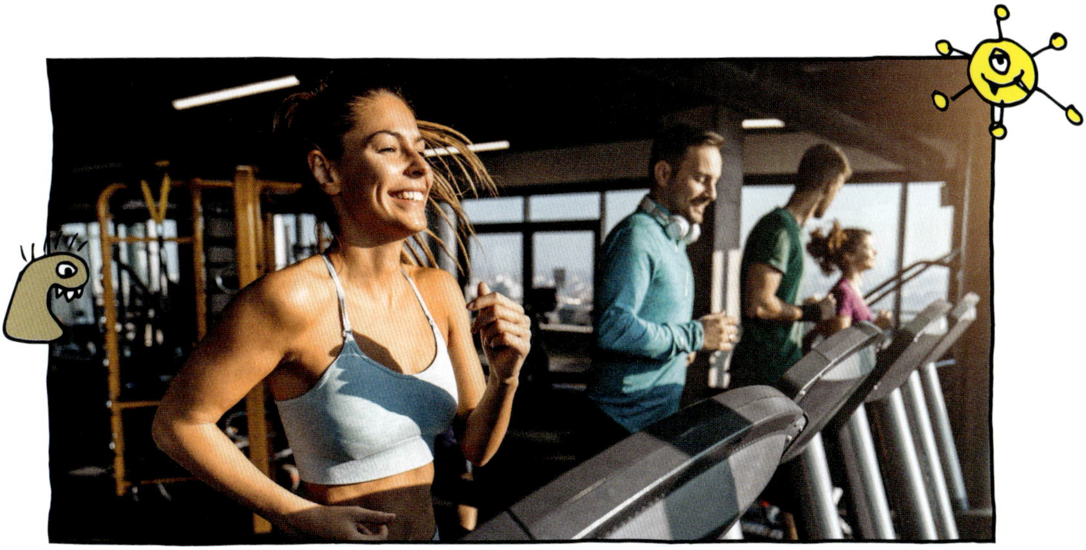

Sport bringt nicht nur Leistungssteigerung und Muskelaufbau, sondern stärkt mithilfe des richtigen Mikrobioms auch die Abwehr und die Regeneration.

SCHNELLER, HÖHER, WEITER – DAS MIKROBIOM ENTSCHEIDET

Die Mikrobiomforschung wagt sich seit Kurzem auch in den bisher wenig untersuchten Fitness-, Freizeit- und Leistungssportbereich. Zu Recht, denn die Leistungsfähigkeit von Sportlern hängt von vielen Faktoren ab. Um Leistung zu erbringen, benötigen sie ausreichend Energie und Nährstoffe. Der Körper muss in der Lage sein, sich vor sportbedingten Entzündungen und freien Radikalen zu schützen und nach der Anstrengung schnell zu regenerieren. Forscher haben jetzt herausgefunden, dass auch das Mikrobiom seinen Beitrag dazu leistet und Darmbakterien Coach, Trainingspartner und Physiotherapeut in einem sind. Doch wir befinden uns hier nicht auf einer Einbahnstraße, denn umgekehrt verbessert Sport auch den Zustand unserer Darmflora. Sowohl bei Tieren als auch bei Menschen lassen sich deutliche Unterschiede zwischen Sportlern und Couch-Potatoes feststellen. Werfen wir deshalb mal einen Blick auf die aktuellen Forschungsergebnisse, um zu sehen, ob Sie von Ihrer Darmflora beflügelt oder ausgebremst werden und ob Ihnen Probiotika eventuell einen Wettbewerbsvorteil auf der Laufstrecke, dem Rad, im Pool und im Fitnessstudio verschaffen beziehungsweise Ihnen ganz einfach den Alltag erleichtern.

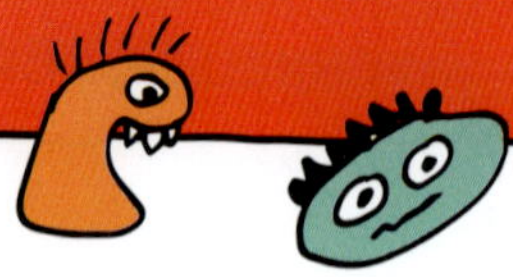

DIE DARMFLORA ALS SCHUTZ VOR FREIEN RADIKALEN

Dass Darmbakterien etwas gegen freie Radikale haben, wissen Sie schon. Ein intaktes Mikrobiom bewahrt uns davor, dass diese aggressiven Moleküle Schaden anrichten und die Alterung in den Turbo schalten. Vor allem Sportler müssen hier besonders gut aufpassen. Freie Radikale entstehen Tag für Tag in unserem Stoffwechsel, werden aber auch durch unseren Lebensstil gefördert. Sport erhöht die Bildung dieser Schadstoffe messbar. Nicht ganz unschuldig an diesem Prozess ist Sauerstoff. Der ist zwar lebenswichtig, gleichzeitig aber auch schädlich, zumindest aufgrund dessen, was mit einem Teil unserer Atemluft in den Zellen passiert. Denn etwa 3 Prozent des Sauerstoffs, den unser Körper nutzt, um Stoffwechselprozesse am Laufen zu halten, werden in freie Radikale umgewandelt. Auch durch Entzündungen wird dieser oxidative Stress verstärkt. Von oxidativem Stress spricht man, wenn der Spiegel aggressiver Moleküle in Blut und Gewebe besonders hoch ist. Eine kleine Menge dieser hochaggressiven Teilchen nutzt unser Organismus als Waffe gegen Viren, Bakterien und Krebszellen. Doch immer geraten ein paar Radikale auf Abwege und schädigen die Erbsubstanz gesunder Zellen, demolieren Zellwände, greifen körpereigene Eiweiße an und beschleunigen somit Alterungsvorgänge aller Art.

Bei Sport steigt der Sauerstoffumsatz an und parallel dazu der oxidative Stress. Doch unser Körper hat auch hier eine Lösung: Wer regelmäßig Sport treibt, ohne sich zu überlasten, stärkt dadurch nicht nur seine Muskeln, sondern auch die Schutzmechanismen, die Tag und Nacht die freien Radikale abwehren. So sind wir besser vor Zellschäden geschützt. Dabei spielt die Darmflora eine wichtige Rolle. In Studien konnten Tiere mit einem gut aufgestellten Mikrobiom den oxidativen Stress besser abwehren als solche mit einer einseitigen Flora oder ganz ohne Darmbakterien. Und das gilt auch für aktive Sportler. Italienische Wissenschaftler analysierten, wie viel die Darmflora zu deren antioxidativem Schutzmantel beiträgt. Dazu teilten sie 24 Athleten in zwei Gruppen. Die eine Gruppe erhielt ein wirkungsloses Placebo, die andere täglich die Milchsäurebakterien *Lactobacillus paracasei* und *Lactobacillus rhamnosus* (insgesamt 2 Milliarden Keime pro Tag). Vier Wochen lang absolvierten die Sportler nun ein hartes Trainingsprogramm. Blutproben wurden zu Beginn und am Ende der Studie genommen. Das Resultat zeigte – das ist sportmedizinisches Allgemeinwissen –, dass der oxidative Stress unter dem Training zunahm, der Organismus also mehr freie Radikale produzierte. Jedoch stieg durch die Probiotikagabe auch gleichzeitig die antioxidative Schutzkapazität im Blut an, wodurch freie Radikale neutralisiert wurden, bevor sie Schaden anrichten konnten. Sportler und alle, die starkem oxidativem Stress ausgesetzt sind, profitieren offensichtlich von der Fähigkeit bestimmter probiotischer Bakterien, den Körper vor Schäden zu schützen. Da freie Radikale auch wichtige Alterungsbeschleuniger sind, profitiert auch jeder, der sich lange eine faltenfreie Haut und elastische Gefäße erhalten möchte, von den antioxidativen Laktobazillen.

DARMBAKTERIEN LIEBEN SPORT

Offensichtlich ist es unseren Darmbakterien nicht egal, ob wir sitzen oder schwitzen. Irische Forscher um Fergus Shanahan vom University College Cork untersuchten die Mikrobiome im Darm von 40 professionellen Rugbyspielern und verglichen sie mit den Keimen von 46 Männern aus der Normalbevölkerung. Gleichzeitig mussten beide Gruppen notieren, was sie täglich aßen. Das überraschende Ergebnis: Die Darmflora der Sportler war deutlich abwechslungsreicher und vielfältiger als die der Vergleichsgruppe. Am eintönigsten sah das bakterielle Muster bei übergewichtigen Nichtsportlern aus. Zudem tummelten sich im Darm von Rugbyspielern auffallend viele *Akkermansia*-Bakterien. Diese Keime schützen vor Entzündungen, Übergewicht und Zuckerkrankheit, regulieren die Abwehrkräfte und stabilisieren die Darmbarriere. Zwar aßen die Sportler auch abwechslungsreicher, die irischen Wissenschaftler sind sich aber sicher, dass Sport ein wichtiger Faktor ist, der sich äußerst positiv auf unser Mikrobiom auswirkt.

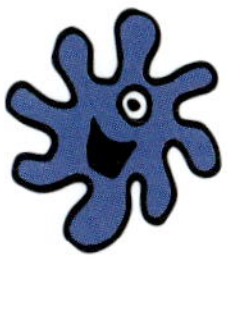

Doch wer jetzt zusammenzuckt bei dem Gedanken, sich zum Wohle der Darmflora mit anderen Rugbyspielern um einen Ball prügeln zu müssen, den kann ich beruhigen. Auch ein bisschen Alltagsbewegung macht unsere Darmbakterien sehr glücklich. Schon regelmäßiges schnelles Gehen setzt positive Impulse für ein gesundes Mikrobiom. 32 Erwachsene (18 Schlanke, 14 Übergewichtige), die alle im Beruf viel sitzen mussten, absolvierten sechs Wochen lang ein Ausdauertraining. An drei Tagen pro Woche sollten sich die Teilnehmer für 30 bis 60 Minuten bewegen. Ihre Ernährung änderten die Probanden in dieser Zeit nicht. Vor Beginn und nach sechs Wochen wurden Stuhlproben der Teilnehmer untersucht. Man schaute sich nicht nur die Darmflora an, sondern bestimmte auch den Butyratspiegel. Die Buttersäure, das wissen Sie ja, ist ein Stoffwechselprodukt der Darmkeime und für unsere Gesundheit und unser Wohlbefinden besonders wichtig. Nach den sechs Trainingswochen sollten alle Teilnehmer wieder zu ihrem sitzenden Lebensstil zurückkehren.

Das Ergebnis: Nach sechs aktiven Wochen stieg die wichtige Vielfalt des Mikrobioms messbar an. Bakterien wie *Faecalibacterium prausnitzii* oder *Roseburia*, die wertvolles Butyrat produzieren, vermehrten sich nach dem Work-out. Die positiven Veränderungen waren bei den Schlanken noch ausgeprägter als bei den Übergewichtigen. Doch sobald die Arbeitnehmer wieder zu ihrer sitzenden Tätigkeit zurückkehrten und die Sporteinheiten wegfielen, ließen auch die günstigen Effekte auf das Darmmikrobiom mit der Zeit wieder nach. Das zeigt, dass wir am Ball bleiben müssen, um den guten Zustand der Darmflora dauerhaft zu erhalten.

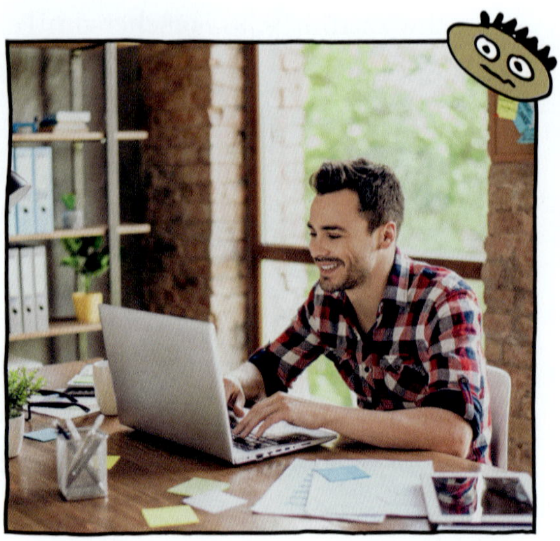

Wer beruflich viel sitzt, sollte für viel Bewegung als Ausgleich sorgen. Das bringt das Mikrobiom in Schwung.

LEGALES »DOPING« DURCH BUTTERSÄURE-BAKTERIEN

Dass Buttersäure – Butyrat – zwar nicht gut riecht, aber ziemlich wichtig für unsere Gesundheit ist, haben Sie ja bereits erfahren. Dass sie aber auch ein Faktor sein kann, der fitter macht, haben kanadische Wissenschaftler erst kürzlich herausgefunden. Sie analysierten das Mikrobiom und die Anzahl Butyrat bildender Bakterien im Stuhl von unterschiedlich leistungsfähigen Probanden. Die Fittesten hatten ein vielfältigeres Mikrobiom als die weniger Trainierten und deren Bakterien bildeten auch mehr Buttersäure. Die Sportwissenschaftler konnten in der Studie nachweisen, dass die Darmflora für mindestens 20 Prozent der körperlichen Leistungsfähigkeit verantwortlich ist. Wenn man bedenkt, dass es bei vielen Sportarten um Sekunden oder Minuten geht und es auch Freizeitsportlern mehr Spaß macht, wenn die Trainingseinheit leichter fällt, dann ist der Zustand der Darmflora möglicherweise das Erfolgskonzept erfolgreicher Athleten und leistungsbereiter Fitnesssportler.

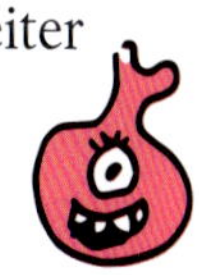

Doch dass eine gute körperliche Leistungsfähigkeit mit einer vielfältigen Darmflora einhergeht, ist nicht nur für Menschen im jungen oder mittleren Alter von Bedeutung. Auch Senioren büßen ihre Fitness ein und werden zunehmend gebrechlicher, wenn das Mikrobiom – zum Beispiel durch nährstoffarme Altenheimkost – eintöniger wird. Mäßige Bewegung und die Förderung Butyrat produzierender Keime scheint demnach ein Erfolgskonzept der Fitten zu sein.

MIT VEILLONELLA LÄNGER LAUFEN

Spannenderweise gibt es noch mehr Bakterien, mit denen sich ein »legaler Dopingeffekt« erzielen lässt. Das entdeckten US-amerikanische Wissenschaftler, als sie den Stuhl von Teilnehmern des Boston-Marathons analysierten. Die erste der täglichen Proben wurde eine Woche vor, die letzte eine Woche nach dem Lauf genommen. Dabei fiel auf, dass Bakterien mit dem schönen Namen *Veillonella* direkt nach dem Marathon nur bei den Sportlern in großer

Zahl nachgewiesen werden konnten, nicht jedoch in der Vergleichsgruppe bei Menschen mit überwiegend sitzender Tätigkeit. Die gleichen Veränderungen ließen sich auch bei anderen Ausdauersportlern wie Ruderern oder Ultralangstreckenläufern nachweisen. Um nun zu überprüfen, ob die wunderbare Keimvermehrung nicht nur Folge der Anstrengung war, sondern auch tatsächlich Effekte auf die Leistungsfähigkeit hat, übertrugen die Forscher den Sportlerstuhl auf Labormäuse. Die Nager mussten sich nun im Hamsterrad bis zur Erschöpfung verausgaben. Das »Veillonellen-Doping« steigerte die Leistungsfähigkeit der Nager deutlich. Sie hielten länger durch und liefen 13 Prozent weiter als die Mäuse ohne bakteriellen Rückenwind.

Wie machen die Bakterien das? Veillonellen greifen nicht auf Glukose oder Fruchtzucker als Energiequelle zurück, sondern können nur Lactat verstoffwechseln. Lactat, besser bekannt als Milchsäure, entsteht bei körperlicher Anstrengung im Muskel, wird ins Blut abgegeben und gelangt auch in den Darm. Bei großen Anstrengungen, langen Ausdauerbelastungen und hohem Tempo steigen die Lactatspiegel normalerweise kontinuierlich an und je höher die Lactatwerte, desto schwerer wird es, Leistung zu bringen. Doch je mehr Lactat anfällt, desto besser geht es den Veillonellen, denn dann ist deren Tisch reich gedeckt. Sie bauen das leistungshemmende Lactat ab, indem sie es in eine andere kurzkettige Fettsäure, nämlich Propionat, umbauen. Und diese Propionsäure scheint der wichtige leistungssteigernde Faktor zu sein. Zumindest liefen die Mäuse auch dann weiter, wenn sie eine ordentliche Dosis Propionat erhielten.

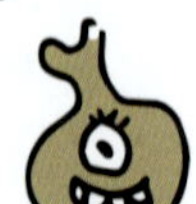

Sportler und *Veillonella* haben demnach eine »symbiotische« Beziehung: Der höhere Milchsäuregehalt im Darm von Sportlern begünstigt das Wachstum von *Veillonella,* und diese Bakterien produzieren wiederum Propionsäure, wodurch sich die sportliche Leistung verbessert. Am besten lassen sich die Veillonellen demnach durch Sport fördern. Möglicherweise ist auch die

Vermehrung der Veillonellen bei regelmäßiger körperlicher Aktivität Teil des Trainingseffektes bei Athleten. Besonders hoch ist die Lactatproduktion bei anaerober Leistung, zum Beispiel bei kurzen Sprints, bei denen man außer Atem kommt. In den vergangenen Jahren hat dieses Intervalltraining auch bei Freizeitsportlern wieder eine Renaissance erlebt, da sich damit schneller Erfolge einstellen, als wenn man nur in gleichmäßigem Tempo durch den Wald trabt. Diese Studie lässt vermuten, dass vielleicht auch die höhere Lactatproduktion über das Bindeglied der *Veillonella* zur schnelleren Leistungssteigerung beiträgt. Ein Tipp: demnächst beim Joggen oder Radfahren also zwischendurch immer mal Sprints einlegen oder kräftiger in die Pedale treten.

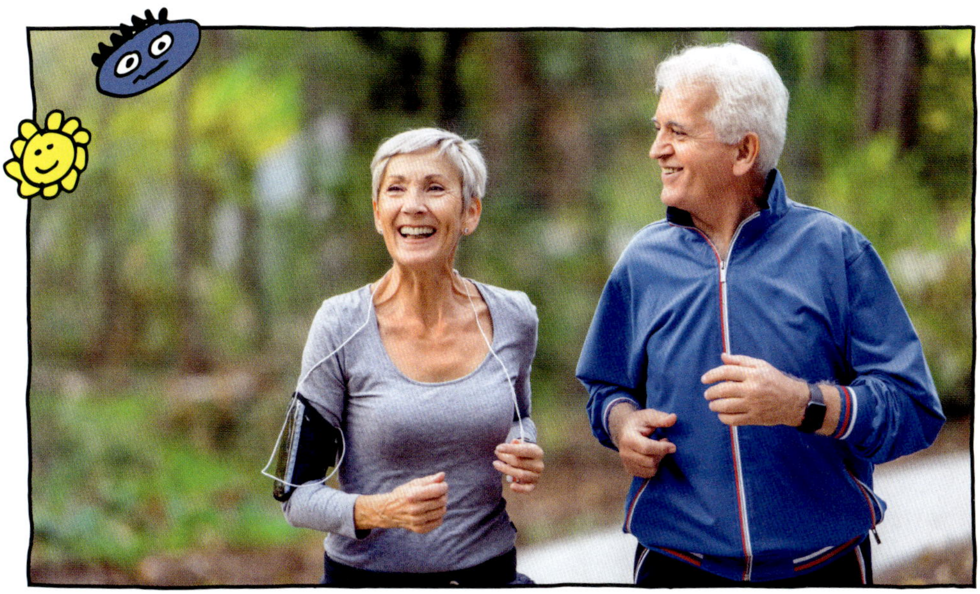

Das entscheidende Quäntchen Leistungssteigerung kann womöglich über die Darmbakterien aktiviert werden.

PROBIOTIKA – GEEIGNET ZUR LEISTUNGSSTEIGERUNG?

Die erwähnten Studien legen den Schluss nahe, dass eine gut aufgestellte Darmflora Sportlern einen entscheidenden Vorteil verschafft. Doch lässt sich die Leistungsfähigkeit auch gezielt durch die Einnahme von Probiotika verbessern? Auch dieser Frage gingen Sportmediziner und Mikrobiologen nach.

Das Milchsäurebakterium *Lactobacillus plantarum* hat viele tolle Eigenschaften. Eine davon ist es, aus mageren Mäusen muskulöse Kerle zu machen. Sechs Wochen erhielten die Tiere eine Tagesdosis, die beim Menschen ungefähr 10 Milliarden Keimen entsprechen würde. Dadurch verbesserte sich die Kraft in den Pfötchen – beim Menschen würde man das als Griffkraft bezeichnen. Außerdem hatten die Mäuse deutlich mehr Ausdauer und auch der Figur tat *Lactobacillus plantarum* gut. Erhielten die Mäuse das Probiotikum, verloren sie mehr Gewicht und der Körperfettanteil war geringer. Gleichzeitig ließ sich ein deutlicher Muskelzuwachs feststellen.

WARUM SPORTLER PROBIOTIKA NEHMEN SOLLTEN

* Sie sind besser vor freien Radikalen geschützt.
* Infekte treten seltener auf, da die Abwehrkräfte gestärkt werden.
* Die Leistungsfähigkeit nimmt messbar zu.
* Die Regenerationsfähigkeit nach dem Sport wird verbessert.
* Die Stresshormonspiegel unter Belastung steigen nicht so stark an.

Spannenderweise funktioniert die legale Leistungssteigerung nicht nur bei Mäusen, sondern auch bei Menschen. Nahmen Sportler Präparate mit probiotischen Bakterien ein, dann verbesserte sich auch deren sportliche Leistungsfähigkeit nach einigen Wochen messbar. Mit *Streptococcus thermophilus* und *Bifidobacterium breve* verkürzte sich die Regenerationszeit und die Leistungsfähigkeit stieg nach einigen Wochen messbar an. Durch Bakterien wie *Bifidobacterium lactis oder Lactobacillus helveticus* konnte die Infektanfälligkeit der Athleten deutlich gesenkt werden.

MIKROBIOM-INFO

In Studien getestete Bakterien, für die sich eine Leistungssteigerung nachweisen ließ, sind:

Lactobacillus rhamnosus, Lactobacillus casei, Lactobacillus plantarum, Lactobacillus fermentum, Lactobacillus acidophilus, Bifidobacterium lactis, Lactobacillus helveticus, Bifidobacterium lactis, Bifidobacterium breve, Bifidobacterium bifidum, Streptococcus thermophilus.

Und selbst bei einem Leistungstest unter Extrembedingungen schneiden mit probiotischen Bakterien »gedopte« Athleten besser ab. Die Ausdauersportler sollten zunächst auf dem Laufband bei 35 Grad Celsius bis zur Erschöpfung laufen, um von allen Teilnehmern einen Ausgangswert zu erhalten. Anschließend teilte man sie entweder der Placebogruppe oder der Gruppe, die probiotische Bakterien erhielt, zu. Nach vier Wochen erfolgte ein zweiter Test unter gleichen Bedingungen. Während die Placebogruppe nach durchschnittlich 33 Minuten das Handtuch warf, hatten die mit probiotischen Keimen gestärkten Sportler Rückenwind und hielten fast fünf Minuten länger durch (37 Minuten und 44 Sekunden). Eine solche Verbesserung der Leistungsfähigkeit innerhalb von nur vier Wochen ist enorm – das kann jeder, der regelmäßig trainiert, bestätigen.

DAS KOSMETIKSTUDIO IM BAUCH

Unser Darm ist nicht unbedingt sexy, aber er unterstützt uns dabei, jünger und attraktiver auszusehen. Denn der lange Arm der Darmflora reicht weit über die Körpermitte hinaus und beeinflusst mit zahlreichen Hormonen, Botenstoffen und Vitaminen auch den Zustand von Haut und Haaren.

Das Mikrobiom ist nämlich in der Lage, Substanzen zu produzieren, die wir eher in der Gesichtspflege oder in Lifestyleprodukten vermuten würden.

Hyaluronsäure, Ceramide, Milchsäure, Antioxidantien und UV-Schutz-Faktoren werden von der Kosmetikindustrie eingesetzt, um die Hautalterung zu verzögern, Falten aufzupolstern und den Teint zum Strahlen zu bringen. Diese Beautyelixiere kann aber auch die gesunde Darmflora herstellen und uns damit ganz nebenbei hübscher und optisch jünger machen. Dabei hat jeder Mikroorganismus seine eigenen Spezialgebiete. In einer koreanischen Studie erhielten die Probanden drei Monate lang entweder eine Nahrungsergänzung mit dem Milchsäurebakterium *Lactobacillus plantarum* oder ein Placebo. Das Ergebnis erfreut sicher alle Menschen jenseits des 40. Geburtstags: Allein durch die Einnahme dieses probiotischen Keims verbesserte sich die Feuchtigkeitsversorgung der Haut deutlich, die Hautelastizität stieg um mehr als 20 Prozent an. Und das Überraschendste: Nach zwölf Wochen hatten die Teilnehmer messbar weniger Falten, während sich in der Placebogruppe der Hautzustand nicht veränderte.

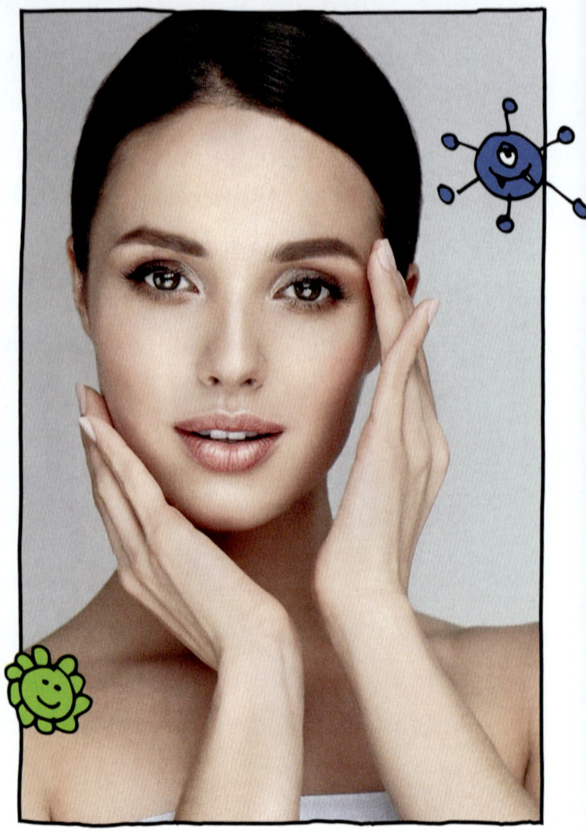

Schönheit kommt von innen – für gesunde und schöne Haut ist das Mikrobiom im Darm ein wichtiger Faktor.

HAUTGESUNDHEITSKEIME

Doch damit ist das Potenzial probiotischer Bakterien noch lange nicht ausgeschöpft. Sensible, überempfindliche Haut ist ein Phänomen, an dem sich Hautärzte und Kosmetikhersteller die Zähne ausbeißen. Jeder dritte Erwachsene leidet in Deutschland darunter. Doch nach zwei Monaten Therapie mit *Lactobacillus paracasei* spannte und juckte die Haut der Teilnehmer einer französisch-schweizerischen Studie nicht nur weniger, sondern reagierte auch kaum noch gereizt, wenn die Wissenschaftler den Chiliwirkstoff *Capsaicin* auftrugen, den wir normalerweise in durchblutungsfördernden Rheumasalben finden und der selbst robuster Haut zusetzen kann.

Antioxidantien sind eine weitere Geheimwaffe der Kosmetikindustrie, denn sie schützen vor freien Radikalen, die Tag für Tag auf unsere äußere Hülle einwirken und sie schneller altern lassen. Dabei wird gern vergessen, dass wir die Schutzstoffe nicht nur von außen, sondern auch von innen zuführen müssen. An der Berliner Charité konnte man nachweisen, dass Frauen mit einem hohen Antioxidantienspiegel im Blut jünger aussehen und weniger Falten haben als ihre schlechter versorgten Geschlechtsgenossinnen. Doch bisher wird die Rolle unserer Darmflora zu wenig berücksichtigt, wenn es um den Schutz vor freien Radikalen geht, obwohl die Effekte, die dadurch erzielt werden können, sich sogar messen lassen: Nahmen gesunde Freiwillige, Leistungssportler oder Personen mit Allergien Bakterienstämme wie *Lactobacillus casei, Lactobacillus rhamnosus* oder *Lactobacillus fermentum* ein, stieg das antioxidative Potenzial im Blut und in der Haut deutlich an. Und auch in Nahrungsmitteln leisten die Keime ganze Arbeit. Wird Milch (tierische oder pflanzliche) mithilfe bestimmter Mikroorganismen zu Joghurt fermentiert, dann sind im Endprodukt deutlich mehr antioxidative Schutzstoffe enthalten als im Ausgangsprodukt.

Selbst vor Hautschäden durch Sonnenstrahlen sind wir besser geschützt, wenn im Darm alles gut läuft. Mäuse, die vor einer UV-Bestrahlung mit bestimmten Darmbakterien gefüttert wurden, bildeten deutlich weniger kollagenabbauende Enzyme und die Spiegel an freien Radikalen waren niedriger als bei Nagern, die nur ein Placebo erhielten. Besonders interessant: Mäuse, die regelmäßig in ein »Mäuse-Solarium« gesteckt, aber dabei mit *Bifidobacterium breve* oder *Lactobacillus plantarum* versorgt wurden, entwickelten messbar und sichtbar weniger Falten. Ähnliches fand man auch bei menschlichen

Probanden. Unter Keimschutz sank die Lichtempfindlichkeit und das hauteigene Immunsystem, das durch UV-Licht normalerweise geschwächt wird, regenerierte sich schneller.

Die Vielzahl der Studien lässt nur einen Schluss zu: Wenn es um unser Äußeres geht, sollte die Pflege der Darmbakterien den gleichen Stellenwert einnehmen wie die direkte Pflege der Haut. Wenn Sie mehr erfahren möchten über die Zusammenhänge zwischen Hautgesundheit und Mikrobiom, dann schauen Sie mal in mein Buch *Schön mit Darm*.

GESUNDES GEWIMMEL AUF DER HAUTOBERFLÄCHE

Seifen, shampoonieren, eincremen – die tägliche gründliche Reinigung von Kopf bis Fuß ist für uns Menschen eigentlich etwas ganz Neues. Körperpflege hat in unserer Evolutionsgeschichte keine große Rolle gespielt und deshalb ist unsere Haut eigentlich nicht darauf ausgelegt, regelmäßig mit schäumenden Seifen und heißem Wasser traktiert zu werden. Weder die Jäger und Sammler der Steinzeit noch die Bauern oder Adeligen des Mittelalters legten besonderen Wert auf Körperhygiene. Vor 100 Jahren besaßen viele Familien noch nicht einmal ein eigenes Badezimmer. Daran hat sich inzwischen einiges geändert! Inzwischen geben wir jährlich 13 Milliarden Euro für Produkte aus, die irgendwelche positiven Wirkungen auf Haut oder Haare ausüben sollen. Desinfizierende Deos,

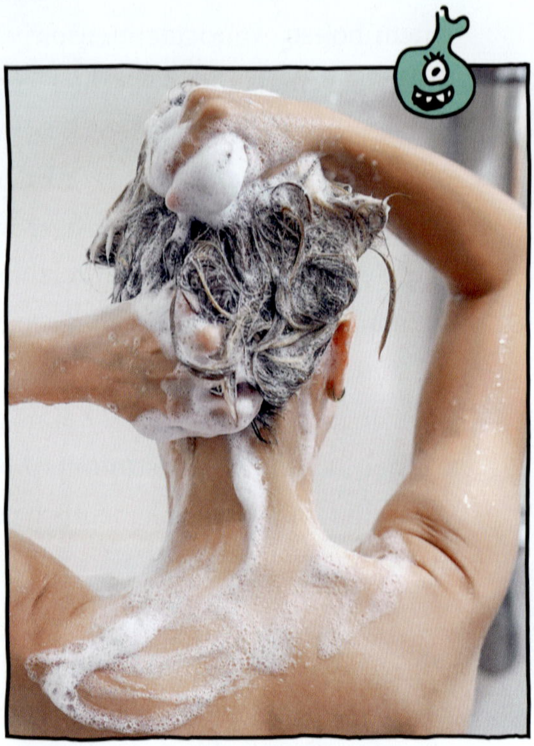

Weniger ist manchmal besser – die Hautgesundheit leidet unter zu viel waschaktiven Substanzen.

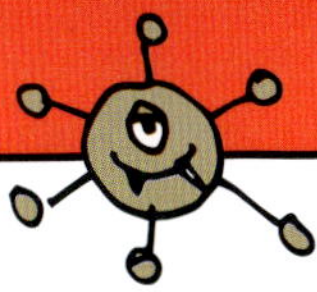

schäumende Shampoos und duftende Cremes gehören heute selbstverständlich zu unserem Alltag. Völlig ignoriert, weil mit bloßem Auge nicht sichtbar, werden dabei die Milliarden hilfreicher Mikroorganismen, die unsere äußere Hülle besiedeln. Doch die sind – ähnlich wie die Darmflora – enorm wichtig. Die gesunde Hautflora schützt uns vor Hauterkrankungen aller Art, stabilisiert den Säureschutzmantel, hält unerwünschte, schädliche Bakterien fern, stärkt die Hautbarriere und verhindert vorzeitige Faltenbildung.

Doch welche gesundheitsfördernden Keime auf unserer Haut heimisch werden, hängt ganz entscheidend davon ab, wie häufig und womit wir uns waschen und pflegen und wie sorgfältig wir dabei die Bedürfnisse unserer Haut berücksichtigen. Experten schätzen, dass wir bereits beim Duschen mit Wasser ein Drittel der Bakterien unserer Hautflora abspülen und auch der Säureschutzmantel leidet. Zwar regenerieren die Keime, die sich in Haarfollikeln und Hautfältchen verstecken, den bakteriellen Schutzschild innerhalb einiger Stunden, aber verwenden wir noch duftenden Schaum oder duschen zweimal täglich, kann die Hautbarriere erheblich leiden.

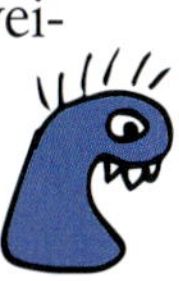

GESTÖRTES MIKROBIOM, GEREIZTE HAUT

Im Frühjahr 2020 kam ein weiterer Faktor hinzu, der nicht nur die globale Wirtschaft, sondern auch die lokale Hautflora in die Knie zwang: das Coronavirus. Corona sorgte dafür, dass der natürliche, gesunde Keimkontakt massiv zurückging: Hände waschen oder desinfizieren, Mundschutz tragen, niemanden umarmen oder gar küssen – *Social Distancing* sorgte auch für »*Microbial Distancing*«. Und diese Maßnahmen schädigen das Darm- und vor allem das Hautmikrobiom. Seife und Desinfektionsmittel, die gefährliche Coronaviren abtöten, kennen nämlich keine Gnade mit den gutmütigen Keimen.

Möglicherweise werden dadurch Hauterkrankungen in den nächsten Jahren zunehmen. Denn schon länger ist bekannt, dass bei Hauterkrankungen wie

Neurodermitis, Schuppenflechte, Akne oder Rosazea nicht nur die Darmflora, sondern vor allem auch die Hautflora gestört ist. Ich selbst habe dazu verschiedene Studien durchgeführt.

Bei Akne findet man viele Keime auf der Haut, die gern in fettigen Körperarealen leben und Entzündungen verursachen können. Aber auch im Darm geht's rund. Bei einer Befragung von 13 000 Aknepatienten stellte sich heraus, dass Personen, die unter Hautunreinheiten, Pickeln und Pusteln leiden, sehr viel häufiger auch Probleme mit dem Darm haben und oft über Verstopfung, Blähungen, Mundgeruch oder Sodbrennen klagen. Bei mehr als jedem zweiten Aknepatienten ließ sich eine Störung der Darmflora nachweisen. Vor allem Milchsäure- und Bifidobakterien fehlten ihnen.

Bei Rosazea bestimmen Demodexmilben das Hautmikrobiom. Im Verdauungstrakt liegt das Problem besonders häufig im Dünndarm. Dieser Teil des Darms ist eigentlich nur spärlich mit Keimen besiedelt. Nicht so bei Rosazea. Bei vielen Betroffenen lässt sich mithilfe eines einfachen Atemtests beim Internisten ein sogenanntes SIBO-Syndrom, eine Dünndarmfehlbesiedelung, feststellen. Hier hilft ein Antibiotikum (zum Beispiel mit dem Wirkstoff Rifaximin), um Darm und Haut gleichermaßen zu sanieren.

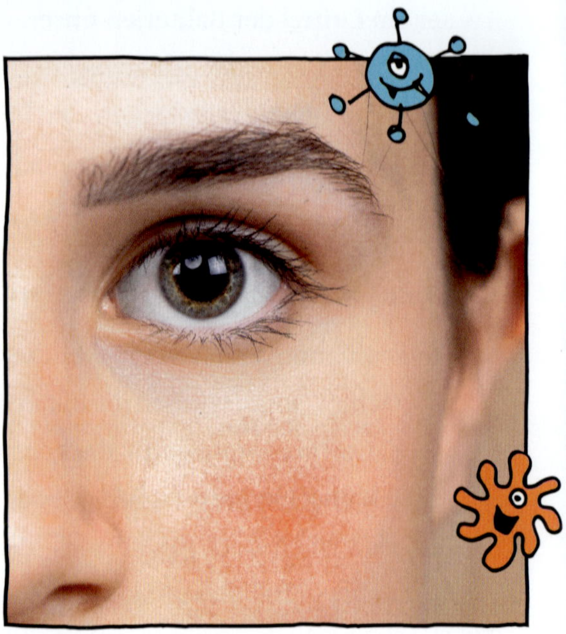

Bei Rosazea und anderen Hauterkrankungen ist das Mikrobiom der Haut gestört.

Und bei Neurodermitis breiten sich Eiterbakterien mit der Bezeichnung *Staphylococcus aureus* auf der Haut aus. Zwischen Keimzahl und Schwere der

Erkrankung gibt es eine enge Beziehung: Je höher die Zahl dieser Neurodermitiskeime, desto schlimmer sind die Ekzeme. Die üblicherweise angewendeten Maßnahmen, die Staphylokokken zu dezimieren, wie Antibiotika oder desinfizierende Bäder, schädigen immer auch das Hautmikrobiom und sorgen deshalb nur für eine vorübergehende Besserung. Deshalb habe ich im Rahmen meiner Forschungstätigkeit nach Möglichkeiten gesucht, das Hautmikrobiom zu stärken und auf natürliche Art die Staphylokokken zu vertreiben. Dazu wurden verschiedene probiotische Mixturen getestet und in Form eines Bades angewendet. Mit Erfolg: Durch die Anwendung einer Hautkur mit aktiven probiotischen Bakterien als Badezusatz besserte sich nach wenigen Anwendungen bei fast allen Patienten der Hautzustand sichtbar und spürbar. Und die Zahl der Neurodermitiskeime nahm messbar ab – ganz ohne Nebenwirkungen sank deren Zahl innerhalb weniger Tage um mehr als 90 Prozent. Parallel dazu besserte sich auch der Zustand des Hautmikrobioms. Interessanterweise berichten einige Patienten auch, dass das Badepulver – mit ein bisschen Wasser vermischt und auf Pickel aufgetragen – auch Aknepickel sehr rasch zum Abklingen bringt.

HAUTSANIERUNG MIT PROBIOTISCHEN KOSMETIKA

Nach dem Ende der Coronakrise ist es wichtig und sinnvoll, der Hautflora etwas Gutes zu tun. Probiotische Hautpflege bietet da einen ganz neuen und vielversprechenden Ansatz. Innovative Pflegeprodukte nutzen die Kraft von Bakterien, sie enthalten probiotische Keime oder deren Bestandteile, präbiotische Wirkstoffe sowie Stoffwechselprodukte der Mikroben wie zum Beispiel Milchsäure.

Diese Inhaltsstoffe können die Hautflora regenerieren und unerwünschte Bakterien dezimieren, den pH-Wert im sauren Bereich stabilisieren, Hautkrankheiten und Entzündungen lindern und die Hautalterung verzögern. Probiotische Kosmetika sind eine Möglichkeit, die Haut zu einem Ort zu machen, wo gesunde Mikroorganismen wachsen und gedeihen können.

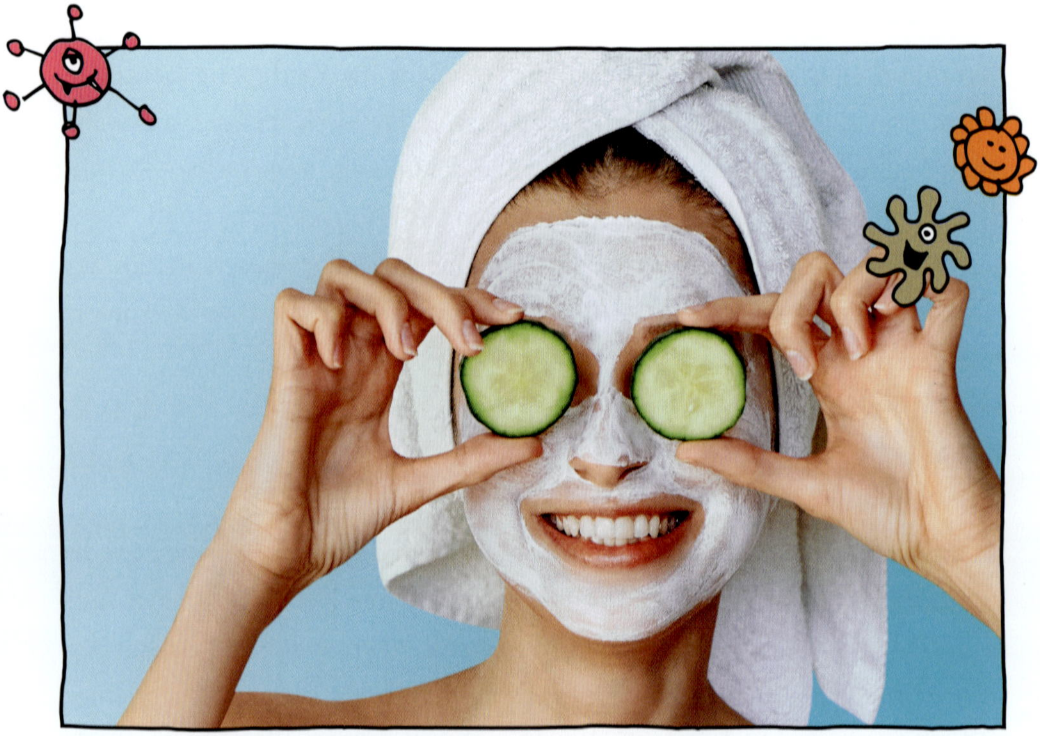

Die in probiotischer Kosmetika enthaltenen Wirkstoffe können einige Hautbeschwerden lindern.

WAS HILFT WOFÜR?

Hautproblem	Veränderungen der Hautflora → das kann man tun	Veränderungen der Darmflora → das kann man tun
Akne	Propionibacterium acnes ↑↑ BEHANDLUNGSMÖGLICHKEITEN: Probiotische Kosmetika, Umschläge mit probiotischem Pulver (Hautkur mit aktiven Probiotika). Manchmal ist auch eine Antibiotikatherapie oder eine Therapie mit anderen Medikamenten notwendig, um Narben zu verhindern.	Störung der Darmflora (Dysbiose), Magen-Darm-Beschwerden BEHANDLUNGSMÖGLICHKEITEN: *L. casei, L. reuteri, L. plantarum, L. salivarius, Streptococcus thermophilus*, resistente Stärke, Akazienfasern, Pektin

Neurodermitis	Staphylococcus aureus ↑↑ Keimvielfalt ↓↓ BEHANDLUNGSMÖGLICHKEITEN: Probiotische Kosmetika, probiotische Bäder, z. B. mit AktivaDerm ND	Mangel an Laktobazillen, Bifidobakterien, Enterokokken, *Faecalibacterium prausnitzii, Akkermansia muciniphila.* Zu viele *Escherichia-coli*-Bakterien und Staphylokokken im Darm BEHANDLUNGSMÖGLICHKEITEN: *L. rhamnosus, L. plantarum, B. lactis*, resistente Stärke
Psoriasis vulgaris	*Corynebacterium* ↑↑ *Propionibacterium* ↑↑ *Streptococcus* ↑↑ *Staphylococcus* ↑↑	Mangel an *Akkermansia muciniphila, Coprococcus* BEHANDLUNGSMÖGLICHKEITEN: *Bifidobacterium infantis*, Laktobazillen, resistente Stärke
Rosazea	Demodexmilben ↑↑ BEHANDLUNGSMÖGLICHKEITEN: Lokale Antibiotikatherapie z. B. mit Metronidazolgel	SIBO-Syndrom (Fehlbesiedelung des Dünndarms) BEHANDLUNGSMÖGLICHKEITEN: Durch Atemtest Fehlbesiedelung prüfen, wenn nachgewiesen, dann eventuell Antibiotikum einnehmen (z. B. den Wirkstoff Rifaximin); anschließend *L. casei, L. paracasei, B. breve, L. salivarius* zum Aufbau der Darmflora

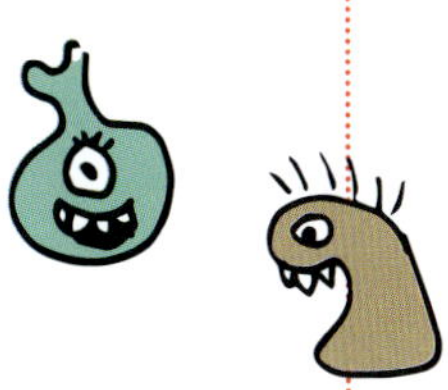

L. = Lactobacillus; B. = Bifidobacterium
↑↑ = erhöht, zu viel
↓↓ = erniedrigt, zu wenig

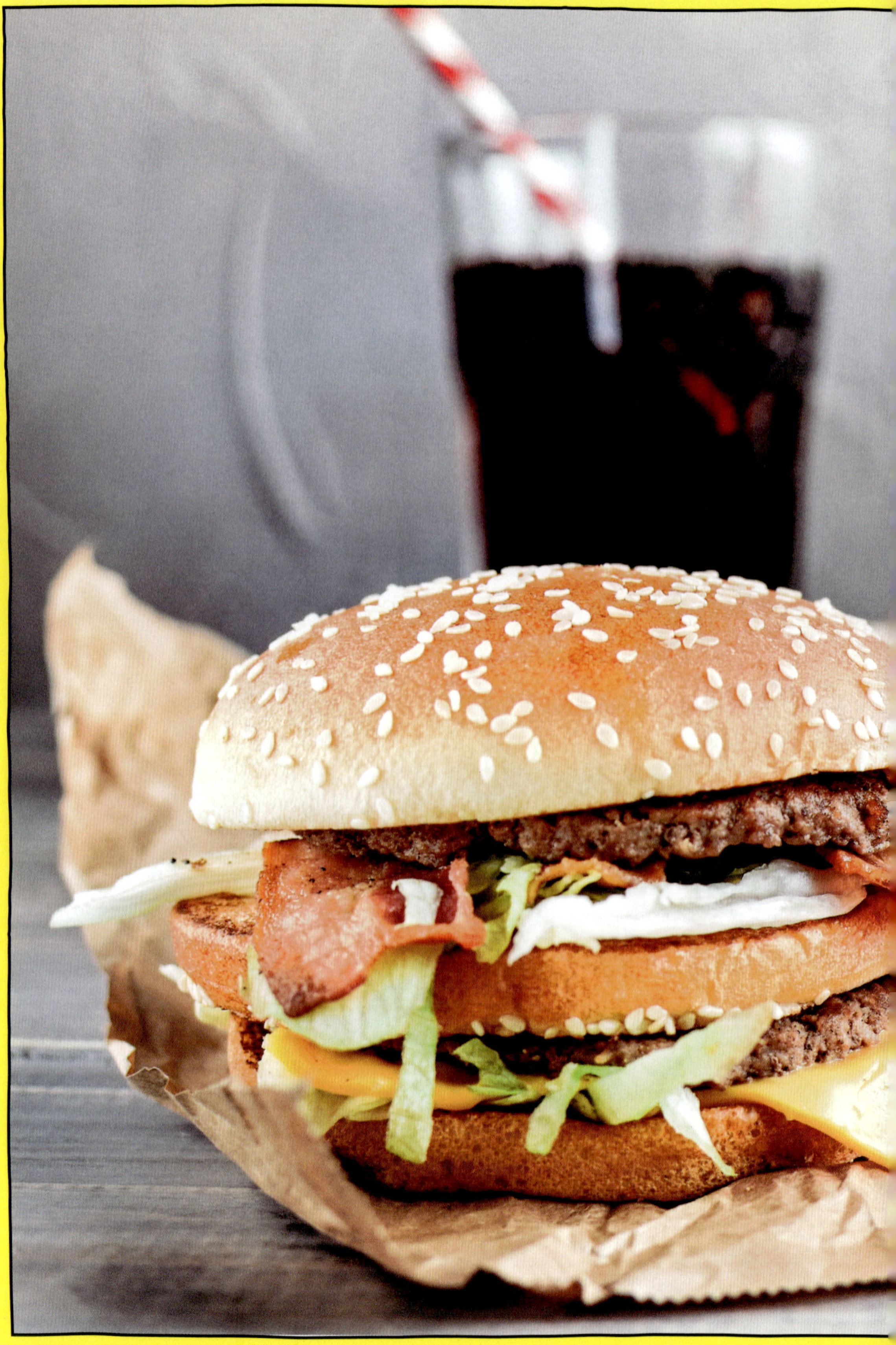

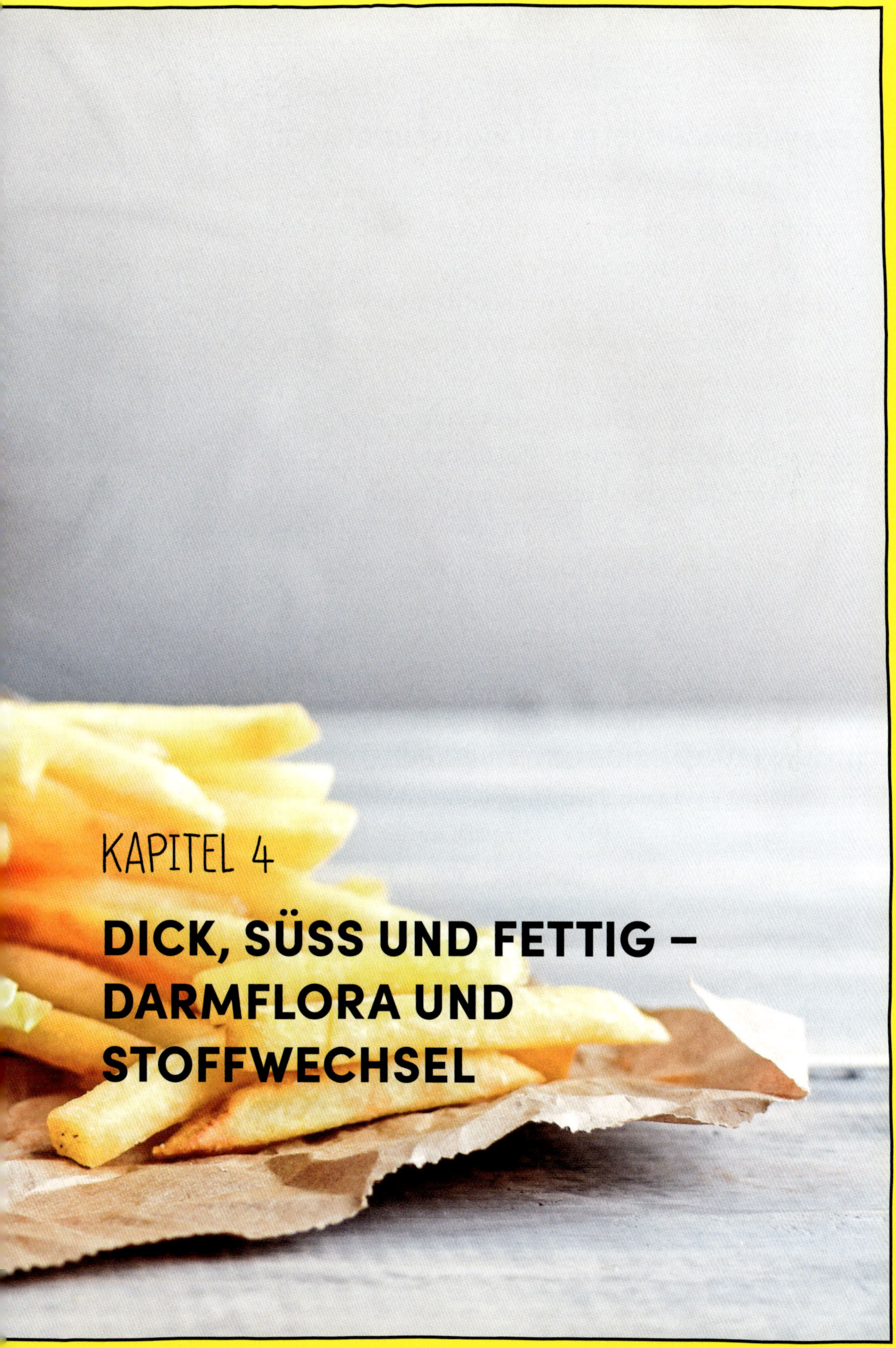

KAPITEL 4

DICK, SÜSS UND FETTIG – DARMFLORA UND STOFFWECHSEL

DAS VERHÄNGNISVOLLE METABOLISCHE QUARTETT

Hungersnöte gibt es bei uns schon lange nicht mehr. Noch nicht einmal die wenigen Stunden, in denen Supermärkte geschlossen haben, zwingen uns zu einer Nahrungspause; dank Fast-Food-Restaurants, Lieferservices und Snackautomaten ist Nahrung rund um die Uhr verfügbar. Unser Stoffwechsel ist das so nicht gewohnt. Hunderttausende von Jahren musste er genügsam sein und das Essen möglichst gut verwerten, seit 70 Jahren sind diese Fähigkeiten nicht mehr gefragt. Doch 70 Jahre sind nur ein Wimpernschlag im Zeitverständnis der Evolution – viel zu kurz, um sich anzupassen. Unser altmodischer Stoffwechsel kann mit den modernen Ernährungsgewohnheiten nicht Schritt halten. Er ist nicht in der Lage, sich schnell mal neue Abbauwege für die Nährstofffülle einfallen zu lassen. Wenn der Metabolismus angesichts von Fett und Kohlenhydraten schlappmacht, steigt unser Risiko, krank zu werden. Laut dem Deutschen Gesundheitsbericht Diabetes von 2018 leidet inzwischen jeder Zehnte unter Zuckerkrankheit. Jeder Zweite schleppt zu viele Pfunde mit sich herum und einer von fünf hat einen erhöhten Cholesterinspiegel. Das Quartett aus erhöhten Blutzucker- und Blutfettwerten, Übergewicht und einem erhöhten Blutdruck wird als »metabolisches Syndrom« bezeichnet und gilt als Risikokonstellation für Herz-Kreislauf-Erkrankungen. Ihnen sind die Empfehlungen, wie sich Herz-Kreislauf-Erkrankungen verhindern lassen, sicher alle bekannt: abspecken, mehr bewegen, gesünder essen und dem Stress aus dem Weg gehen. Das sind alles gute Ratschläge, an die wir uns alle halten sollten – auch wenn der innere Schweinehund und die schlechten Gewohnheiten uns leider allzu häufig einen dicken Strich durch die guten Vorsätze machen.

Doch es wäre zu einfach, alles nur auf unseren modernen bewegungsarmen und kalorienreichen Lebensstil zu schieben – obwohl er unbestritten einen großen Anteil an dieser Entwicklung hat. Ein neuer, vielversprechender Ansatzpunkt gegen das »metabolische Quartett« ist unser Mikrobiom. Die

Darmflora ist – im positiven wie im negativen Sinne – besonders eng mit der Nahrungsverwertung verknüpft. Eine Dysbiose stellt deshalb eine wichtige (Teil-)Ursache für metabolische Erkrankungen dar. Aus diesen Erkenntnissen lassen sich gute und praktikable Ansatzpunkte für die Prävention von Herz-Kreislauf-Krankheiten, Zuckerkrankheit, Gewichtsproblemen oder erhöhten Cholesterinwerten ableiten. Und dieses Wissen ist auch für alle, die familiär vorbelastet sind, die entsprechende Risikofaktoren haben oder bei denen bereits eine Erkrankung vorliegt, enorm wichtig.

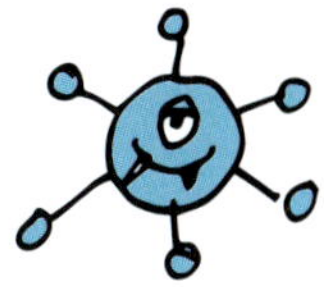

DIE DARMFLORA – ENTSCHEIDEND FÜR FETTDEPOTS

Mitte der 2000er-Jahre kam erstmals der Verdacht auf, dass es – neben weniger essen und mehr bewegen – noch weitere Einflussfaktoren geben muss, die an unserer Gewichtsschraube drehen. Amerikanische Forscher stellten fest, dass keimfreie Mäuse magerer waren und weniger Körperfett aufwiesen als Mäuse, die eine herkömmliche Darmflora besaßen. Wurden die keimfreien Nager nun mit normalen Darmbakterien besiedelt, nahmen sie innerhalb von zwei Wochen deutlich an Gewicht zu, der Körperfettwert stieg ebenso wie der Blutzuckerspiegel. Das Erstaunliche: Die Mäuse fraßen nicht mehr – tatsächlich fraßen sie sogar weniger. Kommt Ihnen das eventuell auch bekannt vor? Nicht nur bei Mäusen, auch bei unseren Mitmenschen gibt es solche, die bessere Futterverwerter sind. Denen es schwerfällt, ihr Gewicht zu halten, obwohl sie immer wieder behaupten, sie würden doch gar nicht mehr essen als andere. Dass das keine faule Ausrede für mangelnde Selbstbeherrschung sein muss, sondern dass Übergewicht tatsächlich in einer veränderten Darmflora begründet sein kann, belegt die aktuelle Mikrobiomforschung.

Ein Forscherteam um den Biologen Jeffrey Gordon wies in den Laboren der Washington University in St. Louis nach, dass es tatsächlich deutliche Unterschiede in der Zusammensetzung der Darmflora zwischen guten und

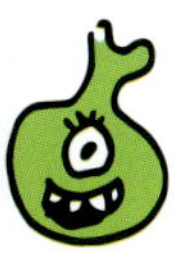

schlechten »Futterverwertern« gibt. Vergleiche der Darmflora von fettleibigen Mäusen und ihren mageren Geschwistern sowie von adipösen und schlanken menschlichen Probanden belegen, dass bei Adipositas das Verhältnis der beiden dominierenden Bakterienstämme *Bacteroidetes* und *Firmicutes* in Schieflage gerät. Der Mikrobenmix ist dafür verantwortlich, wie gut oder schlecht wir unser Essen ausnutzen und wie viele Kalorien und Nährstoffe aus der Nahrung gezogen werden. Überschüssige Energie wird an die Leber abgegeben und schließlich in Fett umgewandelt und an Bauch, Po und Hüften abgelagert.

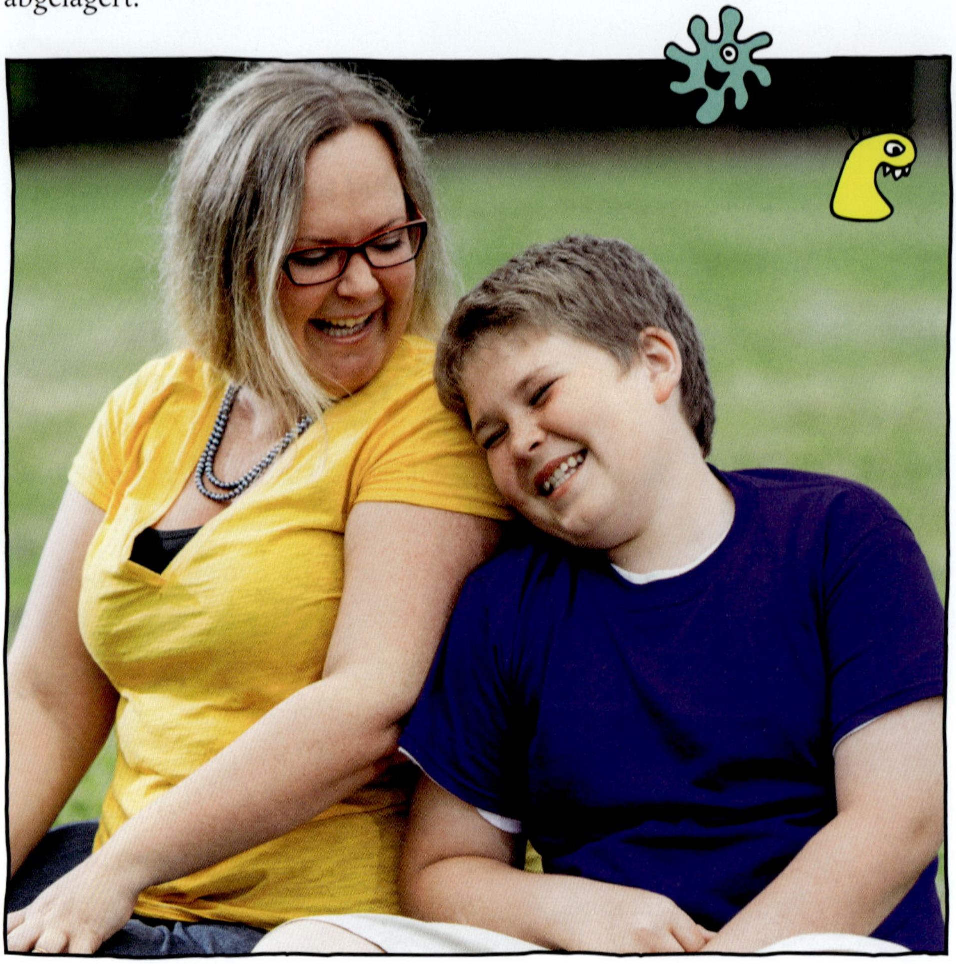

Ein falscher Lebens- und Ernährungsstil, aber auch der Mikrobenmix der Darmflora können Ursache für Übergewicht sein.

Die Darmflora gilt mittlerweile als wichtige Schaltstelle für Energiegewinnung, Stoffwechsel und Bildung von Fettdepots. Vor allem die Gruppe der *Firmicutes* kann selbst aus eigentlich unverdaulichen Nahrungsbestandteilen noch beträchtliche Mengen an Energie rausholen. Steigt die Zahl der Firmicuten an, dann werden mehr Kohlenhydrate von der Darmschleimhaut resorbiert und zunächst in den Körper und dann auf die Hüften geschleust. Nimmt die Zahl dieser »Moppelbakterien« nur um 20 Prozent zu, dann werden Tag für Tag 10 Prozent mehr Kalorien in den Körper geschleust. Das hört sich zunächst nicht viel an, summiert sich aber im Laufe eines Jahres auf rund acht zusätzliche Kilos! Gleichzeitig geht mit steigenden Pfunden die bakterielle Vielfalt im Verdauungstrakt verloren. Inzwischen weiß man, dass das Mikrobiom bei Übergewichtigen viele Enzyme produzieren kann, die die für den Menschen unverdaulichen Polysaccharide abbauen und uns auf diese Weise »helfen«, aus wenig Nahrung viel Energie zu gewinnen. In Zeiten von Hungersnöten und Missernten ist das ein klarer Überlebensvorteil – heute aber eher unerwünscht. Wie sich die Zahl der moppelig machenden Firmicuten senken und die der »Schlankkeime« Bacteroidetes erhöhen lässt, lesen Sie ab Seite 215.

ÜBERGEWICHT LÄSST SICH »VERPFLANZEN«

Doch es existieren noch weitere Merkmale, in denen sich ein »dickes« von einem »schlanken« Mikrobiom unterscheidet. Menschen mit Gewichtsproblemen besitzen meistens eine zu geringe Vielfalt der Darmflora, das heißt, die Zusammensetzung der Bakteriengemeinschaft ist eintönig und es fehlen zahlreiche gesundheitsförderliche Bakterien oder diese sind unterrepräsentiert. Bei vielen Übergewichtigen findet man deshalb nur wenige *Bifidobakterien* im Darm und auch die die Schleimhaut regenerierenden *Akkermansia muciniphila* fehlen. Aktuelle Studien konnten Verbindungen herstellen zwischen einer hohen Zahl an *Akkermansia*-Bakterien und einem geringen Körpergewicht, einem niedrigeren Körperfettanteil sowie einem geringeren Risiko für Zuckerkrankheit und für das metabolische Syndrom. Eine solche

Untersuchung verglich bei übergewichtigen Studienteilnehmern die Gabe lebender *Akkermansia muciniphila* mit der Einnahme abgetöteter *Akkermansia*-Keime. Insgesamt nahmen 40 adipöse Probanden teil, die gleichzeitig auch noch unter Bluthochdruck, Zuckerkrankheit oder erhöhten Blutfettwerten litten. Nach drei Monaten zeigte sich bei den Patienten, die die abgetöteten *Akkermansia-muciniphila*-Bakterien erhalten hatten, eine deutliche Verbesserung der Werte: Sie hatten durchschnittlich 2,3 Kilo Gewicht verloren, der Gesamtcholesterinwert war um knapp 9 Prozent gesunken und der Spiegel des blutzuckersenkenden Hormons Insulin lag um etwa ein Drittel niedriger. Leider gibt es derzeit noch kein Nahrungsergänzungsmittel, mit dem man diesen Keim direkt zuführen kann. Bisher werden *Akkermansia*-Bakterien nur unter bestimmten Laborbedingungen in Studien eingesetzt. Doch indirekt lässt sich die Zahl dieses wichtigen Bakteriums über unseren Lebensstil, vor allem die Ernährung, beeinflussen. Der belgische Wissenschaftler Patrice Cani konnte zeigen, dass fettreiches Essen die Zahl dieses Schutzkeims um den Faktor 100 vermindert. Wie Sie Ihre *Akkermansia*-Freunde gezielt fördern können, finden Sie auf Seite 215.

Nun stellt sich die Frage nach der Henne und dem Ei. Haben Übergewichtige eine andere Darmflora, weil sie sich anders ernähren, häufiger zu Fast Food und Süßigkeiten greifen? Oder tragen die Mikroorganismen im Darm tatsächlich die Schuld, wenn man die Pfunde nicht mehr loswird? Antworten darauf gab die Übertragung von Kotpellets übergewichtiger Mäuse auf ihre schlanken Artgenossen. Innerhalb kürzester Zeit legten diese – bei gleichem Futter – deutlich an Gewicht zu. Um genetische Faktoren auszuschließen, suchte man nun menschliche Zwillingspaare, von denen einer schlank war und der andere zu Übergewicht neigte, und transferierte deren Darmkeime auf zwei Gruppen schlanker Mäuse. Wie erwartet wurden die Tiere mit dem »dicken« Mikrobiom rasch adipös, die anderen futterten die gleiche Menge Körner und blieben dennoch rank und schlank.

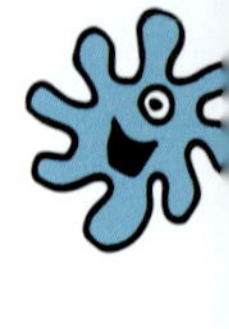

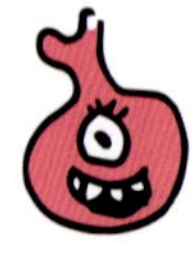

WENN DIE GRAUEN ZELLEN UNS ZUM ESSEN ZWINGEN

Doch Appetit entsteht nicht nur im Bauch, sondern auch im Kopf. Das weiß jeder, der nach einem reichlichen Essen eigentlich pappsatt war, aber dennoch dem leckeren Nachtisch nicht widerstehen konnte. Unser Mikrobiom kann auch über die Darmflora-Gehirn-Achse Einfluss auf das Gewicht nehmen. Stoffwechselprodukte der Darmflora wirken regulierend auf das Hunger- und Sättigungszentrum im Nervensystem ein. Die kurzkettigen Fettsäuren Butyrat und Propionat sind wichtige Appetitzügler, denn sie stimulieren die Bildung des Sättigungshormons Leptin und »löschen« auch Entzündungsreaktionen. Chronische Entzündungen sind bekanntermaßen ebenfalls an der Entstehung von Übergewicht und Stoffwechselstörungen beteiligt. Eine britische Studie konnte zeigen, dass Propionat und Butyrat die Kalorienaufnahme reduzieren und langfristig zu einer Gewichtsreduktion führen können. Um von diesen tollen Helfern im Darm zu profitieren, müssen wir unseren Darmbakterien genügend Futter für die Fettsäureproduktion geben. Vor allem pflanzliche, präbiotische Ballaststoffe regen die Bildung von sättigenden Botenstoffen und Fettsäuren an. Die ideale Ballaststoffmenge liegt bei täglich etwa 30 Gramm. Allerdings erreichen die meisten von uns nur die Hälfte bis zwei Drittel dieser Maßzahl.

IST DIE DARMFLORA SCHULD AM JO-JO-EFFEKT?

Der berüchtigte Jo-Jo-Effekt, das Auf und Ab des Gewichts durch wiederholte Diäten, hat schon so manche Bemühungen um die Bikinifigur zunichtegemacht. Auch hier spielt die Darmflora eine wichtige Rolle, wie eine aktuelle Untersuchung des israelischen Weizmann Institute of Science in Rehovot nahelegt. Die Wissenschaftler verabreichten zu Übergewicht neigenden Mäusen erst fettreiche Kost, setzten sie anschließend eine Zeit lang auf eine kalorienreduzierte Diät und gaben ihnen dann wieder normales Futter. Kommt Ihnen das bekannt vor? Möglicherweise schon, denn das ist genau das Ernährungsverhalten, das auch viele Menschen mit Übergewicht an den Tag legen.

Auch bei den Mäusen zeigte sich sehr bald der typische Jo-Jo-Effekt und sie nahmen nach wiederholten Diäten rasch wieder zu. Veränderungen im Stoffwechsel, die man jahrelang für die eigentlichen Schuldigen dieser »Gewichtsachterbahn« gehalten hatte, konnten nach umfangreichen Tests als Ursache ausgeschlossen werden. Obwohl die ehemals fettleibigen Nager nach dem Diätprogramm äußerlich schlank waren, ließen sich bei einer Untersuchung des Mäusekots noch immer Störungen in der Bakterienzusammensetzung des Darms feststellen. Sobald die Mäuse wieder ihre normalen Körner fraßen, zogen diese »Moppelbakterien« erneut extrem viele Kalorien aus dem Futter und packten es den Tieren auf die Figur. Die Wissenschaftler stellten fest, dass es mindestens fünf bis sechs Monate mit gesunder und ausgewogener Ernährung bedarf, bis auch die Darmflora auf schlank programmiert ist.

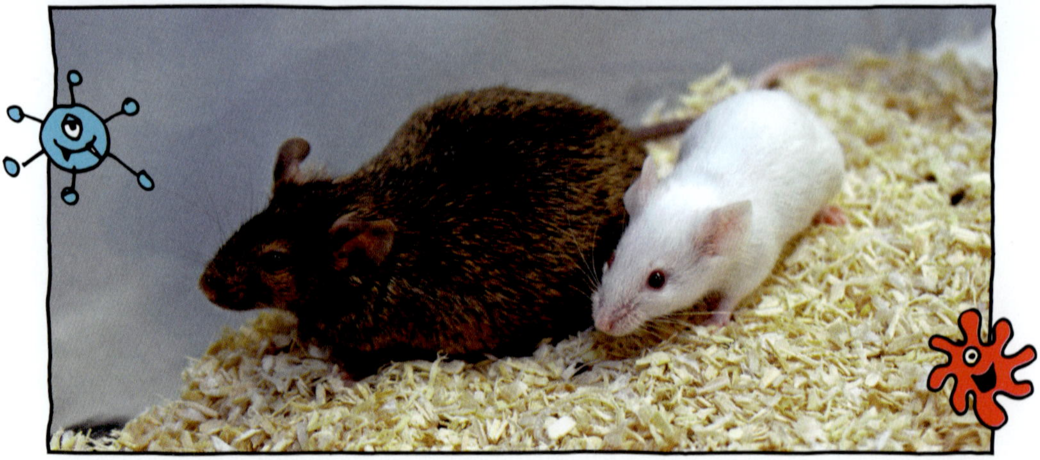

Tests haben gezeigt, dass auch bei Mäusen der bekannte Jo-Jo-Effekt nach Fastenkuren auftritt und dass auch hier das Mikrobiom verantwortlich ist.

Und das »Gewichts-Auf-und-Ab« lässt sich sogar mithilfe der Darmbakterien von Maus zu Maus übertragen. Erhielten schlanke Nager mittels Kotpellets die Darmflora der ehemals dicken Diätmäuse, so stellte sich auch bei ihnen der gefürchtete Jo-Jo-Effekt ein – obwohl sie selbst bis dahin keine Fastenkur durchlebt hatten.

HABEN ANTIBIOTIKA DIE ÜBERGEWICHTSLAWINE LOSGETRETEN?

Inzwischen diskutieren Experten, ob nicht auch der zu häufige Gebrauch von Antibiotika in den westlichen Ländern ein Grund für die enorme Zunahme von Gewichtsproblemen sein könnte. Antibiotika sind im Prinzip ein Segen der Medizin. Seit 1942 der erste Patient Penizillin erhielt, konnten diese Medikamente Millionen Leben retten und gefährliche Seuchen ausrotten. Doch sie sorgen auch für Chaos und Aufruhr im Gedärm, denn diese Medikamente kommen längst nicht mehr nur bei lebensbedrohlichen Erkrankungen zum Einsatz, sondern auch bei banalen Krankheiten wie einfachen Erkältungen. In Deutschland werden jährlich etwa 40 Millionen Antibiotikapackungen verordnet. Das hört sich viel an, doch im EU-Vergleich liegt Deutschland damit im unteren Drittel. Schätzungen zufolge ist jede dritte Antibiotikagabe überflüssig. Zu Recht diskutieren wir derzeit die Gefahr einer Resistenzentwicklung gegen diese Arzneimittel.

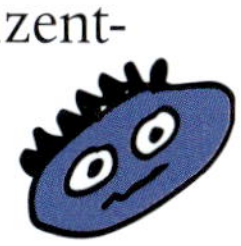

Viel weniger Beachtung in der Öffentlichkeit finden aber andere Aspekte des übermäßigen Antibiotikaeinsatzes: Die Medikamente greifen bekanntlich stark und nachhaltig in das Bakteriengleichgewicht des Darms ein. Sie unterscheiden in der Regel nicht zwischen Freund und Feind und töten deshalb Krankheitserreger ebenso wie Gesundmacherkeime. Und das bleibt nicht ohne Folgen für unser Wohlbefinden.

In europäischen Ställen wurden jahrzehntelang Antibiotika sogar zur Tiermast eingesetzt, denn die dadurch verursachten Störungen der Darmflora führen zu einer besseren Nahrungsverwertung und zu einer schnelleren und stärkeren Gewichtszunahme bei gleichem Futter. Hühner, Puten und Schweine werden durch Antibiotika schneller schlachtreif, und das spart den Mastbetrieben Geld. Doch inzwischen belegen Dutzende Studien, dass Antibiotika nicht nur Tiere mästen, sondern auch uns Menschen moppelig machen. Kinder, die im Säuglings- und Kleinkindalter mehrmals Antibiotika erhielten, waren bei der

Einschulung deutlich häufiger übergewichtig. Frühkindliche Antibiotikagaben stehen zudem in einer engen Verbindung mit der Entwicklung eines metabolischen Syndroms im späteren Erwachsenenalter. Und auch bei Erwachsenen zeigen Antibiotikagaben Wirkung. Je breitere Lücken ein Medikament in die schützenden Bakterienkulturen schlägt, desto krasser sind die Auswirkungen auf das Gewicht und andere Parameter des metabolischen Syndroms. In einer Studie wurden 48 Patienten, die sich aufgrund einer Infektion der Herzinnenhaut (Endokarditis) einer mehrwöchigen Antibiotikatherapie unterziehen mussten, mit 48 Personen verglichen, bei denen sich der Verdacht auf diese Erkrankung nicht bestätigte und die deshalb antibiotikafrei blieben. Nach einem Jahr war der Body-Mass-Index (BMI) in der antibiotikafreien Gruppe bei lediglich einer Person um mehr als 10 Prozent angestiegen. In der behandelten Gruppe ärgerten sich jedoch 17 Personen, also jeder Dritte, über mehr Pfunde auf den Hüften. Noch deutlicher wurden die Unterschiede, wenn man sich die einzelnen Antibiotika anschaute. Wirkstoffe wie Vancomycin und Gentamicin schädigen das Mikrobiom viel stärker als zum Beispiel Amoxicillin. Erhielten die Probanden die stärker wirksamen Medikamente, dann ließ sich eine deutliche Gewichtszunahme sogar bei mehr als 60 Prozent nachweisen, bei weniger breit wirksamen Arzneimitteln betraf das nur etwa 20 Prozent. Das ist nur eine Studie von vielen Hundert, die inzwischen belegen, dass Antibiotika die Gewichtsschraube nach oben drehen können.

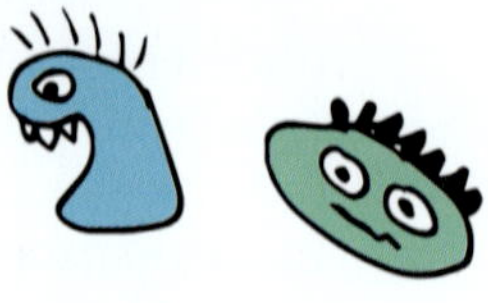

GIB DEM METABOLISCHEN SYNDROM KEINE CHANCE

Was kann man tun, wenn im Darm die dick machenden Bakterien den Ton angeben? Man muss die Darmflora in eine gesündere Richtung lenken. Das funktioniert tatsächlich mit der richtigen Ernährung (dazu mehr ab Seite 188). In Studien hat man auch gezielt Nahrungsergänzungsmittel mit probiotischen Bakterien verabreicht – die Effekte auf Körpergewicht und Stoffwechsel waren teilweise erstaunlich. Doch nicht mit jedem Bakterium lässt sich eine Gewichtsreduktion erzielen, denn diese Effekte sind stammspezifisch.

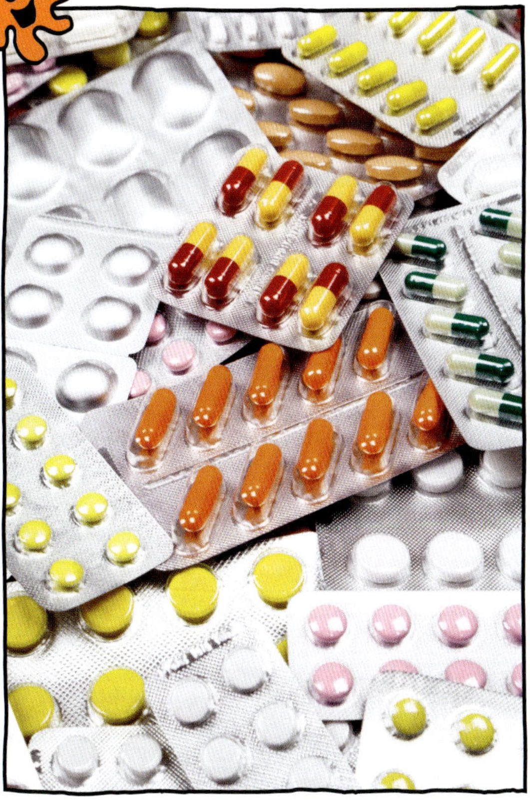

Der massenhafte und leichtfertige Einsatz von Antibiotika hat gravierende negative Auswirkungen.

Das bedeutet: Nur einige Bakterienstämme aus der Gruppe der Laktobazillen und Bifidobakterien können dem metabolischen Syndrom die Stirn bieten, während die Einnahme anderer Bakterien sogar zu einer deutlichen Gewichtszunahme führen kann. Bei der Auswahl eines geeigneten Präparates muss man deshalb auf die Liste der Inhaltsstoffe schauen. Vor allem das Milchsäurebakterium *Lactobacillus acidophilus* führt dem Körper mehr Kalorien zu und sorgte sowohl in Tierversuchen als auch in Studien mit Menschen zu deutlichen Gewichtszunahmen. Nicht umsonst werden auch bestimmte Milchsäurestämme in der Tiermast eingesetzt.

MIKROBIOM-INFO

Diese Bakterienstämme sind geeignet, eine Gewichtsreduktion zu unterstützen:

Lactobacillus gasseri, Lactobacillus fermentum, Lactobacillus plantarum, Lactobacillus rhamnosus, Lactobacillus paracasei, Bifidobacterium animalis subsp. lactis, Bifidobacterium longum, Bifidobacterium adolescentis.

Diese Bakterien können eine Gewichtszunahme fördern:

Lactobacillus acidophilus, Lactobacillus reuteri, im Tierversuch ließen auch *Lactobacillus fermentum* und *Lactobacillus ingluviei* das Gewicht steigen.

CHOLESTERIN – FETT MIT ZWEIFELHAFTEM RUF

Cholesterin ist eine fettähnliche Substanz mit zweifelhaftem Ruf. Es verstopft die Arterien, begünstigt Herzinfarkt und Schlaganfall. Dabei wird oft vergessen, dass das Blutfett für uns Menschen zunächst lebenswichtig ist – zumindest wenn sich die Werte in einem gewissen Rahmen bewegen.

Alle Zellmembranen benötigen Cholesterin. Es ist maßgeblich an der Bildung verschiedener Hormone wie Östrogen, Testosteron, Cortisol und dem hormonähnlichen Vitamin D beteiligt. Zahlreiche Stoffwechselvorgänge des Gehirns geraten ins Stocken, wenn Cholesterin fehlt. Und dieses Fett ist ein wichtiger Bestandteil der Gallensäuren, die uns die Verdauung anderer, lebenswichtiger Fette erst ermöglichen. Außerdem ist nicht jedes Cholesterin schädlich, denn nicht umsonst unterscheidet man zwischen »schlechtem« und »gutem« Cholesterin. Als besonders schädlich – das heißt mit einem höheren Risiko für Ablagerungen in den Gefäßen verbunden – gelten vor allem Cholesterinmoleküle mit einem hohen Lipidgehalt. Das trifft vor allem auf VLDL- und LDL-Cholesterin zu. Als günstig werden hingegen hohe Werte von Cholesterinmolekülen mit geringem Fettanteil angesehen. Dazu zählt das HDL-Cholesterin, das uns vor Gefäßverkalkung schützen kann.

Um zu funktionieren, benötigt unser Körper täglich etwa ein halbes bis ein Gramm Cholesterin. Doch dabei ist er nicht unbedingt auf die Zufuhr von außen angewiesen, denn drei Viertel des Cholesterins produzieren die Zellen, vor allem die der Leber, selbst. Nur ein Viertel nehmen wir mit unserer Ernährung zu uns. Allein über das, was wir auf dem Teller haben, können wir demnach nur bedingt Einfluss auf die Höhe des Cholesterinspiegels nehmen. Denn ob die Blutfettwerte in schwindelerregende Höhen steigen oder ob sich die Werte im unteren Bereich bewegen, hängt von unseren Genen, der Cholesterinbildung in der Leber und zu einem beträchtlichen Teil auch von unserer Darmflora ab.

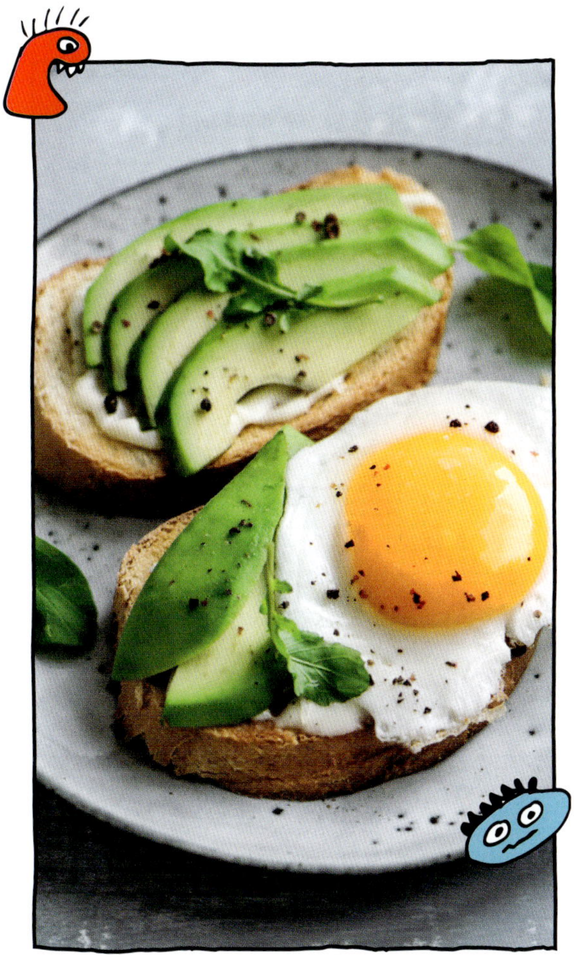

Böses Fett, gutes Fett – Cholesterin ist wichtig, aber zu viel kann gefährlich sein. Darmbakterien unterstützen die Regulation.

PROBIOTISCHE BAKTERIEN PUTZEN CHOLESTERIN WEG

Unsere Darmbakterien sind in der Lage, unsere Blutfettwerte niedrig und die Gefäße elastisch zu halten. In mehreren Studien ließen sich Gesamtcholesterin und LDL-Cholesterin, teilweise auch andere Fettwerte wie Triglyzeride, allein durch die Gabe bestimmter probiotischer Bifido- und Milchsäurebakterien senken, während der schützende HDL-Cholesterinspiegel unter der Therapie häufig anstieg. In der Placebogruppe, deren Probanden nur ein wirkungsloses Scheinmedikament erhielten, blieben diese positiven Effekte aus. Spanische Wissenschaftler verabreichten 60 Erwachsenen mit unterschiedlich hohen Cholesterinspiegeln entweder Probiotika oder ein wirkungsloses Placebo. Nach zwölf Wochen waren die Cholesterinspiegel und der Anteil des besonders schädlichen oxidierten Cholesterins bei den Studienteilnehmern, die täglich mit dem Milchsäurebakterium *Lactobacillus plantarum* versorgt wurden, deutlich gesunken. Und anders als die meisten Medikamente gegen hohe Blutfettwerte »dachten« die Bakterien offensichtlich mit: Je höher der Cholesterinspiegel zu Beginn der Studie war, desto stärker waren die Effekte auf die Blutfettwerte. Das bedeutet: Je nötiger jemand die Cholesterinsenkung aufgrund seiner Werte hat, desto mehr kann er von den probiotischen Keimen erwarten.

PROBIOTISCHE BAKTERIEN BEEINFLUSSEN ÜBER VERSCHIEDENE MECHANISMEN DEN CHOLESTERINSPIEGEL: SIE KÖNNEN ...

* die Rückresorption von Gallensäure und Cholesterin aus dem Darm senken,
* die Cholesterinbildung in der Leber verringern,
* Nahrungscholesterin binden.

Mit der Gallensäure geben wir täglich Cholesterin in den Darm ab. Normalerweise wird die Gallensäure weiter unten im Darm wieder resorbiert und damit gelangt auch das Cholesterin wieder zurück in den Körper. Bestimmte probiotische Bakterien können diesen Kreislauf unterbrechen. Sie verändern die Gallensäure so, dass sie nicht wieder komplett in den Körper aufgenommen werden kann. Um Gallensäure zu bilden, muss der Körper nun auf das Cholesterin im Blut zurückgreifen, wodurch der Cholesterinspiegel sinkt.

Eine gesunde Darmflora, die durch probiotische Bakterien unterstützt wird, greift zudem regulierend in den Cholesterinstoffwechsel der Leber ein. Bestimmte Bifido- und Milchsäurebakterienstämme reduzieren in den Leberzellen die Aktivität cholesterinbildender Enzyme. Und noch eine gute Nachricht: Probiotische Präparate lassen sich sehr gut mit cholesterinsenkenden Medikamenten wie Statinen kombinieren und verstärken deren Effekte sogar noch.

MIKROBIOM-INFO

Mit diesen probiotischen Bakterien ließen sich in Studien günstige Effekte auf die Blutfettwerte erzielen: *Bifidobacterium lactis, Bifidobacterium breve, Bifidobacterium longum, Lactobacillus plantarum, Lactobacillus rhamnosus, Lactococcus lactis, Lactobacillus reuteri.*

DIABETES DURCH DARMBAKTERIEN

Zu viel Zucker im Blut beschleunigt Alterungsvorgänge und ein erhöhter Blutzuckerspiegel ist auch im »metabolischen Quartett« der Schwarze Peter. Gerade weil Darmbakterien eng verbunden sind mit der Verwertung und der Resorption der Nahrung, nehmen sie auch einen sehr starken Einfluss auf den Kohlenhydrat- und Zuckerstoffwechsel. Fast alle bisherigen Studien konnten zeigen, dass sich das Mikrobiom von Diabetespatienten ganz deutlich von dem gesunder Menschen unterscheidet. Übergewicht und Zuckerkrankheit gehen oft Hand in Hand, da ist es nur logisch, dass man bei beiden Krankheitsbildern ähnliche Veränderungen im Darm findet. Vergleicht man die Darmkeime von Gesunden und Diabetikern, dann fällt auf, dass Letztere nur halb so viele *Bacteroidetes,* also »Rank-und-schlank-Keime«, im Darm hatten. Dafür lag die Zahl der »Moppelbakterien«, der *Firmicutes,* deutlich höher. Auch Bifidobakterien, Milchsäurebakterien (Laktobazillen) und *Faecalibacterium prausnitzii* sind bei Diabetikern wie auch bei Übergewichtigen Mangelware. Außerdem bildet das Mikrobiom Zuckerkranker weniger der wichtigen kurzkettigen Fettsäuren.

Bei Patienten mit Diabetes lässt sich regelmäßig ein Mangel an Butyrat bildenden Bakterien feststellen. Dadurch verschlechtern sich die Zuckerverwertung und die Stoffwechsellage. Der Butyratmangel macht aber auch die Darmbarriere durchlässiger, wodurch Entzündungen und Beeinträchtigungen des Leberstoffwechsels begünstigt werden.

In Studien übertrug man deshalb das Mikrobiom schlanker, gesunder Personen auf Menschen mit schwerem, therapieresistentem Diabetes. Dieses Verfahren nennt sich Stuhltransplantation oder auch »Mikrobiom-Transfer«. Nicht ganz appetitlich, aber wirkungsvoll. Mit dem neuen Mikrobiom im Bauch besserte sich die Stoffwechsellage der Diabetiker prompt und der Körper konnte Zucker plötzlich wieder besser verwerten.

Doch man muss sich nicht unbedingt Fremdstuhl einpflanzen lassen, um die Stoffwechsellage bei Zuckerkrankheit zu verbessern. Auch mithilfe probiotischer Bakterien ließ sich einiges erreichen. Erhielten übergewichtige, zuckerkranke Mäuse probiotische Bakterien, dann hatte das Einfluss auf deren Zuckerstoffwechsel. Bifidobakterien, vor allem *Bifidobacterium animalis*, aber auch bestimmte Milchsäurebakterien, zum Beispiel *Lactococcus lactis*, ließen den Zuckerspiegel sinken, verbesserten das Ansprechen auf das blutzuckersenkende Hormon Insulin und reduzierten Entzündungen. Auch die gezielte Gabe fehlender kurzkettiger Fettsäuren hatte positive Effekte auf die diabetische Stoffwechsellage.

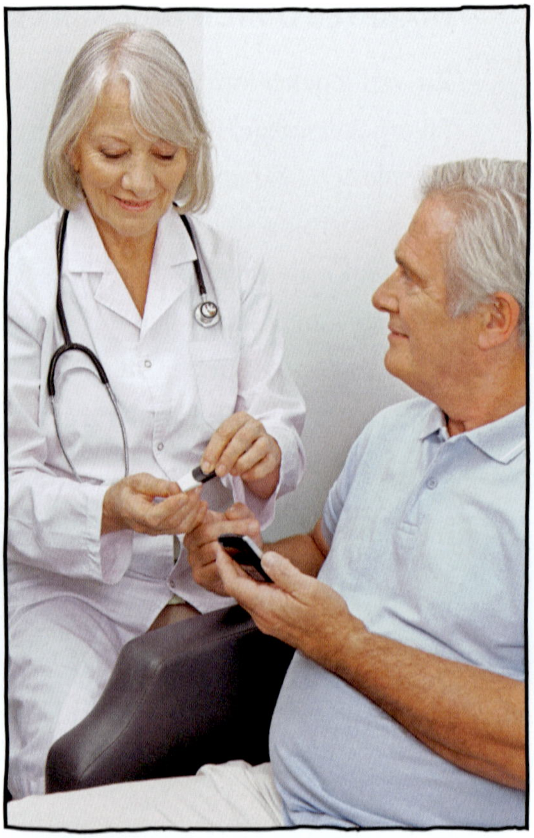

Die richtigen Darmbakterien sorgen für eine Verbesserung der diabetischen Stoffwechsellage.

Beim Menschen konnten bereits nach vier Wochen Einnahme probiotischer Bakterien günstigere Werte für den Nüchternblutzucker und den Langzeitwert (HbA1c) gemessen werden. Die Insulinempfindlichkeit der Zellen, die Verwertung des Zuckers in den Zellen, der Insulinspiegel und Entzündungswerte reagierten ebenfalls positiv auf die Mikrobentherapie. Die Anwendungsdauer lag zwischen vier Wochen und mehr als zwei Jahren (als Daueranwendung). Ergebnisse zeigten sich meistens bereits nach vier bis sechs Wochen. Doch auf Probiotika allein sollte sich kein Diabetiker verlassen. Erst eine darmfreundliche Ernährung mit einem hohen Anteil präbiotischer Ballaststoffe ermöglicht es den richtigen Bakterien, dauerhaft im Darm heimisch zu werden.

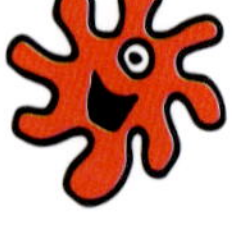

MIKROBIOM-INFO

Mit diesen probiotischen Bakterien ließen sich in Studien günstige Effekte bei Diabetespatienten erzielen:

Lactobacillus rhamnosus, Lactobacillus plantarum, Lactobacillus casei, Lactobacillus acidophilus, Lactococcus lactis, Bifidobacterium lactis, Bifidobacterium bifidum, Bifidobacterium animalis, Bifidobacterium infantis, Bifidobacterium breve, Bifidobacterium adolescentis.

SÜSSSTOFFE – SCHLECHTER ALS IHR RUF

Wer einen erhöhten Blutzuckerspiegel hat oder abnehmen will, greift gern zu Süßstoffen. Die Versprechungen sind auch zu verlockend: Süße Limos trinken, ohne dem Körper eine einzige Kalorie zuzuführen, oder ohne schlechtes Gewissen einen süßen Ersatz für die Zuckerstückchen im Kaffee verwenden. Doch Vorsicht: Ihren Darmbakterien und Ihrer Figur zuliebe sollten Sie einen großen Bogen um Aspartam, Sucralose, Xylit und Co. machen. Das renommierte US-amerikanische National Institutes of Health in Washington sieht Belege dafür, dass Süßstoffe das metabolische Syndrom, vor allem Diabetes und Übergewicht, begünstigen.

Viele Süßstoffe werden nicht im Darm resorbiert – deshalb tragen sie auch nichts zur Kalorienbilanz bei. Das hört sich in den Ohren aller, die abnehmen wollen, recht gut an. Doch im Verdauungstrakt bewirken sie grundlegende Veränderungen: Die Zahl der Keime, die Kohlenhydrate abbauen, steigt unter Süßstoff stark an. Dadurch passiert etwas, das Diabetiker und Figurbewusste gar nicht schätzen: Dem Körper werden plötzlich mehr (!) Zuckermoleküle aus der Nahrung zugeführt, obwohl der Süßstoff selbst gar nicht in den Körper gelangt. Erhielten übergewichtige Probanden oder gesunde, normalgewichtige Personen nur eine einzige Gabe eines sucralosehaltigen Getränks, reduzierte sich bei ihnen die Verwertbarkeit des Blutzuckers messbar.

Es mag paradox klingen, aber statt der gewünschten Blutzuckersenkung oder Gewichtsabnahme scheinen kalorien- und zuckerfreie Süßstoffe Übergewicht und Zuckerkrankheit zu fördern – bei Menschen und bei Tieren. Und das meistens schon mit ganz üblichen Verzehrmengen.

OHNE ZUCKER ZUCKERKRANK

Forscher wollten es genauer wissen: Zunächst erhielten Mäuse elf Wochen lang Trinkwasser, das entweder mit den Süßstoffen Saccharin (E 954), Sucralose (E 955) oder Aspartam (E 951) angereichert war. Eine vierte Gruppe erhielt »Zuckerwasser«, eine fünfte Wasser ohne Zusätze. Am Ende dieser Zeit hatten die zuvor gesunden Nager, die Wasser mit Süßstoff erhielten, eine Vorstufe der Zuckerkrankheit (gestörte Glukosetoleranz) entwickelt. Im Tierversuch hemmte vor allem Saccharin unter anderem das Wachstum verschiedener wichtiger Keime wie *Akkermansia muciniphila*, Milchsäure- und *Escherichia-coli*-Bakterien. Transplantierte man den Darminhalt der mit Saccharin behandelten Mäuse auf gesunde Artgenossen, verschlechterte sich deren Fähigkeit, Zucker zu verstoffwechseln, ebenfalls.

Da man von Mäusen nicht immer auf uns schließen kann, mussten nun auch Untersuchungen beim Menschen her. Forscher schauten sich Gewicht und Zuckerstoffwechsel von 381 Personen an, die nicht unter Diabetes litten und auch sonst gesund waren. Das erschreckende Ergebnis: Die Teilnehmer, die angaben, regelmäßig Süßstoffe zu verzehren, brachten mehr Gewicht auf die Waage und wiesen häufiger Marker auf, die auf eine beginnende Zuckerkrankheit hinweisen. Auch in der Zusammensetzung der Darmbakterien unterschieden sich die Süßstoffliebhaber deutlich von den Zuckerverwendern.

In einem weiteren Versuchsaufbau süßten Studienteilnehmer, die normalerweise keine künstlichen Süßstoffe verwendet haben, eine Woche lang Kaffee und Nachspeise mit Saccharin. Bei etwa jedem Zweiten verschlechterte sich dadurch der Zuckerstoffwechsel – auf Dauer würden diese Befunde zu einer Zuckerkrankheit führen. Nur bei diesen Personen war auch die Darmflora deutlich verändert. Übertrug man nun das Mikrobiom der Süßstoffempfindlichen auf Mäuse, entwickelten sie die gleichen Störungen.

Weitere Studien bringen verschiedene Süßstoffe mit einer Verarmung des Mikrobioms in Verbindung. Möglicherweise sind manche Menschen empfänglicher für Süßstoff-Nebenwirkungen als andere. Zudem scheinen Kinder, deren Mütter in der Schwangerschaft regelmäßig alternative Zuckerersatzstoffe zu sich nahmen, im späteren Leben ein höheres Risiko für Übergewicht zu haben. Experten führen das ebenfalls auf eine Veränderung der Darmflora zurück.

DEPRESSIONEN DURCH ZUCKERERSATZ

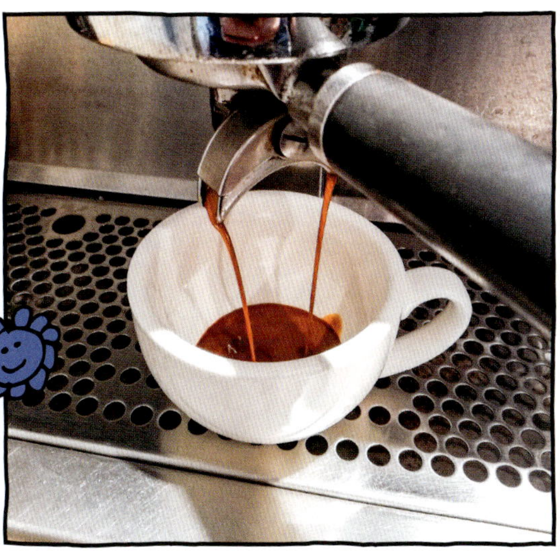

Schwarz und ungesüßt kann Kaffee für gute Laune sorgen und Depressionen vorbeugen.

Die veränderte Mikrobenzusammensetzung ist vielleicht auch der Grund, warum Süßstoffe Depressionen fördern. Der amerikanische Neurologe Dr. Honglei Chen hat mehr als eine Viertelmillion Menschen zehn Jahre lang beobachtet und festgestellt, dass Studienteilnehmer, die statt mit Zucker gesüßte Softdrinks, Light- oder Diätgetränke mit Süßstoff zu sich nahmen, häufiger Depressionen bekamen. Bei täglich vier Gläsern lag das Risiko um 30 Prozent höher. Wer hingegen seinen Kaffee ungesüßt trinkt, ist klar im Vorteil: Der tägliche Genuss ungesüßten Kaffees senkte die Depressionsgefahr und das Risiko für Zuckerkrankheit deutlich. Kaffee schwarz und bitter zu trinken, scheint demnach sogar glücklich zu machen.

BLUTHOCHDRUCK-BAKTERIEN

Eine Studie des Robert Koch-Instituts zeigt, dass aktuell jeder dritte Deutsche unter Bluthochdruck (Hypertonie) leidet. Bluthochdruck ist tückisch: Man spürt ihn nicht, man sieht ihn nicht und meistens fühlen sich Menschen mit hohem Druck sogar gesünder und leistungsfähiger als die mit ständig zu niedrigem Blutdruck. Doch auf Dauer schädigt die Hypertonie Herz und Gefäße. Würde man rechtzeitig den Blutdruck auf normale Werte senken, dann wäre wahrscheinlich die Hälfte der Herzinfarkte und Schlaganfälle vermeidbar.

Bluthochdruck entwickelt sich meistens aus einem komplexen Zusammenspiel von Erbanlagen, Lebensstil und Umwelteinflüssen. Natürlich gibt es aber – wie könnte es anders sein? – auch wieder eine Verbindung zum Mikrobiom. Offensichtlich besitzen bestimmte Darmmikroben die Fähigkeit, den Blutdruck ansteigen zu lassen, andere Keime und auch probiotische Bakterien senken ihn. Darmbakterien können nämlich mit verschiedenen Strategien gegen den Überdruck vorgehen. Die bereits mehrfach erwähnten kurzkettigen Fettsäuren beeinflussen Nervenverbindungen zu den Nieren und zum Gehirn und bewirken dadurch eine Blutdrucksenkung. Daneben sind Mikroorganismen sowohl an der Bildung gefäßverengender als auch gefäßerweiternder Botenstoffe beteiligt. Je nachdem, welche Gruppe das Sagen hat, geht der Druck hoch oder runter. Das Gleiche gilt für niederschwellige chronische Entzündungen, bei denen ebenfalls Ursache und Lösung im Darm liegen können – je nach individueller Komposition der Bakterien.

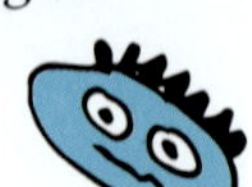

Personen, die unter Bluthochdruck leiden, haben häufig zu wenige Bifidobakterien und Keime der Gruppe *Bacteroides* im Darm. Gleichzeitig nehmen Firmicuten, also die »Moppelbakterien«, im Verdauungstrakt überhand. Das Verhältnis der beiden Keimstämme bei Bluthochdruck ist also ähnlich wie bei Übergewicht oder Diabetes. Es erstaunt daher nicht, dass diese Erkrankungen oft gemeinsam auftreten. Nicht selten findet man bei hohem Blutdruck auch zu viele Bakterien mit der Bezeichnung *Eubacterium rectale* im Darm. Eigentlich ist diese Mikrobe ein wichtiger Darmbewohner mit vielen positiven Fähigkeiten. Dummerweise bewirken aber Stoffwechselprodukte von *Eubacterium rectale* eine Gefäßverengung und lassen dadurch die Blutdruckwerte nach oben schießen.

NATRIUMCHLORID VERSALZT DEM MIKROBIOM DIE SUPPE

»Gib mir mal den Salzstreuer.« Ohne Salz schmeckt vieles fad. Doch wir nehmen Salz nicht nur durch Nachwürzen zu uns, sondern es versteckt sich in zahlreichen Lebensmitteln, vor allem in Fertiggerichten und Fast Food. Die meisten von uns nehmen zu viel davon auf. Jeder zweite Hochdruckkranke und jeder Vierte mit einem normalen Blutdruck gelten als »salzempfindlich«: Bei ihnen kommt es durch zu viel Salz im Essen zu einem Blutdruckanstieg. Andere können jede Mahlzeit völlig versalzen, der Druck bleibt dennoch im sicheren Bereich. Erst seit Kurzem weiß man, dass mal wieder das Mikrobiom entscheidet, ob man zur »salzsensitiven« oder »salzresistenten« Gruppe gehört.

Ein Forschungsteam des renommierten Massachusetts Institute of Technology (MIT) entdeckte zusammen mit Berliner Wissenschaftlern, dass zu viel Salz sowohl bei Mäusen als auch bei Menschen die Population nützlicher Darmbakterien dezimiert. Erhielten Mäuse eine sehr salzreiche Kost, dann ging die Zahl blutdrucksenkender Milchsäurebakterien deutlich zurück. Vor allem das Bakterium *Lactobacillus murinus* war fast nicht mehr nachweisbar. Parallel zum Verschwinden des Keims kletterten die Blutdruckwerte nach oben. Gleichzeitig stieg die Zahl der TH17-Lymphozyten an. Erinnern Sie sich? Die wurden beim Thema Propionat schon mal erwähnt. Das sind die wilden Brüder der regulatorischen T-Zellen und spielen nicht nur bei der Entstehung von Bluthochdruck, sondern auch bei Autoimmunerkrankungen eine Rolle. Milchsäurebakterien können die Zahl der TH17-Zellen senken und stabilisieren dadurch den Druck in einem sicheren Bereich.

Diese Beobachtungen hat man im Tierversuch ebenso gemacht wie bei menschlichen Studienteilnehmern. Deren Blutdruck stieg messbar an, wenn sie täglich mehr als 6 Gramm Kochsalz über die Ernährung aufnahmen. Auch im menschlichen Darm gingen dann verschiedene Lactobacillus-Stämme zugrunde und die Zahl der blutdrucksteigernden TH17-Zellen stieg an. Erhielten die Probanden jedoch vor Beginn der salzreichen Diät eine Woche lang ein handelsübliches Probiotikum, blieben die Spiegel schützender Laktobazillen auf einem gesunden Niveau und der Blutdruck normal. Somit scheint Kochsalz nicht nur über eine Veränderung des Blutvolumens und der Flüssigkeitsausscheidung über die Niere, sondern auch indirekt über einen Einfluss auf unser Mikrobiom den Blutdruck zu beeinflussen.

MILCHSÄUREBAKTERIEN FÜR ENTSPANNTE GEFÄSSE

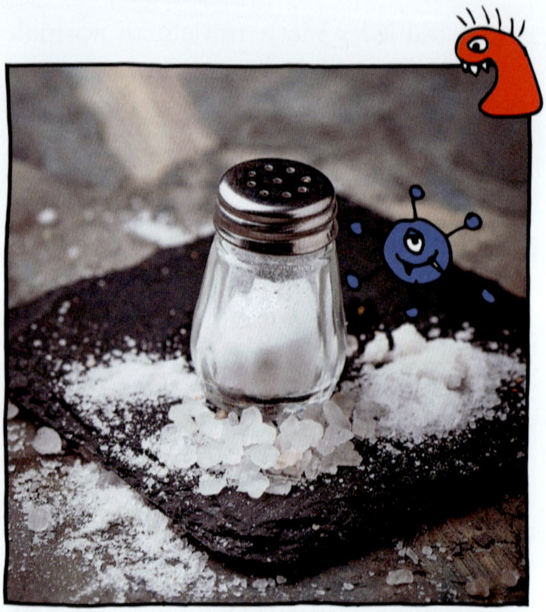

Bluthochdruck durch zu viel Salz ist weitverbreitet und gefährdet die Gesundheit – ein gesundes Mikrobiom kann blutdrucksenkend wirken.

Offensichtlich können ganz unterschiedliche Darmbakterien einen günstigen Einfluss auf Bluthochdruck haben. Vor allem Milchsäurebakterien und Bifidobakterien scheinen in der Lage zu sein, den Gefäßdruck niedrig zu halten. Sie produzieren unter anderem kurzkettige Fettsäuren, beruhigende Nervenbotenstoffe (GABA) oder Proteine, die die Gefäße erweitern und dadurch den Blutdruck senken (ACE-hemmende Proteine). In Studien ließen sich diese Effekte mit unterschiedlichen Mikroorganismen erzielen (siehe Kasten). Wenn Sie Ihren Blutdruck mithilfe von Probiotika senken möchten, sollten Sie am besten ein Produkt wählen, das mehrere dieser Mikroorganismen enthält.

Mithilfe von Probiotika war eine Blutdrucksenkung zwischen 6,0 mmHg (diastolischer Blutdruckwert) und 17 mmHg (systolischer Blutdruckwert) möglich. Um das zu erreichen, nahmen die Studienteilnehmer zwischen vier und 21 Wochen lang entweder probiotische Nahrungsergänzungsmittel ein oder verzehrten fermentierte, probiotische Nahrungsmittel (Käse, Joghurt), denen die entsprechenden Bakterien zugesetzt waren.

Eine wichtige Maßnahme, um den Blutdruck langfristig zu senken, ist natürlich auch der Lebensstil. Studien haben gezeigt, dass täglich eine halbe Stunde Sport den Druck um 5 mmHg senken kann, pro Kilo Gewichtsreduktion kann man mit einem um 1 mmHg niedrigeren Blutdruck rechnen. Wer auf Alkohol verzichtet, kann etwa 5 mmHg Drucksenkung erzielen. Doch diese Zahlen zeigen auch, dass man schon einige Lebensstilveränderungen vornehmen muss, um eine deutliche Senkung der Blutdruckwerte zu erreichen. Eine Blutdrucksenkung von bis zu 17 mmHg, die sich durch die Probiotika teilweise erzielen ließ, ist vor diesem Hintergrund also durchaus beachtlich.

MIKROBIOM-INFO

Mit diesen probiotischen Bakterien ließen sich in Studien günstige Effekte bei Bluthochdruck erzielen:

Lactobacillus helveticus, Lactobacillus casei, Lactobacillus bulgaricus, Lactobacillus rhamnosus, Lactobacillus plantarum, Lactococcus lactis, Streptococcus thermophilus sowie mit dem *Hefepilz Saccharomyces boulardii.*

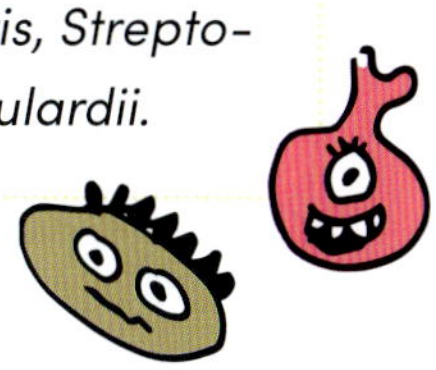

WIE BAKTERIEN GEFÄSSE VERSTOPFEN

Es ist inzwischen weitherum bekannt, dass zu viel rotes Fleisch und Wurst das Risiko für Herzerkrankungen und Arterienverkalkung erhöhen. Doch auch Experten wussten bis vor Kurzem noch nicht, dass und auf welche Art und Weise hier die Darmbakterien ihre Finger im Spiel haben. Denn es geht beim Thema Arteriosklerose schon lange nicht mehr nur um die gesättigten Fette. Denn viel interessanter beziehungsweise gefährlicher für die Gefäße ist das, was die Darmflora zum Beispiel aus der im Fleisch, aber auch in Eiern oder Nahrungsergänzungsmitteln für Sportler enthaltenen Aminosäureverbindung L-Carnitin macht. Die Verbindung zum Fleisch trägt L-Carnitin schon im Namen. Die Bezeichnung leitet sich vom Wort »*carne*« ab, das im Italienischen, Lateinischen und Spanischen »Fleisch« bedeutet.

Züchten wir die »falschen« Bakterien im Darm, dann produzieren diese aus Carnitin den Stoff Trimethylamin (TMA). In der Leber wird dieses Molekül dann in das ebenfalls bedenkliche Trimethylamin-N-Oxid (TMAO) umgewandelt. Und TMAO scheint Gift für unsere Gefäße zu sein. Am Spiegel dieses bakteriellen Stoffwechselprodukts lässt sich sogar das individuelle Risiko für Herz-Kreislauf-Erkrankungen ablesen. Patienten mit einer hohen Trimethylaminoxidkonzentration im Blut haben ein doppelt bis fünffach so hohes Risiko für Herzinfarkt und Schlaganfall.

Wie hoch die Werte steigen, hängt davon ab, was wir essen und was die Darmflora daraus machen kann. Labortiere ohne Mikrobiom bilden trotz reichlich Carnitin im Trinkwasser kein gefäßschädigendes TMAO. Bei Artgenossen mit einer Darmflora schießen die Werte bei gleicher Ernährung in die Höhe. Das ist bei uns Menschen nicht anders. In einer Studie erhielten Fleischesser und Vegetarier eine bestimmte Dosis der »Fleischaminosäure« L-Carnitin. Interessanterweise stieg anschließend der TMAO-Spiegel nur bei den Fleischessern an. Bei Vegetariern fehlten offensichtlich die Keime, die Carnitin in schädliches TMAO umwandeln konnten, da sich deren Darmflora an die fleischfreie Kost gewöhnt hatte und kaum Bakterien enthielt, die Carnitin verstoffwechseln können. Wenn Sie wissen möchten, ob Ihre Darmflora TMAO bildet, können Sie das entweder anhand einer Stuhlprobe oder einer Blutuntersuchung herausfinden.

L-CARNITIN-GEHALT UNTERSCHIEDLICHER NAHRUNGSMITTEL (ANGABEN PRO 100 GRAMM)

Lammfleisch	ca. 100–200 mg
Rindfleisch	50–150 mg
Kalbfleisch	ca. 70–100 mg
Getrocknete Steinpilze	ca. 40 mg
Hummer	ca. 30 mg
Schweinefleisch	ca. 25 mg
Putenkeule	ca. 15 mg
Seelachs	ca. 15 mg
Hühnchenbrust	ca. 8 mg
Milchprodukte	ca. 2–10 mg
Thunfisch	ca. 5 mg
Eier	ca. 1 mg

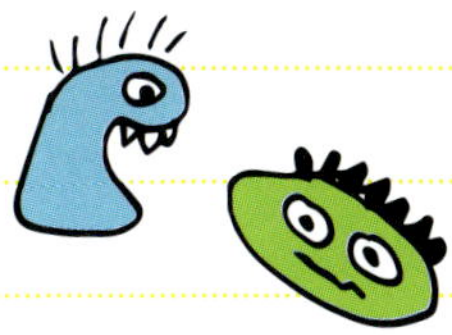

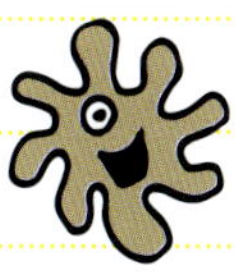

FLEISCHVERMEIDER STEHEN BESSER DA

TMAO-Bakterien benötigen tierisches Eiweiß für ihre Entwicklung. Vegetarier füttern diese speziellen Keime wahrscheinlich so schlecht, dass ihre Zahl abnimmt. Das erklärt auch, weshalb Vegetarier, Veganer und Pescetarier (die zwar kein Fleisch, aber Fisch essen) ein deutlich niedrigeres Risiko haben, einen Herzinfarkt zu erleiden. Laut einer Studie der Universität Oxford erleiden Pflanzenköstler 22 Prozent seltener einen Infarkt. Fischfreunde senken durch ihre Ernährung die Gefahr einer Herzerkrankung um 13 Prozent. Auch wenn Vegetarier oder Pescetarier gelegentlich mal Fleisch essen, dann hat das – wegen der fehlenden Umwandler im Darm – keine negativen Auswirkungen auf deren Gefäße.

Doch wer viel und regelmäßig tierische Lebensmittel isst, bei dem passt sich das Mikrobiom an. Bakterien, die sich auf die Verarbeitung von Fleisch spezialisiert haben, finden nun beste Lebensbedingungen – das Risiko, dass die TMAO-Produktion hochgefahren wird, steigt.

Vegetarier und Veganer sind aber nicht völlig vor den gefäßschädigenden Bakterien gefeit. Die meisten pflanzlichen Produkte weisen zwar nur einen sehr geringen Carnitingehalt auf. Relativ viel L-Carnitin findet man jedoch in getrockneten Steinpilzen. Vegetarier nehmen durch Milchprodukte und Eier ebenfalls höhere Mengen zu sich als Veganer. Es ist aber auch wichtig zu betonen, dass L-Carnitin ein wichtiger Bestandteil unserer Ernährung ist und wir gewisse Mengen regelmäßig zuführen müssen.

Doch wie unterscheidet sich das Mikrobiom von Personen, die viel TMAO produzieren, im Vergleich zu denen, deren TMAO-Bildung eher auf Sparflamme läuft? Nur Bakterien, die über bestimmte genetische Voraussetzungen für die Umwandlung von L-Carnitin verfügen, können den TMAO-Spiegel ansteigen lassen. Dazu zählen unter anderem die Keime *Escherichia coli, Klebsiella, Citrobacter* und *Proteus*.

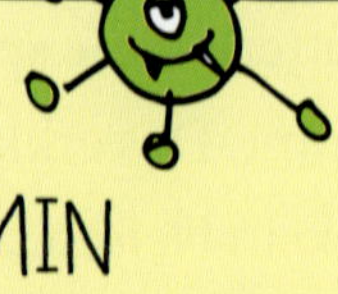

OB DIE DARMBAKTERIEN VIEL GEFÄSSSCHÄDIGENDES TRIMETHYLAMIN PRODUZIEREN, LÄSST SICH TESTEN. DAZU STEHEN ZWEI UNTERSUCHUNGEN ZUR VERFÜGUNG:

* Die TMAO-Konzentration kann im Blutserum oder im Urin bestimmt werden.
* TMA-bildende Enzyme der Darmflora lassen sich in einer Stuhlprobe nachweisen.

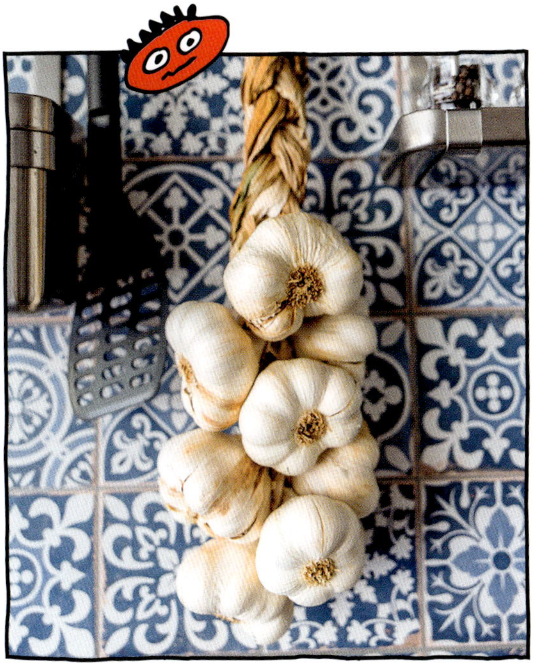

Wer nicht auf regelmäßigen Fleischkonsum verzichten möchte, kann mit dem Allicin aus Knoblauch Gefäßschäden durch den Fleischmetabolismus abmildern.

WIE LÄSST SICH DIE TMAO-PRODUKTION REGULIEREN?

In Studien sind Forscher auf verschiedene Substanzen gestoßen, die die Bildung schädlicher Metabolite durch die Darmflora reduzieren können. Einer davon ist der Knoblauchwirkstoff Allicin. In einer Studie stiegen die TMAO-Spiegel nach Carnitingabe um das 4- bis 22-Fache an. Erhielten die Versuchstiere aber gleichzeitig Allicin, dann ließen sich nur minimale Veränderungen feststellen; die Gefäße der Mäuse waren vor den schädlichen Einflüssen geschützt.

Aber auch ein anderer Wirkstoff mit der komplizierten Bezeichnung Dimethyl-Butanol (DMB) bremst den Gefäßschädling aus. Enthalten ist DMB unter anderem in kalt gepresstem Oliven- und Traubenkernöl, Rotwein und Balsamicoessig – die Bewohner mediterraner Länder machen beim Essen offensichtlich einiges richtig. Erhielten Labornager vier Monate lang täglich größere Mengen Carnitin, dann schoss, wie zu erwarten war, deren TMAO-Wert steil in die Höhe. Doch ein Teil der Mäuse bekam zusätzlich noch schützendes DMB ins Trinkwasser. Das erstaunliche Ergebnis: Trotz ungesunder Carnitinzufuhr stiegen die TMAO-Spiegel nur gering an und die Nager entwickelten seltener verkalkte Gefäße. Ähnliches ließ sich übrigens auch bei Untersuchungen an Menschen beobachten. Optimal ist es, wenn man parallel zu einer gesunden, mediterranen Ernährung die TMA-Bildner durch weniger Fleischkonsum »aushungert«. Bakterien, die TMA herstellen, zählen zum größten Teil zu den sogenannten Fäulniskeimen. Diese verwerten hauptsächlich tierisches Eiweiß und breiten sich aus, wenn zu wenig Ballaststoffe verzehrt werden und dadurch die gesunden Bakterien fehlen.

Sehr gute Effekte lassen sich möglicherweise auch mit Anthocyanen erzielen. Das sind Pflanzenstoffe, die vor allem in lilafarbenen und dunkelvioletten Obst- und Gemüsesorten zu finden sind. Besonders viel findet man in Brombeeren und Heidelbeeren, aber auch in Holunderbeeren, lila Gemüsesorten (Moormöhren) und Hibiscus. Die Anthocyane wirken über mehrere Mechanismen einer Arterienverkalkung entgegen. In Bezug auf das Mikrobiom sind es vor allem Veränderungen in den Gefäßen, die durch Stoffwechselprodukte entzündungsfördernder Bakterien wie *Escherichia coli* ausgelöst werden. Anthocyane können deren schädliche Einflüsse unterbinden.

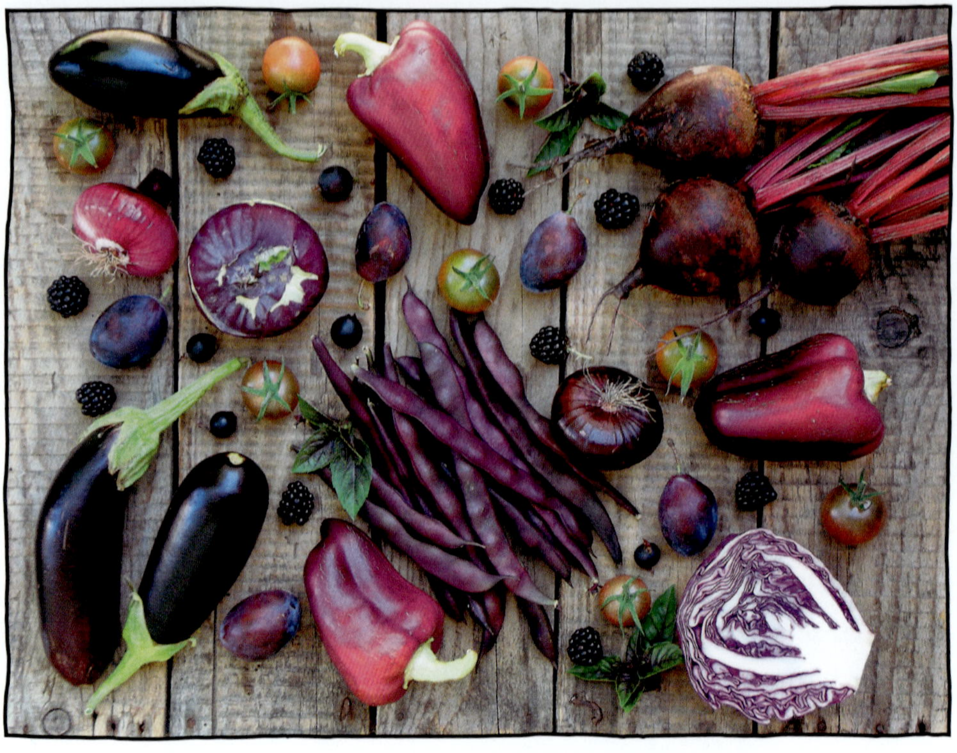

Anthocyane aus lilafarbenem Obst und Gemüse schützen unsere Gefäße besonders gut.

DAS WICHTIGSTE ZUSAMMENGEFASST

* Die Darmflora hat einen deutlich nachweisbaren Einfluss auf Gewicht, Blutfettwerte, Blutdruck und Blutzuckerspiegel und beeinflusst so auch das Risiko für Herz-Kreislauf-Erkrankungen.
* Eine gesunde und vor allem vielfältige Darmflora bietet einen gewissen Schutz vor dem sogenannten metabolischen Syndrom.
* Eine wichtige Grundvoraussetzung für ein schützendes Mikrobiom ist eine Ernährung, die ausreichend Bakterienfutter, also präbiotische Ballaststoffe, enthält.
* Bestimmte probiotische Bakterien scheinen sich günstig auf Cholesterin- und Blutzuckerspiegel, Gewicht und Blutdruck auszuwirken. Welche hier geeignet sind, finden Sie in diesem Kapitel sowie in der Tabelle ab Seite 208.
* Süßstoffe sollten Sie auf jeden Fall vermeiden, denn diese begünstigen Gewichtszunahme und Zuckerkrankheit.
* Antibiotika scheinen ebenfalls über ihren Einfluss auf die Darmflora das Risiko für Übergewicht und Diabetes zu erhöhen.
* Bestimmte Bakterien, vor allem solche aus der Gruppe der »Fäulnisbakterien«, sind in der Lage, TMA zu bilden, das wiederum Gefäßverkalkung fördert. Mithilfe eines Tests lässt sich überprüfen, ob der TMA-Spiegel zu hoch ist. Ist das bei Ihnen der Fall, sollten Sie weniger Fleisch und Eier verzehren und keine L-Carnitin-haltigen Nahrungsergänzungsmittel zu sich nehmen.
* Bringen Sie regelmäßig Gerichte mit Knoblauch, Olivenöl, Traubenkernöl und Balsamicoessig auf den Tisch und gönnen Sie sich ab und zu ein Gläschen Rotwein. In Studien ließ sich dadurch die bakterielle TMA-Bildung verringern.
* Cholesterinsenkende Medikamente (Statine) können ihre volle Wirkung nur zusammen mit einer intakten Darmflora erzielen. Antibiotika setzen deshalb die Wirksamkeit der Medikamente deutlich herab. Mehr dazu im Kapitel »Unsere Darm-Apotheke«.

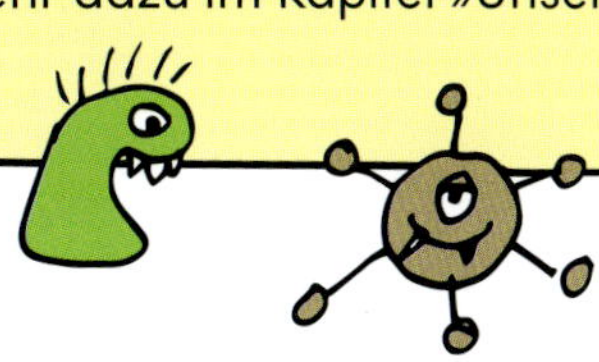

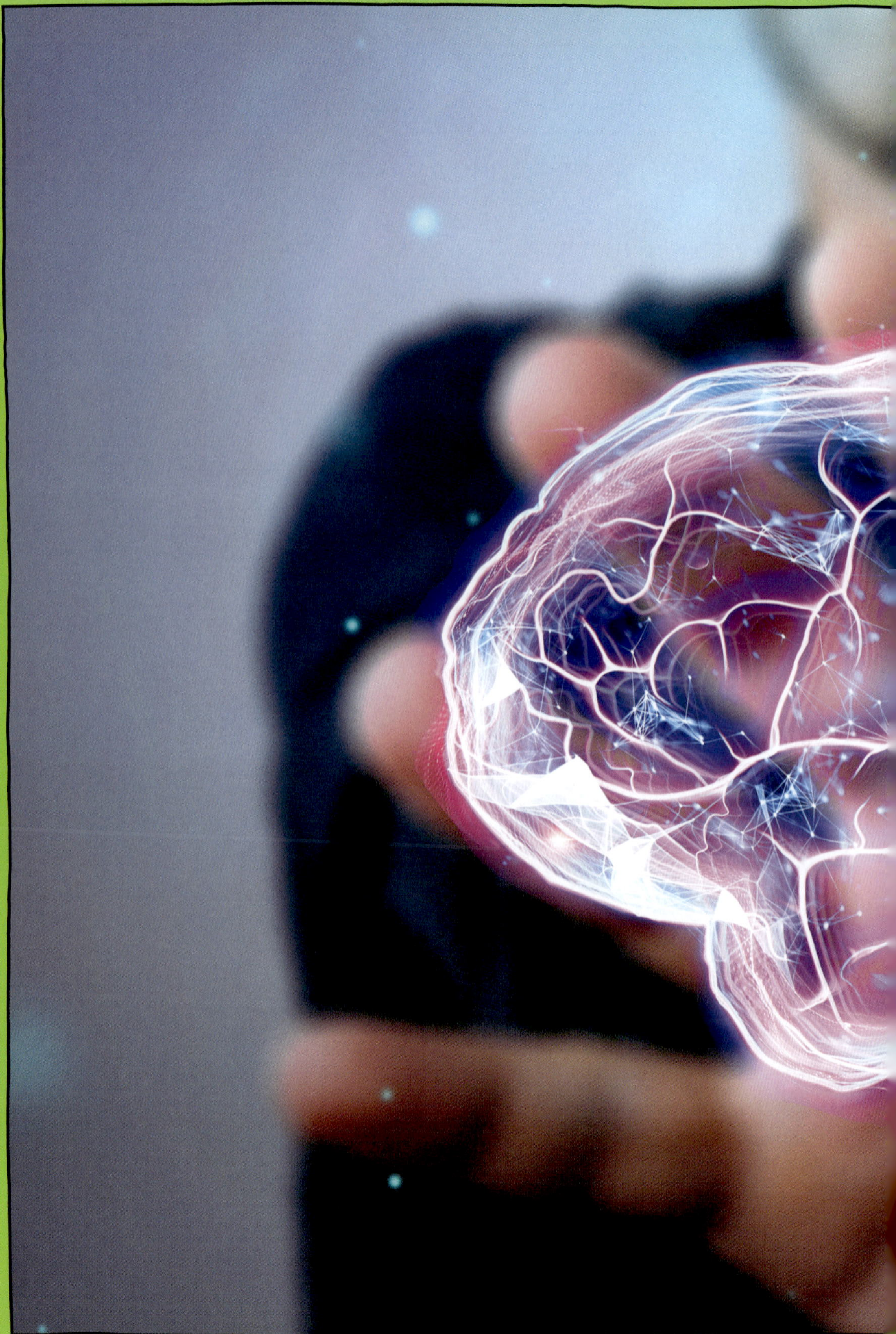

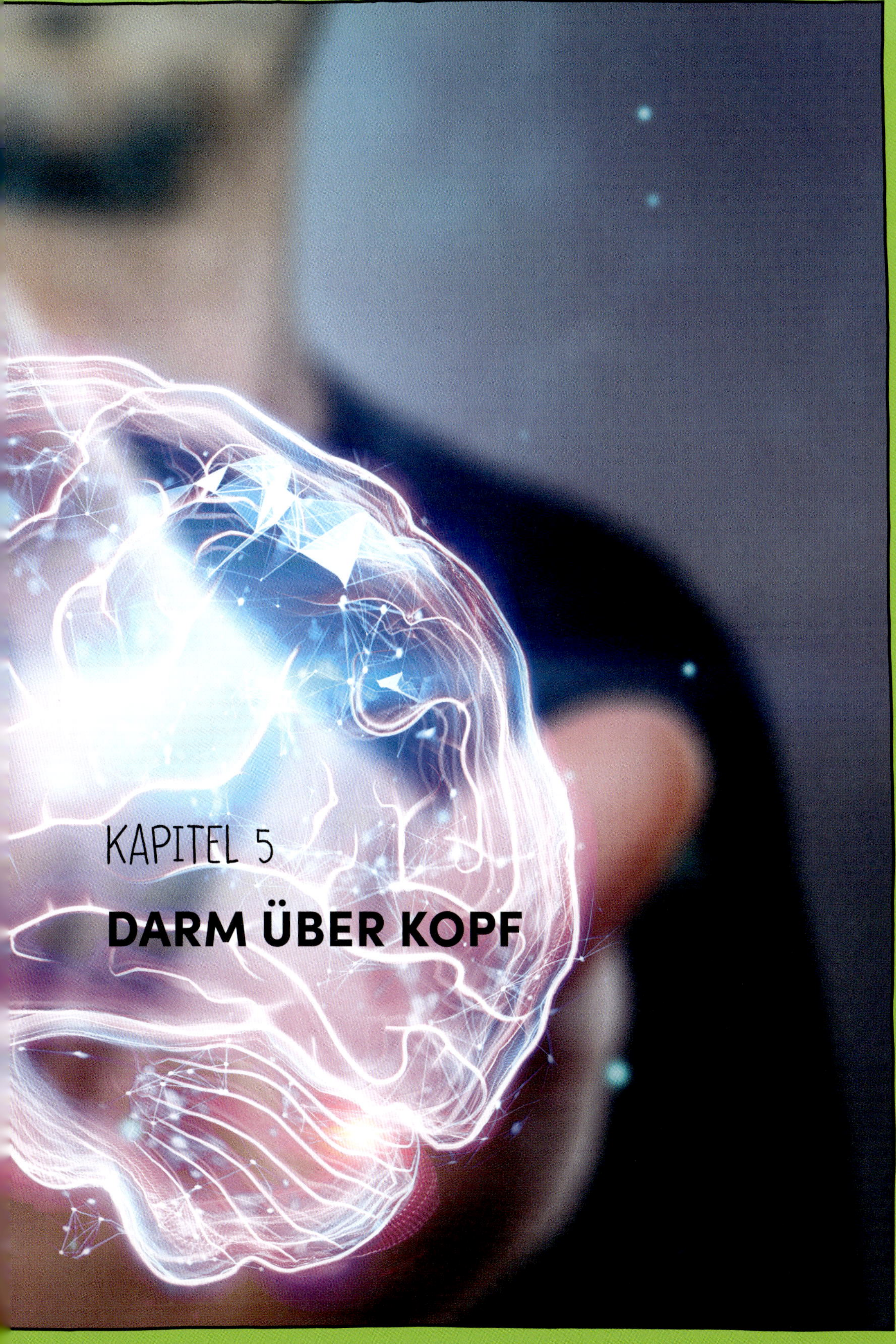

KAPITEL 5

DARM ÜBER KOPF

DARM-HIRN-CONNECTION – WICHTIGE ACHSENMÄCHTE

Der Einfluss unserer Darmflora reicht bis in Körperareale, die auf den ersten Blick herzlich wenig mit Verdauung und Ausscheidung zu tun haben. Unser Darm verfügt über 100 Millionen Nervenzellen und viele davon führen direkt zum Gehirn. Dadurch stehen Verdauungstrakt und Darmbakterien in einem ständigen Austausch mit den grauen Zellen. Darmbakterien leisten auch einen enorm wichtigen Beitrag für die Gesundheit von Gehirn und Nervensystem. Sie schützen die grauen Zellen vor Entzündungen, regen die Bildung neuer Gehirnzellen an und sorgen dafür, dass schädlicher Zellmüll, der sich im Alter in unserem Denkorgan ablagert, beseitigt werden kann. Experten haben für diese enge Verbindung den Begriff »Darm-Hirn-Achse« geprägt. Ob es sich dabei um eine Achse des Guten oder eine Achse des Bösen handelt, hängt von der Zusammensetzung der Darmflora und ihrer Vielfalt ab. Denn die Stoffwechselprodukte, Hormone, Vitamine und Botenstoffe, die die Mikroorganismen freisetzen, haben einen entscheidenden Einfluss auf Funktion und Entwicklung unseres Gehirns.

Darm und Hirn sind – im wahrsten Sinne des Wortes – durch ein enges Band miteinander verknüpft. Dieses Band ist eigentlich ein Nerv, der *Nervus vagus*. Ein Großteil der 100 Millionen Nervenzellen der Darmwand mündet in diesen Vagusnerv. Er verbindet den Lebensraum der Darmbakterien direkt mit den grauen Zellen und über diese Standleitung sendet der Darm ständig seine Informationen nach oben und das Gehirn gibt ab und zu auch mal einen Befehl in Richtung Verdauungstrakt. Der Vagusnerv übermittelt dem Gehirn das, was der Volksmund als »Bauchgefühl« bezeichnet. Er leitet die Informationen direkt in das limbische System, den Ort, an dem sich unsere Emotionen abspielen. Negative Signale aus dem Darm schlagen demnach gleich mitten in unserem Gefühlszentrum ein. Wie wichtig dieser Hirnnerv für die Kommunikation über die Darm-Hirn-Achse ist, zeigt sich auch in Tierversuchen. Ängstliche Mäuse wurden durch die Gabe von bestimmten

Milchsäurebakterien zu »Superhelden-Mäusen«, die deutlich mutiger und draufgängerischer waren als Artgenossen, die diesen Zaubertrunk nicht erhalten hatten. Wurde die Vagus-Verbindung gekappt, war es mit dem Hirndoping vorbei: Trotz Bakterienunterstützung im Darm gelangten die Mutmacherimpulse nicht zu den grauen Zellen. Die Nager blieben scheu und ängstlich. Ohne den Vagusnerv funktionierte die Kommunikation zwischen unten und oben nämlich nicht mehr richtig.

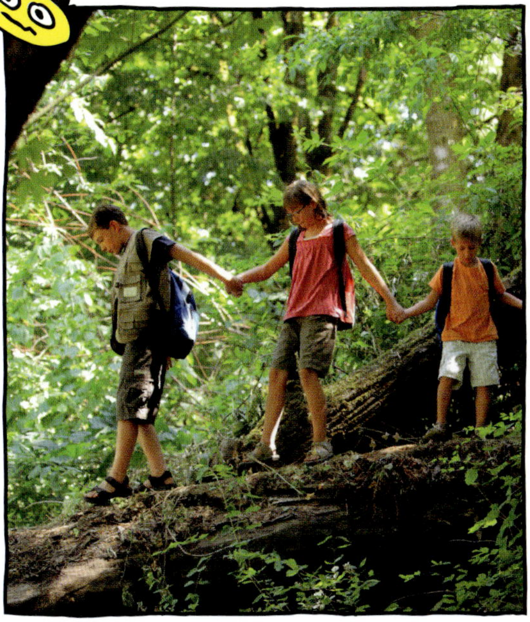

Voller Selbstvertrauen oder eher verzagt – Befindlichkeiten werden auch über die Darm-Hirn-Achse gesteuert.

BOTEN ÜBERMITTELN GUTE ODER SCHLECHTE IMPULSE

Es gibt noch weitere Möglichkeiten, über die Bauch und Hirn in einem engen Dialog stehen. Sie tauschen sich auch aus mithilfe von Immunzellen und bakteriellen Metaboliten, also Substanzen, die vom Mikrobiom gebildet werden. Das Mikrobiom produziert Nervenbotenstoffe wie die beiden Glückshormone Dopamin und Serotonin und kann dadurch unsere Stimmung positiv beeinflussen. Doch nicht alle Mikrobenprodukte tun uns gut. Manche fördern Entzündungen oder beeinflussen die falschen Immunzellen. Die Darmflora kann auch Stoffe herstellen, die in der Lage sind, Ängste hervorzurufen. Injiziert man diese Substanzen ansonsten gesunden Mäusen, werden die Tiere plötzlich scheu und ängstlich. Offensichtlich sind die Mikrobenmoleküle eine weitere Möglichkeit, eine Brücke zwischen Bauch und Hirn zu schlagen, denn Stoffwechselprodukte der Darmbakterien können direkt durch die Darmwand in den Blutkreislauf gelangen und erreichen auf diesem Weg jede Zelle unseres Körpers. Einige dieser Wirkstoffe sind sogar in der Lage, die Blut-Hirn-Schranke zu überwinden. Diese eigentlich relativ undurchlässige Barriere gewährt dem einen oder anderen Wirkstoff aus dem Darm Zutritt zum Nervensystem.

Daneben können die vom Mikrobiom produzierten Nervenbotenstoffe das Nervensystem des Darms auch direkt aktivieren und zu einer Stimulation des Vagusnervs führen – mit entsprechenden positiven oder negativen Folgen fürs Gehirn. Stimulierten Wissenschaftler den *Nervus vagus* von Ratten mit dem Stresshormon Noradrenalin, begannen die Tiere exzessiv zu fressen. Beruhigte man das parasympathische Nervensystem und damit den *Nervus vagus* über Meditation, Entspannungsverfahren oder Yoga, dann sank in einem anderen Experiment die Kalorienaufnahme von Versuchspersonen.

Das zeigt sehr gut, wie wichtig eine gesunde Darmflora für Psyche und Nervensystem ist. Denn sobald das Mikrobiom gestört ist, werden nicht nur andere, eher ungünstige Botenstoffe produziert. Auch die Durchlässigkeit der Darmbarriere nimmt zu. Dadurch ist es für Bakterien, Toxine, Nahrungsmittelbestandteile und generell entzündungsfördernde Metaboliten leichter, in den Blutkreislauf und bis zu den grauen Zellen zu gelangen. Wenn es im Darm also drunter und drüber geht, dann kann das auch zu Chaos im Gehirn führen. Inzwischen bringt man immer mehr Erkrankungen der Psyche und des Nervensystems mit einer Veränderung des Darmmikrobioms in Verbindung.

DARM UND KOPF KOMMUNIZIEREN ÜBER ...

- den *Nervus vagus*,
- Botenstoffe und Stoffwechselprodukte, die von den Darmbakterien gebildet werden,
- Immunzellen, die von den Darmbakterien »trainiert« werden.

FRESSZELLEN RICHTIG FÜTTERN

Wichtig für die Gesundheit der grauen Zellen ist nicht nur ein starkes Immunsystem im Körper, sondern auch ein intaktes Abwehrsystem im Gehirn. Unsere grauen Zellen verfügen nämlich über eine eigene Armee. Die wichtigsten Verteidigungszellen unseres Nervensystems sind die Mikrogliazellen. Sie stellen eine Art »Aufräumtrupp« dar, der veränderte oder abgestorbene Nervenzellen beseitigt und dadurch eine gute Gehirnentwicklung ermöglicht. Diese Fresszellen sind auch notwendig, um Eiweißablagerungen, die Alzheimererkrankungen oder Parkinson hervorrufen können, zu entfernen. Eine aktive Mikroglia ist demnach enorm wichtig, um unser Gehirn ein Leben lang gesund zu halten. Erst vor wenigen Jahren wurde klar, dass die Mikroglia nicht viel ausrichten kann, wenn es den Darmbakterien schlecht geht. 2015 wollten Freiburger Forscher durch ein Tierexperiment herausfinden, ob das Mikrobiom einen Einfluss auf das Wohlergehen dieser Fresszellen im Gehirn hat. Ihre Versuchsobjekte waren Mäusebabys, die steril von ihren Mäusemüttern »entbunden« wurden, lebenslang in sterilen Käfigen lebten und keimfreies Futter erhielten. So aufgezogene Tiere entwickeln keine eigene Darmflora. Die Wissenschaftler stellten fest, dass bei diesen keimfrei aufwachsenden Nagern die Mikroglia im Hirn unterentwickelt blieb und die Fresszellen nicht ausreifen konnten. Der neuronale Abwehrtrupp war quasi außer Gefecht gesetzt und das Gehirn nicht in der Lage, adäquat auf schädigende Einflüsse zu reagieren.

Ähnliches ließ sich beobachten, wenn normalen Mäusen eine intensive Antibiotikatherapie verabreicht wurde, die die meisten Darmbakterien abtötete: Die Mikroglia schwächelte und die Neubildung von Gehirnzellen war deutlich eingeschränkt – die Tiere bildeten 40 Prozent weniger neue Nervenzellen in der »Seepferdchenregion« des Gehirns, dem sogenannten Hippocampus. Dieses Hirnareal ist eine wichtige Schaltzentrale für Erinnerungen. Kein Wunder, dass das Gedächtnis der Mäuse nach der Beseitigung der Darmflora ganz deutlich nachließ. Durch die Gabe von Probiotika, also darmfreundlichen Bakterien, ließen sich das Mikrobiom wieder regenerieren und die Hirnfunktionen wiederherstellen. Auch durch Kontakt zu Artgenossen mit einer gesunden Darmflora erholten sich nach und nach die Abwehrzellen des Gehirns und konnten nach einiger Zeit ihre Aufgaben wieder erfüllen. Offensichtlich ist eine intakte Darmflora unerlässlich für schlagkräftige Fresszellen.

Auch bei uns Menschen sind die Gehirnfunktionen in jedem Alter sehr eng mit einem gesunden Darm, vor allem einer intakten Darmflora verbunden. Dort werden Substanzen produziert, die unser Organismus und speziell das Gehirn unbedingt benötigen. Unsere Mikrogliazellen sind abhängig von den schon öfters erwähnten kurzkettigen Fettsäuren Butyrat und Propionat (siehe auch Kapitel 2). Diese kurzkettigen Fettsäuren sind nicht nur der Treibstoff der Darmzellen, sie laden auch die Akkus der wichtigen Gliazellen auf. Fehlt den Immunzellen des Gehirns der Antrieb, verkümmern sie und können auf Entzündungen, Keime oder andere Gefahren fürs Gehirn nur noch schwach reagieren. Kurzkettige Fettsäuren und die Bakterien, die sie produzieren, nehmen deshalb gerade bei Hirnerkrankungen eine Schlüsselfunktion ein.

ENTSPANNUNGSTRAINING AUS DEM DARM

Setzt man Versuchstiere in jungen Jahren großem Stress aus, zum Beispiel indem man Rattenbabys direkt nach der Geburt von ihren Müttern trennt, dann hinterlässt das Spuren im Mikrobiom, die sich auch bei den erwachsenen Tieren noch nachweisen lassen. Die Tiere können ihr Leben lang Stress schlecht verarbeiten. Auch Tiere, die ohne Darmflora aufgezogen werden, reagieren auf Stressbelastungen ungewöhnlich stark und haben Defizite in ihrem sozialen Verhalten. Das zeigt, dass das Mikrobiom einen enormen Einfluss auf das Verhalten und Stressempfinden haben kann, sowohl im negativen, als auch im positiven Sinn.

Setzte man Versuchstiere mehrere Tage starken Stressbelastungen aus, transplantierte ihnen aber anschließend die Darmkeime entspannter Artgenossen, dann bewältigten sie den Stress besser und wurden nicht so anfällig für Entzündungen. In anderen Studien lernten Mäuse leichter, wenn sie bestimmte Bakterien erhielten. Auch Stressresistenz und psychische Belastbarkeit stiegen bei ihnen an.

Und wie können wir diese Erkenntnis nutzen? Nicht immer lassen sich die Ergebnisse von Tierversuchen auch auf den Menschen übertragen. Doch auch bei uns Menschen führt Stress zu einer Veränderung der Darmflora. Bei Studenten nimmt zum Beispiel in der anstrengenden Prüfungsphase die Menge der gesunden Milchsäurebakterien im Stuhl ab und die Artenvielfalt geht zurück. In den relaxten Semesterferien steigt die Zahl wieder.

Erhielten Versuchspersonen Bifidobakterien (zum Beispiel *Bifidobacterium longum*) oder andere Probiotika, dann zeigten sich im EEG mehr Thetawelllen, die für einen ausgeglichenen und entspannten Gemütszustand sprechen. Stress wurde von den Teilnehmern als weniger schlimm empfunden. Doch probiotische Bakterien können noch mehr. Zu Studienzwecken aßen Frauen vier Wochen lang zweimal täglich einen Joghurt, der einen speziellen Bakterienmix enthielt, von dem die Forscher annahmen, dass er sich positiv auf den Darm auswirken würde. Eine weitere Gruppe verzehrte einen Joghurt ohne Bakterien. Nach vier Wochen Genuss des probiotischen Milchprodukts fühlten sich die Teilnehmerinnen nicht nur subjektiv wohler, waren weniger ängstlich und gestresst, sondern auch ihr Stresshormonspiegel sank messbar ab. Schaute man dann mithilfe bildgebender Verfahren den grauen Zellen bei der Arbeit zu, ließ sich feststellen, dass die »guten« Bakterien auch Vorgänge im Gehirn nachweislich positiv veränderten. In der Placebogruppe, also bei denjenigen, die den Joghurt ohne Bakterien verzehrten, ließen sich diese Veränderungen nicht nachweisen.

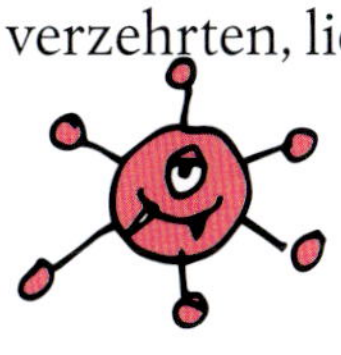

MIKROBIOM-INFO

Diese Keime waren in einem extra für die Studie hergestellten »Joghurt gegen Stress« enthalten – man kann sie aber auch mit einer probiotischen Nahrungsergänzung zuführen:

* *Bifidobacterium animalis subsp. lactis*
* *Streptococcus thermophilus*
* *Lactococcus lactis*
* *Lactobacillus bulgaricus*

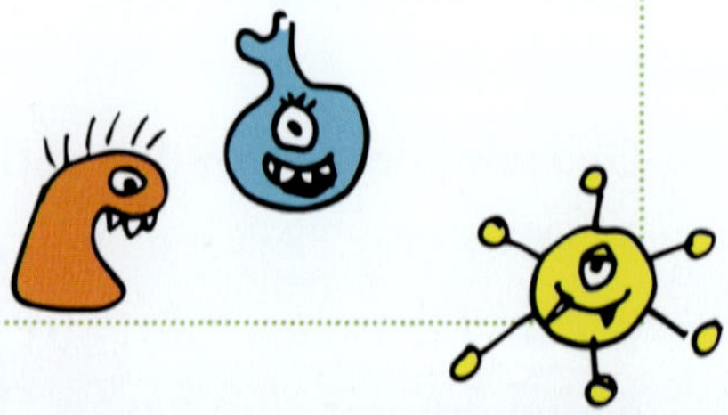

MANCHE MIKROBEN FÖRDERN DEPRESSIONEN

Offensichtlich steckt die gute Laune im Darm. Genauso aber auch die miese Stimmung, die Ängste und die schlechten Gefühle. Der Volksmund weiß das schon lange: Wenn wir uns freuen, haben wir »Schmetterlinge im Bauch« und die »Liebe geht durch den Magen«. Sind wir ängstlich, haben wir »Schiss«. Wir hören auf unser »Bauchgefühl«, aber manche Entscheidungen »bereiten uns Bauchschmerzen«. Bei Stress und Ärger bekommen wir einen »nervösen Magen« oder wir haben »Wut im Bauch« und müssen schlechte Nachrichten »erst einmal verdauen«.

Über mehrere Kanäle tauschen sich Darm und Gehirn aus. Botenstoffe – von Darmbakterien produziert – beeinflussen unsere Stimmung enorm und der *Nervus vagus* leitet aktivierende oder beruhigende Impulse an die grauen Zellen. Deshalb leidet auch das Nervenkostüm, wenn es im Darm nicht rundläuft. Diese Zusammenhänge treffen auch auf Depressionen und Stimmungstiefs zu. Inzwischen steht fest: Im Darm von Menschen, die sich mit Depressionen und Ängsten herumquälen, sieht es anders aus als bei Gesunden. Setzte man die Ergebnisse einer Mikrobiomanalyse in Bezug zum Wohlbefinden der

Testpersonen, dann steht das Vorkommen bestimmter Bakterien regelmäßig mit Indikatoren für eine höhere Lebensqualität in Verbindung. Vor allem Menschen, die eine artenreiche Darmflora und viele Butyrat produzierende Bakterien wie *Faecalibacterium-, Dialister- und Coprococcus*-Keime in der Stuhlprobe hatten, waren zufriedener und fühlten sich wohler. Bei depressiven Patienten waren vor allem die *Coprococcus*-Keime Mangelware.

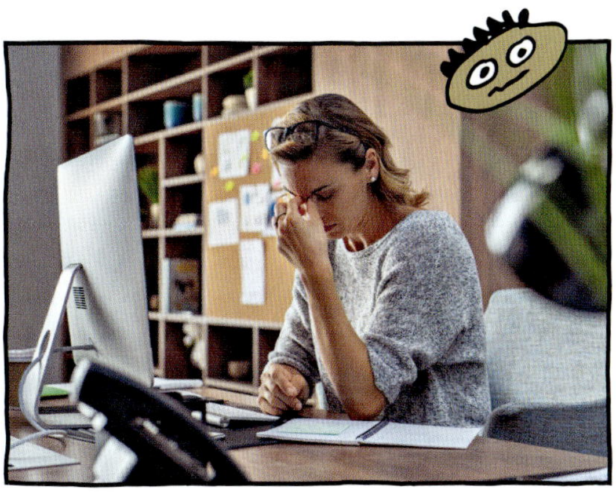

Für ein besseres Konzentrations- und Lernvermögen sind die richtigen Darmkeime wichtig.

Und alle Einflüsse, die das Mikrobiom verändern – etwa Antibiotikatherapien, überstandene Darminfektionen oder chronische Darmerkrankungen wie Reizdarmsyndrom, Morbus Crohn und Colitis ulcerosa –, erhöhen das Risiko, in der Folgezeit an einer Depression oder anderen psychischen Problemen zu erkranken, nachweislich und deutlich.

Diskutiert werden mehrere Zusammenhänge zwischen Depressionen und der Darmflora:

* **Mangel an Nervenbotenstoffen:** Unser Denken, Fühlen und Handeln sind reine Chemie. Glücklich und zufrieden können wir nur sein, wenn die richtigen Nervenbotenstoffe zur Verfügung stehen. So ist beispielsweise Tryptophan der wichtigste Baustein des Schlafhormons Melatonin und des Glückshormons Serotonin. Serotonin wirkt antidepressiv und stimmungsaufhellend. Patienten mit Depressionen fehlt sowohl Serotonin als auch zufrieden machendes Tryptophan. Studien haben gezeigt, dass Einflussfaktoren auf das Mikrobiom wie Stress, Darmentzündungen, Störungen der Darmflora durch Antibiotika oder Infekte den Tryptophanspiegel senken und dadurch

Depressionen begünstigen oder verstärken können. Eine gesunde Darmflora, aber auch bestimmte probiotische Bakterien sind in der Lage, die Produktion der notwendigen Neurotransmitter anzukurbeln.

* **Entzündungen:** Wenn wir Fieber haben und mit einem Infekt kämpfen, ändert sich unser Verhalten. Wir legen uns ins Bett, ziehen die Decke über den Kopf, wollen mit niemandem sprechen, sind müde und antriebslos. Verantwortlich für Fieber, Mattigkeit, Lustlosigkeit und Rückzug sind Entzündungsstoffe, sogenannte Zytokine. Diese sind wichtige Waffen der Abwehrzellen zur Bekämpfung von Krankheitserregern. Gleichzeitig legen Zytokine das »System Mensch« vorübergehend lahm, um keine unnötigen Energieressourcen zu verschwenden. Das Verhalten Kranker weist starke Parallelen zum Verhalten depressiver Menschen auf: Schwäche, Rückzug, Desinteresse. Und es gibt noch weitere Parallelen: Im Blut depressiver Menschen weisen Forscher immer häufiger deutlich erhöhte Konzentrationen der Entzündungsbotenstoffe nach. Eine große »Entzündungsbaustelle« ist nicht selten der Darm. Durch ein Leaky-Gut-Syndrom oder eine andere chronische Störungen im Darm kann eine schwelende unterschwellige Entzündung entstehen. Bei Depressionen sollte man deshalb immer untersuchen, ob eine (unterschwellige) Entzündung im Körper vorliegt, wie das Mikrobiom aufgestellt ist und ob es Anzeichen für ein Leaky-Gut-Syndrom gibt. Entzündungen lassen sich mit einem Bluttest nachweisen, Mikrobiomuntersuchungen und die Analyse des Leaky Gut werden an einer Stuhlprobe vorgenommen.

* **Mangel an Wachstumsfaktoren:** Bestimmte Nerven-Wachstumsfaktoren, die notwendig sind, um die grauen Zellen gesund zu erhalten, werden bei Depressiven weniger produziert. Dadurch können sich die Nervenzellen im Gehirn nicht weiterentwickeln. In einer aktuellen Studie ließ sich allein durch die Gabe des Milchsäurebakteriums *Lactobacillus plantarum* die Menge an »Nervenzell-Wachstumsfaktoren« erhöhen und die Produktion des Glückshormons Serotonin im Darm und im Gehirn anregen.

* **Mangel an Nährstoffen und Ballaststoffen:** Australische Wissenschaftler konnten kürzlich belegen, dass eine gemischte mediterrane Ernährung – zusätzlich zu Medikamenten oder Psychotherapie – Menschen, die unter Depressionen leiden, helfen kann und auf Dauer deren Stimmung aufhellt. Auch hier kann man davon ausgehen, dass das Mikrobiom nicht ganz unbeteiligt ist. Viele Bestandteile der Mittelmeerkost wie Pflanzenöle, Omega-3-Fettsäuren, Polyphenole aus Obst, Gemüse, Rotwein und Espresso wirken sich auch gleichzeitig günstig auf die Darmflora aus.

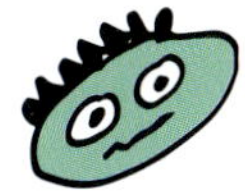

DEN BLUES TRANSPLANTIEREN

Der Darm ist also in der Lage, mittels Botenstoffen und Nervenimpulsen einen Emotionscocktail zu mixen. So weit, so gut. Doch sehr erstaunlich, vielleicht auch etwas unheimlich ist die Tatsache, dass man durch die Übertragung von Kotpellets mit den darin enthaltenen Keimen auch Verhalten und Eigenschaften von einem Lebewesen auf ein anderes transplantieren kann. Das funktioniert beispielsweise bei Übergewicht und Diabetes. Doch bisher waren wir ja eher der Meinung, zumindest unsere Verhaltensweise sei das Ergebnis von Erziehung und Sozialisation. Die Mikrobiomforschung erweitert da unseren Horizont. Pflanzt man von Natur aus ängstlichen und zurückhaltenden Nagern die Darmkeime besonders mutiger, waghalsiger und aggressiver Artgenossen ein, werden schon nach kurzer Zeit die scheuen Mäuse zu furchtlosen Entdeckern. Gleichzeitig mit der Änderung der Darmbakterien ließen sich auch chemische Veränderungen in zwei Gehirnstrukturen nachweisen, die für unsere Emotionen verantwortlich sind.

Diese beiden Hirnregionen haben klingende Namen. Die eine ist die Seepferdchenregion, der sogenannte Hippocampus, die andere der Mandelkern, die Amygdala. Mit den neuen Darmkeimen bildeten die Versuchstiere nun mehr Botenstoffe, die vor Depressionen schützen und das Wachstum der Nervenzellen günstig beeinflussen.

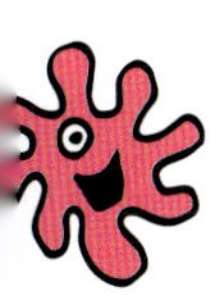

In einem weiteren aufsehenerregenden Versuch verpflanzte man den Stuhl und damit das Mikrobiom depressiver menschlicher Patienten auf Ratten ohne Darmflora. Innerhalb kürzester Zeit änderte sich deren Verhalten radikal: die Tiere wurden depressiv und scheu, zogen sich zurück und änderten ihr Fressverhalten. Diese Studien belegen, dass sich stimmungsveränderte Mikroben übertragen lassen, und das sogar von einer Spezies zur anderen. Das macht eine ursächliche Verbindung zwischen einer Dysbiose und der Entstehung einer Depression recht wahrscheinlich. Untersuchte man die Tiere näher, dann stellte man fest, dass sich durch die Mikrobiomverpflanzung auch der Stoffwechsel der Nervenbotenstoffe veränderte. Unter anderem ging die Tryptophanproduktion im Darm zurück.

PSYCHOBIOTIKA ALS CHANCE

Nicht immer ist die Verpflanzung des Darmmikrobioms in seiner Gesamtheit notwendig, um das Verhalten zu beeinflussen. Oft bewirken auch »Psychobiotika« Erstaunliches. Wir kennen Probiotika und Präbiotika; unter dem Begriff »Psychobiotika« versteht man bestimmte probiotische Bakterien, mit denen sich gezielt Einfluss auf die Psyche nehmen lässt. Das funktioniert ganz gut. Im Tierversuch ließ sich die Menge des stimmungsaufhellenden Tryptophans und des Glückshormons Serotonin deutlich erhöhen, wenn die zuvor keimfrei lebenden Mäuse ein bestimmtes Bakterium, nämlich *Bifidobacterium infantis*, erhielten. Dieser Bakterienstamm ist auch wichtiger Bestandteil der menschlichen Darmflora.

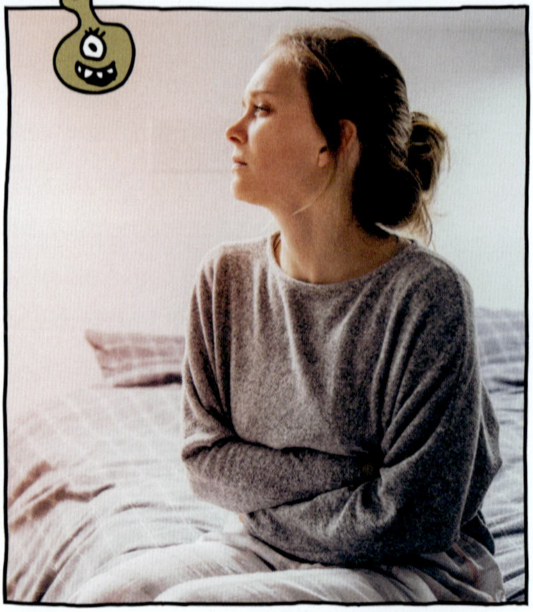

Die bakterielle Zusammensetzung unseres Darmmikrobioms kann uns nicht nur physisch, sondern auch psychisch matt setzen.

In einer anderen Studie untersuchte man, ob sich auch Ängstlichkeit und depressives Verhalten bei Versuchstieren durch probiotische Bakterien beeinflussen lassen. Depressive Ratten? Gibt es so was? Nager kann man nicht befragen, aber man kann sie großem Stress aussetzen und dann beobachten, wie sie reagieren. Zum Beispiel, wie oft sie sich in einer Kiste, die eine dunkle und eine sehr hell erleuchtete Kammer hatte, in den hellen, Angst einflößenden Teil der Box trauten. Das wird als Zeichen für Mut und geringe Ängstlichkeit gewertet. Mithilfe des Schwimmtests lassen sich Motivation, Durchhaltevermögen oder Neigung zu Depressionen und schneller Bereitschaft zum Aufgeben überprüfen: Die Nager müssen mehrere Minuten in einer mit Wasser gefüllten Schüssel um ihr Leben schwimmen. Sie können weder den Boden berühren noch an den glatten Wänden hochkrabbeln. Forscher beobachten, wie sehr das Tier bereit ist, um sein Leben zu kämpfen, und wann es »das Handtuch wirft« – und zwar sowohl mit als auch ohne »Darmbakteriendoping«.

Erhielten Nager bestimmte Milchsäurebakterien (*Lactobacillus rhamnosus, Lactobacillus helveticus, Bifidobacterium longum*), wurden sie mutig. Sie liefen öfters ins Licht und kämpften im Schwimmtest ausdauernder. Auch ihre Stresshormonspiegel stiegen nicht so stark an wie bei ihren Käfiggenossen, die diese Mutmacher- und Entschlossenheitskeime nicht erhalten hatten. Wurde jedoch die Verbindung zwischen Darm und Hirn – der Vagusnerv – bei den Nagern durchtrennt, konnten sie so viele Anti-Angst-Bakterien futtern, wie sie wollten. Der Zuwachs an Mut und Durchhaltevermögen blieb aus, denn der Darm konnte jetzt nicht mehr ermutigend auf den Kopf einwirken. Offenbar muss der Vagusnerv intakt sein, damit freundliche Keime im Darm motivierend auf das Hirn einwirken können.

Auch Sportler profitieren von dieser Erkenntnis, denn Ausdauer setzt sich aus zwei Komponenten zusammen: der körperlichen Fitness und der psychischen Kraft, weiterzumachen, auch wenn es schwer wird. Vereinfacht könnte man sagen: Die Muskeln müssen können und der Kopf muss wollen, um eine anstrengende Ausdauerleistung zu erbringen. Der Versuch zeigt, dass Durchhaltevermögen, das für Leistungen – im Sport wie im Beruf – notwendig ist, auch von einer gesunden Darmflora abhängt.

Die Ergebnisse aus Tierversuchen auf den Menschen lassen sich vor allem in Bezug auf die Psyche sehr gut übertragen, denn offensichtlich funktioniert bei uns Menschen die Verbindung zwischen Darm und Hirn fast genauso wie bei den Nagern. Erhielten Studienteilnehmer 30 Tage lang die gleichen Keime wie die Mäuse, nämlich *Lactobacillus helveticus, Lactobacillus rhamnosus* und *Bifidobacterium longum,* verminderten sich auch bei ihnen Ängste, Stress wurde als weniger schlimm empfunden, depressive oder feindselige Gedanken nahmen ab und der Stresshormonspiegel sank, während sich in der Placebogruppe nichts änderte.

PROBIOTIKA, DIE WIE ANTIDEPRESSIVA WIRKEN

Die Wirkung von »Psychobiotika« ist viel stärker, als man zunächst vermutet hatte. Sie lässt sich sogar mit der eines starken Antidepressivums vergleichen. Trennt man Rattenbabys täglich für mehrere Stunden von ihren Müttern, ist das für die Kleinen mit furchtbarem Stress verbunden, der nicht ohne Folgen bleibt. Nicht nur der Stresshormonspiegel steigt, sondern auch die Darmflora verändert sich nachhaltig. Im Schwimmtest geben sie schnell auf, was Forscher als eine Art »depressives Verhalten« werten. In einer Studie erhielten diese jungen Nagetiere entweder das Bakterium *Bifidobacterium infantis* oder ein hochwirksames Antidepressivum. Erstaunlich: Beide wirkten gleich stark. Das Verhalten der Rattenbabys stabilisierte sich mithilfe probiotischer Bakterien genauso gut wie mit dem starken Antidepressivum.

Und das funktioniert nicht nur bei depressiven Mäusen, sondern auch bei depressiven Menschen. Selbst schwere Depressionen scheinen auf die richtigen

Darmkeime anzusprechen. In einer Studie erhielten 40 stark depressive Patienten entweder ein Nahrungsergänzungsmittel mit den Bakterienstämmen *Lactobacillus acidophilus, Lactobacillus casei* und *Bifidobacterium bifidum* (jeweils 2 Milliarden Keime, also insgesamt 6 Milliarden Keime) oder ein Placebo. Nach zwei Monaten konnten die Forscher mithilfe psychologischer Tests nachweisen, dass die Probanden aus der Probiotikagruppe deutlich weniger depressiv waren als die der Placebogruppe. Gleichzeitig waren auch die Entzündungswerte im Blut gesunken.

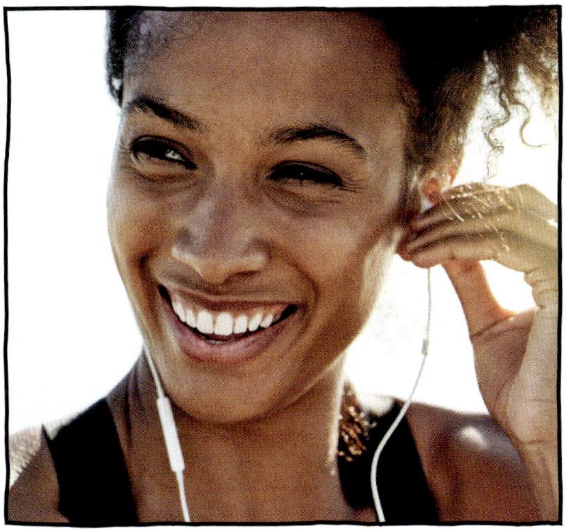

Die richtigen probiotischen Keime können mit dafür sorgen, dass die Welt nicht mehr so grau aussieht.

All diese Studien deuten darauf hin, dass das Mikrobiom eine ursächliche Rolle bei der Entstehung von Depressionen spielt. Bei Ängsten, depressiven Verstimmungen und mangelnder Stressresistenz lohnt es sich auf jeden Fall, die Darmflora in die Überlegungen mit einzubeziehen.

MIKROBIOM-INFO

Bei Depressionen besteht oft ein Mangel an *Faecalibacterium-, Dialister-* und *Coprococcus*-Keimen.

Bei Depressionen besteht oft ein Überschuss an entzündungsfördernden LPS-Keimen wie *Escherichia coli,* Klebsiellen, *Citrobacter* oder *Proteus.*

Hilfreich können Nahrungsergänzungsmittel sein mit:

Lactobacillus rhamnosus, Lactobacillus helveticus, Lactobacillus casei, Lactobacillus bulgaricus, Lactobacillus acidophilus, Bifidobacterium bifidum, Bifidobacterium infantis, Bifidobacterium longum, Bifidobacterium animalis subsp. lactis, Streptococcus thermophilus, Lactococcus lactis.

PARKINSON – DER KOT IST AUS DEM LOT

Die Parkinsonkrankheit oder Morbus Parkinson ist, nach der Alzheimer-Demenz, die zweithäufigste »neurodegenerative Erkrankung«. »Neurodegenerativ« bedeutet, dass bestimmte Nervenzellen im Gehirn absterben und es dadurch zu körperlichen und geistigen Einschränkungen kommt. Typisch für Morbus Parkinson sind ein Zittern der Hände und Bewegungsstörungen, die nach und nach den Alltag immer schwerer bewältigbar machen. Verursacht wird die Erkrankung durch eine Zerstörung von Nervenzellen, die den Botenstoff Dopamin produzieren. Grund für den Abbau der Hirnzellen sind Ablagerungen aus verklumpten Eiweißmolekülen. Mit der Zeit werden die Nervenzellen von diesem »Eiweißmüll« erstickt – wenn unsere hirneigene Abwehr nichts dagegen unternimmt.

Doch die Erkrankung schädigt nicht nur die Nervenzellen im Hirnstamm, sondern auch die des Magen-Darm-Traktes. Inzwischen gehen die meisten Experten davon aus, dass diese »Schüttellähmung« nicht im Gehirn, sondern im Nervensystem des Darms ihren Anfang nimmt. Schon zehn bis 15 Jahre vor dem Ausbruch von Morbus Parkinson leiden fast 80 Prozent der Betroffenen unter hartnäckiger Verstopfung und anderen Verdauungsproblemen. Und lange bevor das Hirn Probleme macht, lassen sich in den Nervenzellen des Darms und im *Nervus vagus* bereits Ablagerungen des »Nervenkiller-Eiweißes« feststellen. Die Entdeckung des »Eiweißmülls« in den Nervenzellen des Darms führte zu der Hypothese, dass Umweltgifte und entzündungsfördernde Stoffe sich über den Darm Zugang zum Organismus verschaffen und sich dann heimlich, still und leise über den Vagusnerv bis ins Gehirn ausbreiten. Dafür spricht auch, dass Patienten mit chronisch-entzündlichen Darmerkrankungen ein mehr als 20 Prozent höheres Risiko haben, an Parkinson zu erkranken. Bei dieser Risikogruppe gibt es mindestens drei Faktoren, die die Krankheit begünstigen könnten: eine gestörte Darmflora, eine erhöhte Durchlässigkeit der Darmbarriere und viele Entzündungsbotenstoffe, die im Darm und im Blut kreisen.

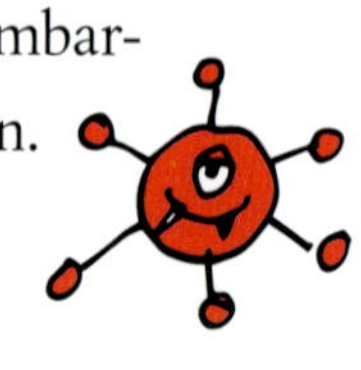

Bei Parkinsonpatienten ist die Komposition der Darmkeime verändert. Die wichtigste Beobachtung, die eine Forschergruppe um den Neurologen Filip Scheperjans vom Universitätskrankenhaus in Helsinki machte, war ein Mangel an Bakterien aus der Familie der *Prevotella*. *Prevotella*-Bakterien helfen bei der Bildung von B-Vitaminen wie Thiamin und Folsäure und sie sind wichtig für die Erhaltung der Darmbarriere sowie für eine gesunde Funktion des Nervensystems. Keiner der untersuchten Parkinsonpatienten wies größere Mengen dieser Bakterien im Darm auf. Wie das Fehlen der *Prevotella*-Keime im Darm zu interpretieren ist, muss noch geklärt werden. Möglicherweise könnte es bedeuten, dass diese Bakterien einen schützenden Einfluss auf die Nervenzellen haben. Fehlen sie, werden Giftstoffen, gefährlichen Keimen oder anderen schädlichen Einflüssen möglicherweise Tür und Tor geöffnet. In einer anderen Untersuchung wurde auch ein deutlicher Mangel an Butyrat produzierenden Bakterienstämmen wie *Blautia, Coprococcus* und *Roseburia* nachgewiesen. Wie wichtig Butyrat für eine gesunde und »junge« Darmflora ist, wissen Sie bereits.

Und noch etwas fiel auf: Nahm eine andere Bakterienfamilie, nämlich die sogenannten Enterobakterien, im Darm überhand, hatte das Auswirkungen auf den Verlauf der Erkrankung. Je mehr dieser Keime nachgewiesen wurden, desto stärker waren die Gleichgewichts- und Gehprobleme der Betroffenen. Zu den Enterobakterien zählen unter anderem Bakterien wie *Escherichia coli, Klebsiellen, Citrobacter* oder *Proteus*, die in gewissen Grenzen zur normalen Darmbesiedelung gehören, aber auch krank machende Keime wie *Salmonellen, Yersinien* oder *Shigella*. Gemeinsam ist ihnen, dass sie Entzündungen fördern und dadurch den Körper unter Stress setzen können.

Und auch bei der Schüttellähmung liefert wieder die Übertragbarkeit einen Beleg dafür, dass die Darmflora tatsächlich nicht ignoriert werden darf. Genmodifizierte Mäuse, die besonders anfällig für Parkinson sind, erkranken nicht, wenn sie keimfrei aufgezogen werden oder wenn sie die Darmbakterien gesunder, menschlicher Spender erhalten. Verabreicht man ihnen aber die Darmbakterien von menschlichen Parkinsonpatienten, entwickeln sie innerhalb kürzester Zeit die typischen Symptome.

LÖCHER IM DARM – CHAOS IM GEHIRN

Der gesunde Darm weiß unseren Körper zu schützen. Billionen von Bakterien arbeiten daran, die Darmbarriere intakt zu halten und schädigende Einflüsse daran zu hindern, in den Organismus zu gelangen. Doch weil die Darmflora gestört ist, wird diese Barriere bei den meisten Parkinsonpatienten undicht und durchlässig. Und so können Umweltgifte und Entzündungsstoffe leichter in den Körper eindringen, das Nervensystem erreichen und dort Schaden anrichten. Das konnte bei Patienten, die gerade erst ihre Diagnose erhalten hatten, also noch in einem recht frühen Stadium der Erkrankung waren, festgestellt werden. Durch den »löchrigen Darm« gelangen bestimmte Bakterien, vor allem *Escherichia coli,* in die Darmwand. Dort ist die Dichte der Abwehrzellen so hoch wie nirgendwo anders im Körper. Und die Immunzellen registrieren sofort, dass hier was nicht stimmt und die *Escherichia-coli*-Bakterien in einen Körperabschnitt vorgedrungen sind, wo sie nicht sein sollten. Der Job des Abwehrsystems ist es, solche Übergriffe zu verhindern. Deshalb löst beim Leaky-Gut-Syndrom der direkte Kontakt der Immunzellen mit Bakterien- oder auch Nahrungsbestandteilen eine Entzündung aus und auch der oxidative Stress durch freie Radikale nimmt dann zu. Das ließ sich auch bei

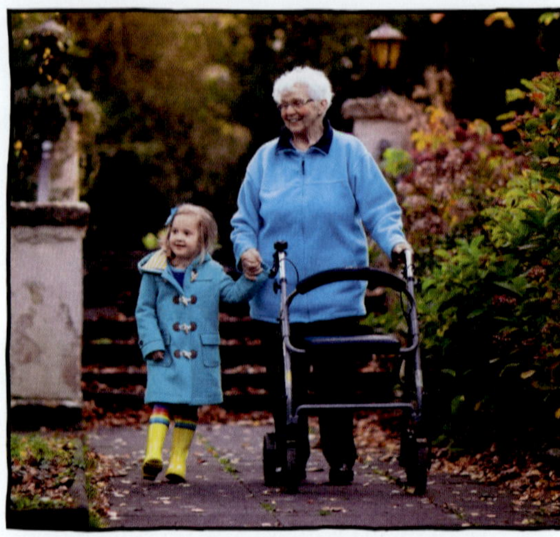

Meist lange bevor die Parkinsonkrankheit ausbricht, sind bereits im Darm typische Veränderungen zu beobachten.

den Parkinsonpatienten nachweisen: Die Konzentration von Entzündungsmediatoren in der Blutbahn war bei ihnen erhöht. Und die Menge an dem für Parkinson typischen die Nerven schädigenden »Eiweißmüll« war umso höher, je durchlässiger die Darmbarriere war. Es ist deshalb für alle Parkinsonpatienten und auch für Personen, die familiär vorbelastet sind, sinnvoll, die Stabilität der Darmbarriere sowie Entzündungsmarker überprüfen zu lassen. Zu diesen Markern zählen Calprotectin, Alpha-1-Antitrypsin und Zonulin. Ab Seite 223 erfahren Sie mehr über die Bedeutung dieser Parameter.

LINDERNDE PROBIOTIKA

Chronische Entzündungen und eine Überwucherung des Darms mit den falschen Bakterien begünstigen die Parkinsonerkrankung. Da liegt es auf der Hand, mit der gezielten Gabe von Mikroorganismen den Krankheitsverlauf zu bremsen. Italienische Wissenschaftler haben sich einmal angeschaut, welche Effekte probiotische Bakterien bei gesunden und bei Patienten mit Parkinson haben. Sie konnten nachweisen, dass alle getesteten Bakterienstämme (*Lactobacillus salivarius, Lactobacillus plantarum, Lactobacillus acidophilus, Lactobacillus rhamnosus, Bifidobacterium animalis subsp. lactis* und *Bifidobacterium breve*) in der Lage waren, die Bildung von Entzündungsbotenstoffen und freien Radikalen zu reduzieren. Die besten Ergebnisse ließen sich bei Parkinsonpatienten jedoch mit *Lactobacillus salivarius und Lactobacillus acidophilus* erzielen. Außerdem waren vor allem *Lactobacillus salivarius, Lactobacillus plantarum* und *Lactobacillus rhamnosus* in der Lage, das Wachstum schädlicher Enterobakterien wie *Escherichia coli* oder Klebsiellen zu hemmen, die den Verlauf der Erkrankung besonders negativ beeinflussen. Möglicherweise wird man in Zukunft nicht nur auf Medikamente setzen, die die Hirnfunktionen stabilisieren, sondern das Problem auch ursächlich angehen. Ein Versuch mit einem hoch dosierten Synbiotikum, das gesunde Keime im Darm ansiedelt und dadurch die gestörte Darmflora wieder in die Spur bringt, kann auch derzeit schon empfohlen werden.

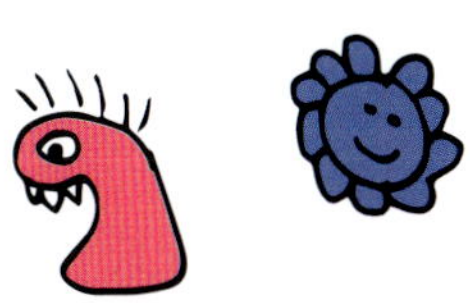

MIKROBIOM-INFO

Bei Parkinson besteht oft ein Mangel an Butyrat- und Propionatbildnern wie *Prevotella, Blautia, Coprococcus* und *Roseburia*.

Bei Parkinson besteht oft ein Überschuss an entzündungsfördernden LPS-Keimen wie *Escherichia coli, Klebsiellen, Citrobacter* oder *Proteus*.

Hilfreich könnte die Zufuhr von *Lactobacillus salivarius* und *Lactobacillus acidophilus* sein. Zusätzlich eventuell auch *Lactobacillus plantarum, Lactobacillus rhamnosus, Bifidobacterium animalis subsp. lactis* und *Bifidobacterium breve*.

ALZHEIMER – BAKTERIENMETABOLITEN ERWÜRGEN NERVENZELLEN

Unter dem Begriff »Demenz« werden mehr als 50 unterschiedliche Krankheitsbilder zusammengefasst, deren gemeinsamer Nenner der allmähliche Verlust geistiger Fähigkeiten ist und oft auch eine auffällige Veränderung des Verhaltens. Zwei Drittel aller von Demenz Betroffenen leiden unter der sogenannten Alzheimerkrankheit. Typisch für diese Erkrankung ist ein Mangel an dem Nervenbotenstoff Acetylcholin. Dieser Neurotransmitter ist wichtig für die Kommunikation zwischen den Nervenzellen, denn er leitet Informationen von einem Nerv (Neuron) auf den anderen weiter. Wird diese Möglichkeit der Übermittlung von Nerv zu Nerv gestört, hat das den gleichen Effekt wie eine gekappte Telefonleitung – Nachrichten werden nicht mehr übermittelt. Wunderbare Erinnerungen können nicht mehr abgerufen werden, da die Verbindung gestört ist. Ähnlich wie bei Parkinson lassen sich zudem auch bei Alzheimer Eiweißablagerungen im Gehirn feststellen. Dieses Eiweiß wird hier Amyloid genannt und kann von den hirneigenen Fresszellen offensichtlich nicht mehr beseitigt werden. Das Eiweiß »erwürgt« die Neuronen und dem Gehirn gehen dadurch immer mehr Fähigkeiten verloren. Die Ursachen liegen noch weitgehend im Dunkeln, aber die Keime im Verdauungstrakt scheinen auch hier wieder mitzumischen.

Demenz und Darm haben offensichtlich mehr als nur den Anfangsbuchstaben gemeinsam: In einer Studie verglichen Wissenschaftler die Stuhlproben von 43 Alzheimerpatienten mit denen von 43 gesunden Personen in etwa dem gleichen Alter. Bei den Demenzkranken fehlten – ähnlich wie auch bei anderen Erkrankungen – vor allem die Butyrat- und Propionatproduzenten (*Bacteroides, Ruminococcus* oder *Lachnospiraceae*). Eine italienische Forschergruppe brachte die Alzheimerkrankheit in Verbindung mit einem hohen Spiegel von Entzündungsmarkern im Blut, mit zu vielen entzündungsfördernden Bakterien im Darm wie *Escherichia coli* und einem Mangel an Entzündungslöschern *wie Eubacterium rectale* und *Bacteroides fragilis*. Vor diesem Hintergrund ist auch interessant, dass Bakterien wie *Escherichia coli*, Salmonellen, *Bacillus subtilis* oder Staphylokokken nennenswerte Mengen Amyloid bilden, das bei Alzheimer eine Schlüsselrolle spielt. Und diese Bakterienproteine können offensichtlich sowohl die Darmbarriere als auch die Blut-Hirn-Schranke überwinden. Die Gleichung erscheint logisch: Eine Störung des Mikrobioms + vermehrte Amyloidbildung im Darm + eine erhöhte Durchlässigkeit der Darmbarriere = mehr schädliches Amyloid im Gehirn. Und im Alter lässt die Barrierefunktion der Darmschleimhaut, aber auch diejenige der Blut-Hirn-Schranke weiter nach und beschleunigt auf diese Weise wahrscheinlich noch zusätzlich die Alzheimerentstehung.

Und ein weiterer, Ihnen bereits bekannter Metabolit scheint die Demenz zu befeuern. Die Rede ist von Trimethylamin-N-Oxid (TMAO). Sie haben es bereits als Übeltäter bei der Entstehung von Arterienverkalkung und Herz-Kreislauf-Erkrankungen kennengelernt. TMAO wird in der Leber gebildet, wenn unsere Darmflora tierische Lebensmittel, vor allem rotes Fleisch, verstoffwechselt. TMAO gilt inzwischen als einer der »Topmetaboliten«, die das Risiko für Alzheimer steigern. Deshalb gilt es auch zum Schutz vor Demenz, den TMAO-Spiegel so niedrig wie möglich zu halten. Alle dazu notwendigen Informationen finden Sie ab Seite 111.

UNGEMACH AUS DEM MAGEN

Doch nicht nur die Keime im Darm, auch die (wenigen) im Magen haben möglicherweise fatale Auswirkungen auf die grauen Zellen. *Helicobacter pylori* ist ein weitverbreiteter Keim, der der Salzsäure im Magen trotzt und es sich dort, wo kaum ein anderes Bakterium überleben kann, gemütlich macht. Mit negativen Folgen für den Wirt. Eine chronische Infektion erhöht nämlich das Risiko für Magenschleimhautentzündung und Magengeschwüre.

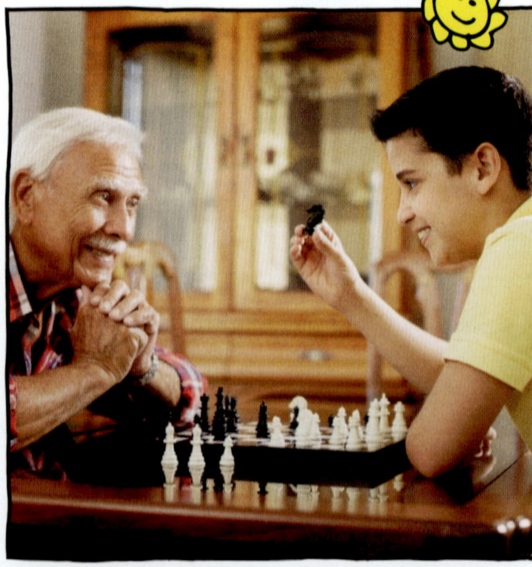

Die richtige Darmflora lässt uns auch im Alter noch blitzschnell denken.

Doch jetzt kommt der Verdacht auf, dass dieser Magenbewohner, wenn wir ihn zu lange beherbergen, noch üblere Folgen haben kann. Er wird inzwischen auch mit der Entstehung von Demenz in Verbindung gebracht, denn Alzheimerpatienten tragen vergleichsweise häufiger den Keim in sich als gesunde Gleichaltrige. Und selbst bei Patienten, die nur unter leichten Gedächtnisstörungen litten, ließ sich der Keim fast doppelt so oft nachweisen wie bei Personen, die noch im Vollbesitz ihrer geistigen Kräfte waren. Je stärker die Infektion, also je höher der Antikörperspiegel war, der im Blut gemessen wurde, desto schlechter stand es um die geistige Regsamkeit der Betroffenen. Wahrscheinlich arbeitet der Keim gleich an mehreren Fronten gegen unsere grauen Zellen: Die Aufnahme des für Nervenzellen und Blutgefäße wichtigen Vitamins B_{12} geht zurück, wodurch Nerven geschädigt und die Durchblutung des Gehirns beeinträchtigt werden kann. Außerdem scheinen Entzündungsstoffe den Abbau von Gehirnzellen zu beschleunigen. Um den Keim loszuwerden, ist allerdings eine längere Antibiotikatherapie notwendig, die nicht nur den *Helicobacter* killt, sondern auch den anderen Gesellen im

Darm zusetzt. Dennoch sollte man in diesem Fall zunächst den Magenkeim beseitigen und anschließend mithilfe der Ernährung und von synbiotischen Nahrungsergänzungsmitteln der Darmflora wieder auf die Sprünge helfen.

MIKROBIOM-INFO

Bei der Alzheimerkrankheit besteht oft ein Mangel an Butyrat- und Propionatbildnern wie *Bacteroides, Ruminococcus, Lachnospiraceae, Eubacterium rectale* und *Bacteroides fragilis* sowie kurzkettigen Fettsäuren.

Bei Alzheimer besteht oft ein Überschuss an *Escherichia* coli, im Magen wird oft der Keim *Helicobacter pylori* nachgewiesen.

MULTIPLE SKLEROSE - IMMUNZELLEN GEGEN NERVENZELLEN

Multiple Sklerose (MS) ist eine Autoimmunerkrankung des Gehirns, an der vor allem junge Frauen im Alter zwischen 20 und 40 Jahren erkranken. Wie bei anderen Autoimmunerkrankungen auch gehen dabei fehlgeleitete Abwehrzellen gegen Strukturen des eigenen Körpers vor. Bei der MS sind es die Isolierungen der Nervenzellen, die sogenannten Myelinscheiden, auf die sich die Immunzellen stürzen. Die Ursachen für Multiple Sklerose liegen noch weitgehend im Dunkeln, eine veränderte Darmflora wird aber inzwischen auch hier als ein bedeutender Risikofaktor angesehen.

Regelmäßig findet man bei MS-Patienten charakteristische Veränderungen der Darmflora mit einem Mangel an schützenden Bakterien. Fanden Forscher in Stuhlanalysen zahlreiche entzündungsfördernde Bakterien, dann stieg das Risiko für die Autoimmunerkrankung an. Lebten viele entzündungshemmende Keime im Darm, sank das Risiko für MS oder die Krankheitsaktivität war geringer. Und auch hier – wie könnte es anders sein? – sind die Produzenten kurzkettiger Fettsäuren die wichtigsten Akteure. Zudem besteht bei MS ein Mangel an Bakterien, die pflanzliche Östrogene verstoffwechseln. Diese

Phytohormone findet man zum Beispiel in Soja, Leinsamen oder Hopfen. Bei MS scheinen weibliche Östrogene die Krankheit zu unterdrücken. Inwieweit das auch die Pflanzenöstrogene (Phytoöstrogene) können, wurde bisher noch nicht genau untersucht. Möglicherweise stellt aber das Fehlen von Bakterien, die diese Phytoöstrogene verstoffwechseln, einen weiteren Erkenntnisbaustein dar, der hilft, die Zusammenhänge zwischen Mikrobiom und Entstehung beziehungsweise Verlauf der Erkrankung besser verstehen zu können.

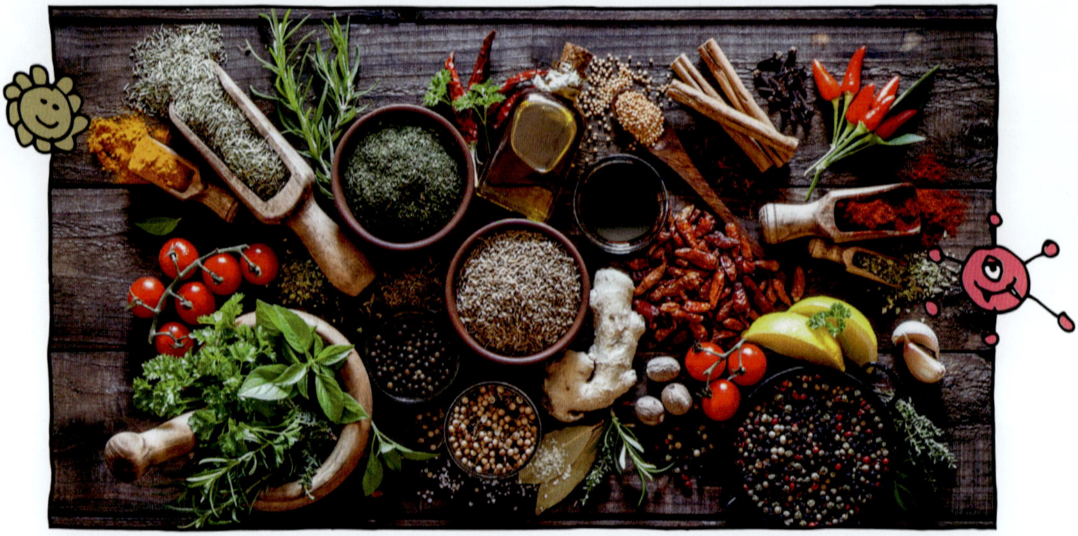

Kräuter und Gewürze bringen Geschmack ans Essen und können das Salz ersetzen, auf das bei Multipler Sklerose besonders geachtet werden sollte.

GUTE KEIME FÜR GESUNDE NERVEN

Dass das Mikrobiom bei MS tatsächlich eine wichtige Rolle spielt, zeigen Fälle, bei denen sich Betroffene aus anderen Gründen einer Stuhltransplantation unterziehen mussten. Mit dem neuen Mikrobiom im Gedärm kam es dann auch zu einer dauerhaften Verbesserung der Krankheitssymptome. Möglicherweise ist so ein größerer Eingriff wie eine Übertragung von Spenderstuhl gar nicht notwendig. Das zeigen Untersuchungen an Labortieren und Studien am Menschen. Speziell gezüchtete MS-Mäuse sind besonders anfällig für die Erkrankung. Sie dienen Wissenschaftlern dazu, neue Therapieoptionen für Betroffene zu testen. In diesem Maus-Modell ließ sich tatsächlich belegen, dass die Darmflora am Ausbruch der Erkrankung beteiligt ist. Keimfreie MS-Mäuse blieben gesund. Bei erkrankten Tieren ließen sich durch die Gabe probiotischer Bakterien die Symptome wirksam abschwächen. Auch bei menschlichen Patienten reichte die Gabe bestimmter probiotischer Bakterien für zwei bis vier Monate oft aus, um Symptome zu lindern und das Immunsystem wieder in die richtigen Bahnen zu lenken. Bifidobakterien, Laktobazillen und Streptokokkus-Keime wurden MS-Patienten in Studien bereits mit Erfolg verabreicht.

Da die Darmflora aber auch entscheidend von unseren Ernährungsgewohnheiten beeinflusst wird, empfehlen die italienischen Forscher Paolo Riccio und Rocco Rossano Patienten mit Multipler Sklerose eine darmflorafreundliche Ernährung. Sie sollte ballaststoffreich sein, aber so wenig Zucker, Salz, rotes Fleisch und gesättigte Fettsäuren wie möglich enthalten. Diese Nahrungsbestandteile heizen Entzündungen im Körper an und bringen die Darmflora aus dem Gleichgewicht. Beides fördert die Entstehung und die Verschlechterung der Multiplen Sklerose. Auch den Einsatz von Antibiotika sehen viele Forscher bei MS kritisch und betrachten ihn inzwischen als Risikofaktor für den Ausbruch und die Verschlechterung der Krankheit.

Eine aktuelle internationale Studie konnte nachweisen, dass Salz das Immunsystem offenbar sauer macht und die Zahl angriffslustiger Immunzellen dramatisch erhöhen kann. Die Zugabe von Kochsalz zu Zellkulturen ließ die Anzahl sogenannter TH17-Zellen um das Zehnfache ansteigen. Auch im Tierversuch führte salzigere Kost zu einem schwereren Krankheitsverlauf bei Multipler Sklerose. Bei Bluthochdruckpatienten konnte man bereits feststellen, dass Salz zu einer Veränderung des Mikrobioms führt und dadurch TH17-Zellen von der Leine gelassen werden. Produziert unsere Darmflora aber viel Propionat, dann werden beruhigende Treg-Zellen aktiviert, die die wilden TH17-Lymphozyten wieder an die Kette legen.

MIKROBIOM-INFO

Bei MS besteht oft ein Mangel an *Bacteroidetes (Prevotella), Faecalibacterium prausnitzii, Lactobacillus*-Stämmen und kurzkettigen Fettsäuren.

Bei MS besteht oft ein Überschuss an *Akkermansia muciniphila, Dorea* (kann Mucin abbauen) *und Blautia* (wirken entzündungsfördernd), *Pseudomonas, Haemophilus* und *Methanobrevibacter.* Sehr häufig liegt eine Darmbarrierestörung (Leaky-Gut-Syndrom) vor.

Der MS-Darm benötigt präbiotische Ballaststoffe, vor allem resistente Stärke. Diese resistente Stärke fördert Bakterien, die das fehlende Propionat bilden können. Außerdem sollten hoch dosierte Milchsäurebakterien zugeführt werden. Auch eine Ernährung, bei der Kräuter und Gewürze und nicht der Salzstreuer für Geschmack sorgen, kann sich durchaus günstig auf den Verlauf der MS auswirken.

DAS WICHTIGSTE ZUSAMMENGEFASST

* Wenn Sie unter neurologischen Erkrankungen oder Erkrankungen der Psyche leiden, sollten Sie eine Mikrobiomuntersuchung durchführen lassen. Dadurch erfahren Sie, wie Ihre Darmflora aufgestellt ist und ob Sie ausreichend entzündungshemmende Bakterien beherbergen, die ordentliche Mengen kurzkettiger Fettsäuren bilden, oder ob es da Lücken gibt.
* Gerade bei Erkrankungen der Psyche und des Nervensystems spielt die Darmbarriere eine wichtige Rolle. Marker, mit denen sich ein Leaky-Gut-Syndrom nachweisen lässt, sind Zonulin und Alpha-1-Antitrypsin. Diese Werte lassen sich in einer Stuhlprobe analysieren.

* Entzündungen, meistens als Folge einer Dysbiose oder eines Leaky-Gut-Syndroms, spielen bei fast allen Alterungsvorgängen und sehr vielen Erkrankungen, vor allem Krankheiten des Nervensystems und Autoimmunerkrankungen, eine Rolle. Lassen Sie Entzündungsmarker im Stuhl (zum Beispiel Calprotectin) und im Blut (zum Beispiel CRP) überprüfen.
* Lassen Sie überprüfen, ob Sie den *Helicobacter*-Keim beherbergen. Dazu gibt es drei Möglichkeiten: einen Atemtest, die Bestimmung von Antikörpern im Blut oder die Entnahme einer Gewebeprobe aus dem Magen im Rahmen einer Magenspiegelung. Da sich der Keim mit dem Atemtest ähnlich zuverlässig nachweisen lässt wie durch eine Gewebeprobe, fällt die Entscheidung wahrscheinlich leicht. Der Bluttest ist weniger aussagekräftig, da er auch bei bereits ausgeheilten Infektionen noch positiv ausfallen kann.
* Lassen Sie Ihren Vitamin-B_{12}-Spiegel im Blut überprüfen. Das ist vor allem wichtig, wenn Sie wenig tierische Lebensmittel zu sich nehmen oder eine chronische Magenschleimhautentzündung haben.
* Nehmen Sie keine probiotischen Präparate ein, die den Bakterienstamm *Escherichia coli* enthalten.
* Lassen Sie Ihren TMA-Spiegel im Blut bestimmen. Bestimmte Bakterien, vor allem solche aus der Gruppe der »Fäulnisbakterien«, sind in der Lage TMA zu bilden, das Gefäßverkalkung und Demenz fördert. Mithilfe eines Tests lässt sich überprüfen, ob der TMA-Spiegel zu hoch ist. Ist das bei Ihnen der Fall, sollten Sie weniger Fleisch und Eier verzehren und keine L-Carnitin-haltigen Nahrungsergänzungsmittel zu sich nehmen. Knoblauch, Olivenöl, Traubenkernöl, Balsamicoessig und Rotwein konnten in Studien die bakterielle TMA-Bildung verringern.
* Um gesund zu bleiben, benötigen die Abwehrzellen des Nervensystems die kurzkettigen Fettsäuren Propionat und Butyrat. Beide können auch als Nahrungsergänzungsmittel eingenommen werden. Propionat als Natriumpropionat oder Calciumpropionat, Dosierung: 500 Milligramm bis 1 Gramm täglich. Butyrat als Natriumbutyrat, die Tagesdosis liegt bei 600 Milligramm. Dennoch sollte man nicht allein darauf setzen, sondern auch parallel dazu die Keime fördern, die diese Fettsäuren eigenständig im Darm produzieren können.

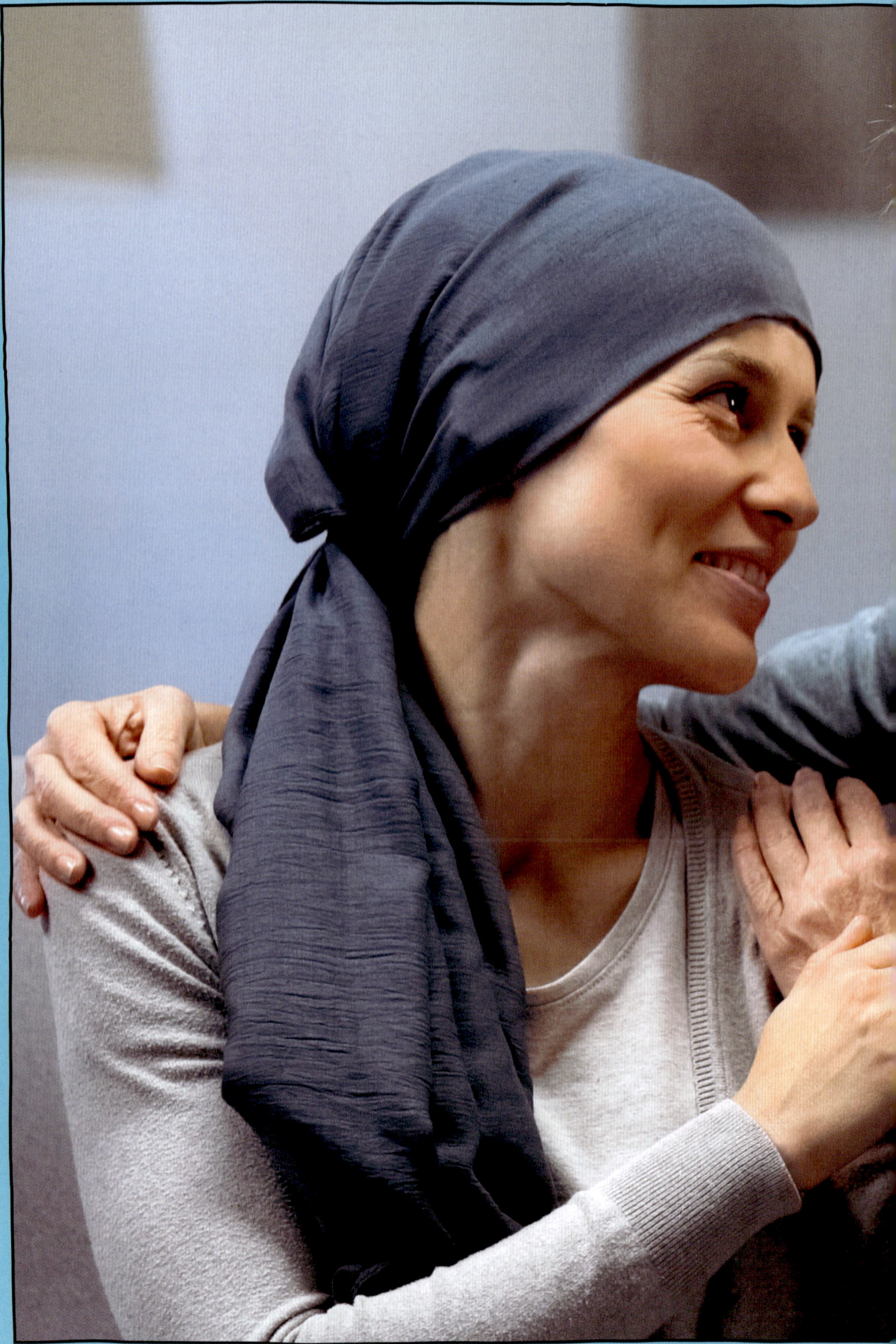

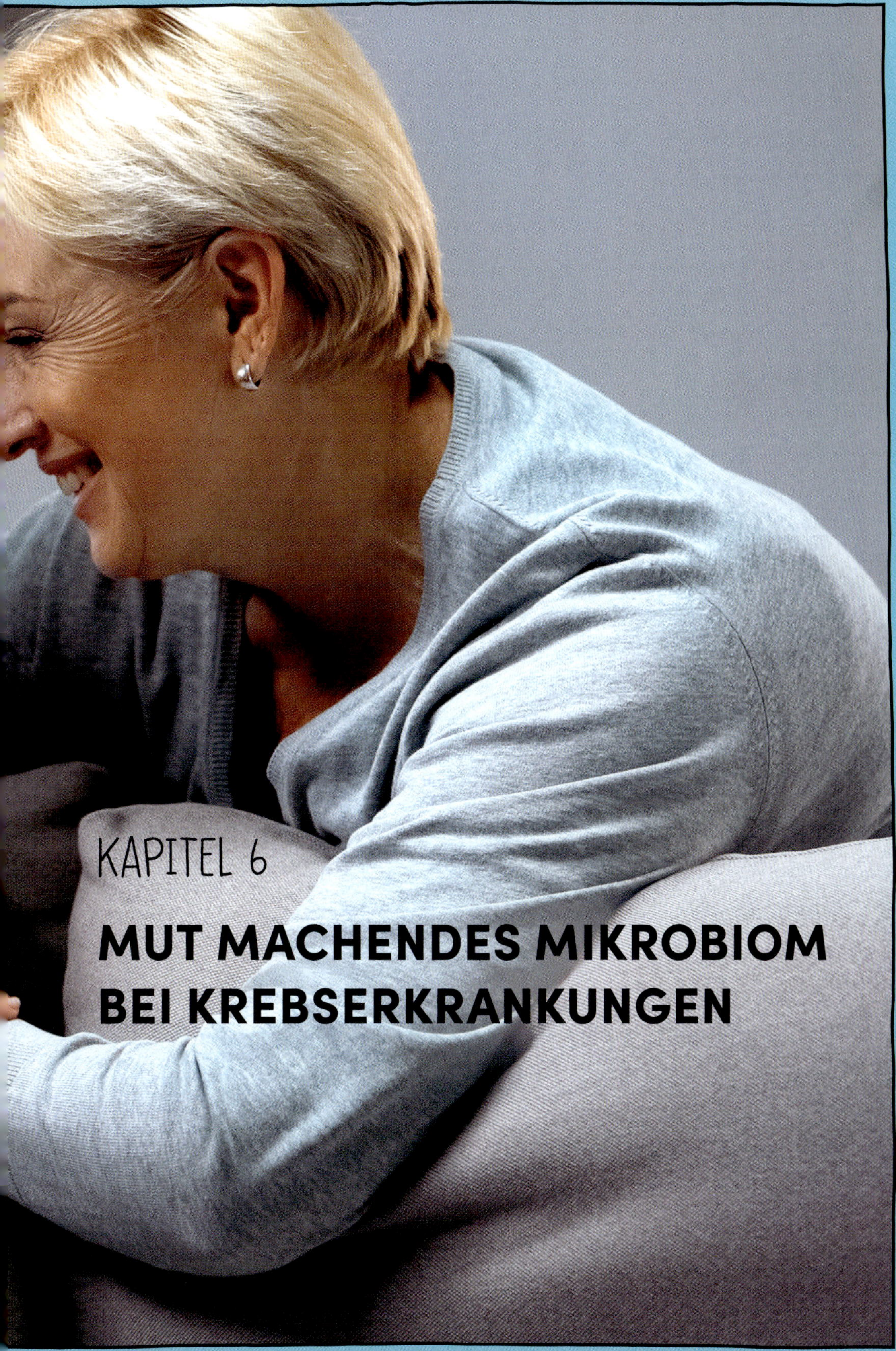

KAPITEL 6

MUT MACHENDES MIKROBIOM BEI KREBSERKRANKUNGEN

DARMFLORA UND IMMUNSYSTEM – DREAM-TEAM IM KAMPF GEGEN KREBS

Krebs ist ein komplexes Geschehen. Zahlreiche Einflüsse wie Lebensstil, Erbanlagen und berufliche Schadstoffexposition erhöhen oder senken das Risiko zu erkranken. Nun ist noch ein weiterer, nicht unerheblicher Faktor hinzugekommen: der Einfluss des Mikrobioms. Noch vor wenigen Jahren hätten Krebsspezialisten nur müde gelächelt, wenn man probiotische Bakterien zur Wirksamkeitssteigerung der Tumortherapie vorgeschlagen hätte. Inzwischen steht fest: Die Darmflora kann sowohl Entstehung und Ausbreitung einiger Tumore begünstigen oder verhindern als auch aktiv die Heilung von Krebserkrankungen – vor allem zusammen mit den neuen Immuntherapien – unterstützen. Dieses Forschungsgebiet steckt zwar in gewisser Weise noch in den Kinderschuhen, aber es ist enorm vielversprechend und kann einige der herkömmlichen Therapien und viele der neu entwickelten Behandlungsformen wirkungsvoll unterstützen.

»Unsere neuen Forschungsergebnisse deuten auf ein universelles Prinzip hin, das unser Verständnis der Entstehung von Krebserkrankungen erweitern wird – nämlich als ein umfangreiches Zusammenspiel von genetischen und Umweltfaktoren einschließlich konkreter mikrobieller Einflüsse«, betont Prof. Thomas Bosch, Leiter der Zell- und Entwicklungsbiologie in einer Pressemitteilung der Christian-Albrechts-Universität zu Kiel. »Die neuen Forschungsergebnisse zeigen, dass ein wichtiger Aspekt bei der Krebsentstehung im Kontext der mikrobiellen Wechselwirkungen zu suchen ist. (…) Es ist in vielen Fällen nicht ein einzelner schädlicher Eindringling, sondern der Wegfall des Mikrobioms als Schutzbarriere des Körpers insgesamt, der die Krebsentstehung fördern kann.«

Interessant ist in diesem Zusammenhang, wie sich die individuelle Zusammensetzung des Mikrobioms, aber auch deren Veränderungen durch

Krebstherapien wie Chemotherapie, begleitende Antibiotikatherapien oder die neuen Immuntherapien auf den Heilungserfolg auswirken können – im positiven wie im negativen Sinne.

Die Darmflora ist bei vielen Krebserkrankungen sozusagen unser Co-Therapeut, denn sie beeinflusst die Hormonspiegel, schützt Zellen vor Schäden und fördert Abwehrzellen, die den Tumor attackieren können. So sind beispielsweise Patienten mit Blutkrebs, in deren Därmen sich besonders viele Bakterien der Art *Eubacterium limosum* tummeln, besser vor einem Fortschreiten der Erkrankung und auch vor Rückfällen geschützt als Leukämiekranke, denen dieser bestimmte Keim fehlt.

Schädigen wir die Darmflora hingegen, steigt das Risiko für Tumore. Italienische Forscher analysierten 25 Studien, die Daten von insgesamt fast 8 Millionen Patienten umfassten. Das Ergebnis: Antibiotikaeinnahme ist ein unabhängiger Risikofaktor bei der Entstehung einer Krebserkrankung. Besonders auffällig waren diese Zusammenhänge bei Lungen-, Bauchspeicheldrüsen-, Brust- und Nierentumoren. Aber auch bei anderen Krebserkrankungen ließen sich Zusammenhänge feststellen.

Ob eine Schädigung des Mikrobioms hier ursächlich ist, wurde nicht untersucht. Doch der Verdacht steht im Raum. Unsere Darmflora ist in der Lage, Entzündungen zu bremsen und somit der Krebsentstehung vorzubeugen. Darmbakterien aktivieren Abwehrkräfte, fangen krebserregende freie Radikale ab, produzieren schützende Antioxidantien oder Fettsäuren wie Butyrat und fördern den programmierten Zelltod entarteter Zellen. Verändert sich die Darmflora in eine ungünstige Richtung, dann schwächelt auch unser Schutzschild gegen Tumorerkrankungen. Die Ergebnisse zahlreicher Studien sprechen dafür, zukünftig das Mikrobiom in eine individualisierte Krebstherapie miteinzubeziehen.

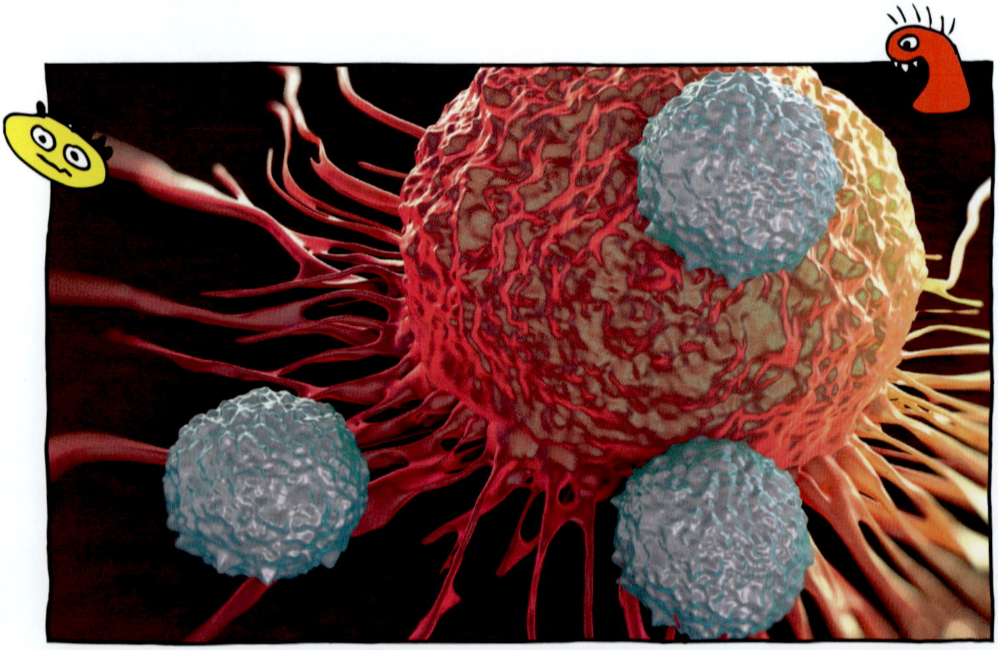

Krebsproteine hemmen, DNA-Schäden reparieren oder die »Killerzellen« unterstützen – Bakterien können wichtige Helfer im Kampf gegen Krebs sein.

WELCHE DARMBAKTERIEN BEEINFLUSSEN DAS KREBSRISIKO?

Inzwischen weiß man, dass ein artenreiches Mikrobiom nicht nur das Risiko für zahlreiche Krebserkrankungen senkt, sondern – wenn es einen dann doch erwischt hat – auch das Ansprechen auf die Therapien und somit auch die Chancen auf Heilung deutlich verbessern kann. Zusätzlich entdeckten Forscher spezielle Unterschiede zwischen der Darmbesiedelung gesunder Personen und der von Krebspatienten.

Schützend auf die Entstehung von Krebserkrankungen scheinen sich verschiedene Milchsäurebakterien auszuwirken. Für *Lactococcus lactis* konnte man nachweisen, dass dieser Keim die Abwehr von Tumorzellen verbessert, indem er die Aktivität sogenannter Killerzellen anregt. Und diese Zellen machen dann das, was sie am besten können, nämlich die Tumorzellen »um die Ecke bringen«. Auch anhand von Zellkulturen konnte gezeigt werden, dass eine Kombination mehrerer Bakterienstämme die »Killerzellen« aktivieren kann. In dieser Mischung, die das Immunsystem stark aktivieren konnte, waren *Streptococcus thermophilus, Bifidobakterium longum, Bifidobacterium breve, Bifidobacterium infantis, Lactobacillus acidophilus, Lactobacillus plantarum, Lactobacillus casei* und *Lactobacillus bulgaricus* enthalten.

Bei Versuchstieren ließen sich durch die Gabe bestimmter Bakterien, zum Beispiel die von *Bifidobacterium longum*, die Entwicklung und das Wachstum von Darmtumoren deutlich unterdrücken. Die Antitumoreigenschaften des Bakteriums führt man darauf zurück, dass es die Aktivität bestimmter Krebsproteine hemmen kann.

Wenn Zellen zu wuchern beginnen, spielen oft auch Schäden an der Erbsubstanz (DNA) eine Rolle. Interessanterweise gibt es Bakterien, die DNA-Schäden fördern können, und solche, die davor schützen. Mikroorganismen wie *Escherichia-coli*-Bakterien und bestimmte Staphylokokken sind in der Lage, die Stabilität der Erbsubstanz zu beeinträchtigen. Andere Keime wie *Streptococcus thermophilus* scheinen die Erbsubstanz hingegen eher zu schützen, denn sie fangen aggressive Moleküle (freie Radikale) ab.

TUMOR-MIKROUMGEBUNG – WO DIE BÖSEN ZELLEN WOHNEN

Entscheidend für Tumorwachstum oder -hemmung sind nicht nur die entarteten Zellen selbst, sondern auch deren direkte Umgebung. Denn die Tumorzelle lebt nicht allein, sondern sie ist in das Gewebe der Umgebung eingebettet. In der Mikroumgebung des Tumors gibt es Blutgefäße, die die Krebszellen mit Nahrung versorgen, Lymphgefäße sowie Fettzellen und Bindegewebszellen. Und dieses Tumorumfeld trägt entscheidend dazu bei, ob es den Zellen gelingt, vom Immunsystem unbehelligt zu wachsen und zu metastasieren oder ob deren Ausbreitung gebremst werden kann. Die sogenannte Mikroumgebung ist quasi das Versteck des Tumors. Und je nachdem, wie gut dieses Umfeld die Krebszellen »absichert«, fällt es unseren Abwehrzellen leichter oder schwerer, gegen sie vorzugehen. Zu einem wichtigen Faktor im Tumorumfeld zählt auch die Fähigkeit der Krebszellen, Gefäße neu sprießen zu lassen. Tumorzellen sorgen nämlich selbst dafür, dass ihre Infrastruktur stimmt und sie gut versorgt werden. Deshalb regen sie die Gefäßneubildung, die sogenannte Angiogenese, an. Die ständige Neubildung von Versorgungsleitungen stellt sicher, dass das wachsende Tumorgewebe immer genug Nährstoffe zur Verfügung hat. Die moderne Krebsmedizin versucht unter anderem, dem Tumor diese Versorgungswege abzuschneiden, indem sie die Aussprossung von neuen Gefäßen verhindert.

Die Tumor-Mikroumgebung scheint in allen Stadien der Tumorentstehung eine bedeutende Rolle zu spielen und sie lässt sich interessanterweise durch probiotische Bakterien beeinflussen. Probiotika waren zum Beispiel in der Lage, die Gefäßneubildung zu bremsen oder zu blockieren. Der Tumor bildet sich dann zwar nicht zurück, aber es fällt ihm enorm schwer, weiterzuwachsen, wenn der Nachschub fehlt.

Inzwischen gilt es als sicher, dass Probiotika sehr viele Mechanismen beeinflussen können, die an der Metastasierung beteiligt sind. Im direkten Tumorumfeld findet man meistens Immunzellen, die aber oft nicht in der Lage sind, den Tumor anzugreifen und zu beseitigen. In Tierstudien konnte man feststellen, dass die Fähigkeit von Laktobazillen, eine Metastasierung zu verhindern, vor allem auf deren Einfluss auf die Tumor-Mikroumgebung zurückzuführen ist. *Lactobacillus casei* war zum Beispiel in der Lage, die Entwicklung und das Wachstum von Lungen- und Lymphknotenmetastasen bei Mäusen und Meerschweinchen zu unterdrücken.

Werden regelmäßig bestimmte probiotische Bakterien verabreicht, dann verbessert sich offensichtlich die Tumorabwehr.

BRUSTKREBS – MIKROBIOM GEGEN METASTASEN

Brustkrebs ist die häufigste Krebserkrankung bei Frauen. Obwohl sich die Behandlungsmöglichkeiten und damit auch die Überlebenschancen in den letzten Jahren deutlich verbessert haben, gibt es noch viele unbekannte Faktoren bei diesem Krankheitsbild. US-amerikanische Forscher haben sich nun mit der Rolle der Darmflora auf den Krankheitsverlauf befasst. Bei rund zwei Drittel der Patientinnen wird ein hormonempfindlicher Brustkrebs diagnostiziert. Die Zellen besitzen dann Rezeptoren, also Andockstellen, für Hormone, über die das Wachstum der Krebszellen angeregt wird. Einige dieser Erkrankungen verlaufen mild, andere aggressiv und der Krebs bildet schon früh Tochtergeschwüre.

Vor allem für Patientinnen mit hormonempfindlichem Brustkrebs scheint eine gesunde Darmflora besonders wichtig zu sein. Das lässt sich aus Tierversuchen und aus Studien mit Betroffenen ableiten. Wurde die Darmflora von Mäusen, die zu Brustkrebs neigen, mit einem starken Antibiotikum geschädigt, kam es schon bald zu Entzündungen des Brustgewebes und die Bildung von Tumoren und Metastasen wurde begünstigt. Die gestörte Darmflora machte den Krebs also aggressiver. Nicht so bei den Nagern mit intakter Darmflora. Ein gesundes Mikrobiom war bei ihnen mit einem günstigeren Krankheitsverlauf verknüpft.

Was die Tierversuche vermuten ließen, bestätigte sich auch in verschiedenen Studien, die Stuhlproben von Brustkrebspatientinnen mit denen einer gesunden Kontrollgruppe verglichen: Regelmäßig fiel bei Brustkrebspatientinnen eine geringere Artenvielfalt auf. Mehrere Studien konnten einen Zusammenhang zwischen einer Antibiotikaeinnahme und einem leicht erhöhten Risiko für Brustkrebs nachweisen – je länger und je häufiger die Patientin Antibiotika genommen hatte, desto stärker zeigten sich die Zusammenhänge –, selbst wenn die Antibiotikatherapie mehr als zehn Jahre zurücklag.

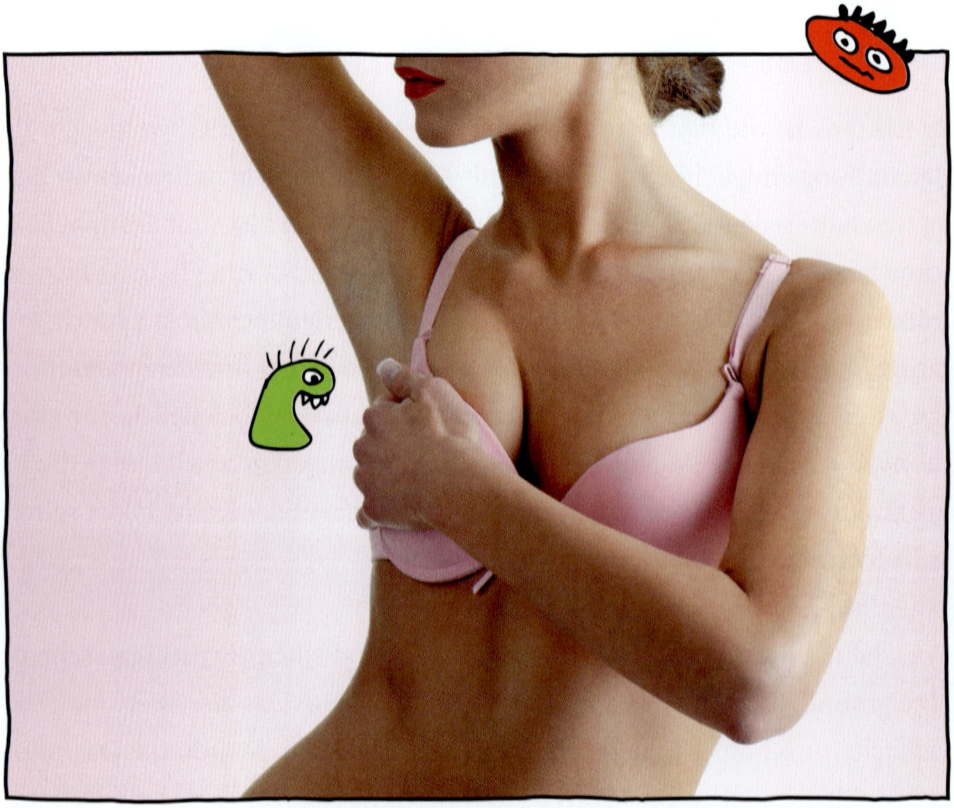

Eine Darmflora mit der richtigen Bakterienzusammensetzung verringert das Brustkrebsrisiko und hemmt das Voranschreiten der Krankheit.

Mikroorganismen sind darüber hinaus in der Lage, mithilfe ihrer Stoffwechselprodukte das Fortschreiten von Brustkrebs zu hemmen. Unter anderem können die schon vielfach erwähnten kurzkettigen Fettsäuren Einfluss auf das Selbstzerstörungsprogramm der Krebszellen (Apoptose) nehmen und so das Voranschreiten der Erkrankung beeinflussen. Aggressiven Brustkrebszellen fehlen oft die »Schalter«, über die der Zelltod ausgelöst und das Wachstum begrenzt werden kann. Kurzkettige Fettsäuren wie Butyrat und Propionat locken diese »Rezeptoren-Schalter« wieder an die Oberfläche und programmieren dadurch aggressive Brustkrebszellen zu einem weniger gefährlichen Typ um, wodurch das Risiko für Metastasen deutlich gesenkt wird. Auch bei Darmkrebs reduzieren diese Bakterienmetaboliten die Fähigkeit des Tumors, sich auszubreiten und größeren Schaden anzurichten.

Brustkrebspatientinnen hatten daneben häufig auch eine größere Zahl an Bakterien, die direkt in den Östrogenstoffwechsel eingreifen können. Die Gesamtheit der Bakterien, die in der Lage sind, Östrogene herzustellen, bezeichnet man als »Östrobolom«. Östrogene sind das »Futter« für hormonempfindliche Krebszellen. Ein Therapieprinzip in der Behandlung hormonempfindlicher Tumore ist es, sie durch Hormonentzug »auszuhungern«.

Der Abbau körpereigener Östrogene findet normalerweise in der Leber statt. Dort werden die Hormone so umgebaut, dass sie nicht wieder aus dem Verdauungstrakt resorbiert werden können, und gelangen dann mit der Gallenflüssigkeit in den Darm. Das weitere Schicksal der Hormone hängt nun von den Bakterien ab, auf die sie treffen. Befinden sich viele Keime im Verdauungstrakt, die die ausgeschiedenen Östrogene wieder in eine resorbierbare Form zurückverwandeln, dann werden die Botenstoffe wieder in den Körper geschleust und können so theoretisch erneut das Wachstum von Krebszellen in der Brust anregen. Bakterien aus der Gruppe der Clostridien gehören zu den Mikroorganismen, die dem Körper mehr weibliche Hormone zuführen. Auch Keime aus den Gruppen E. (zum Beispiel *Escherichia coli*) und *Shigella* besitzen diese Enzyme. Das Östrobolom lässt sich anhand einer Stuhlprobe im Rahmen einer Mikrobiomanalyse untersuchen.

MIKROBIOM-INFO

Bei Brustkrebs besteht oft ein Mangel an Bifidobakterien, *Dorea* und *Lachnospiraceae*.

Bei Brustkrebs besteht oft ein Überschuss an Clostridien und *Escherichia coli*.

Hilfreich sein könnte die Zufuhr von *Lactococcus lactis, Streptococcus thermophilus, Bifidobakterium longum, Bifidobacterium breve, Bifidobacterium infantis, Lactobacillus acidophilus, Lactobacillus plantarum, Lactobacillus casei* und *Lactobacillus bulgaricus*.

DIE DARMFLORA ALS SCHUTZWALL ODER TÜRÖFFNER BEI DARMKREBS

Darmkrebs ist in Deutschland bei Männern und Frauen die zweithäufigste Krebserkrankung. Die typische »westliche Ernährung« mit viel Fleisch, Kohlenhydraten und wenigen Ballaststoffen sowie eine erbliche Vorbelastung erhöhen das Risiko, daran zu erkranken. Doch möglicherweise muss man zukünftig auch hier eine Dysbiose als Risikofaktor betrachten. Denn auch im Kot von Darmkrebspatienten fehlt – wie bei zahlreichen anderen Erkrankungen auch – Butyrat und Darmkrebspatienten haben häufig zu wenig Buttersäureproduzenten wie *Prevotella* oder *Ruminococcus*. Fehlen die kurzkettigen Fettsäuren, lässt sich der programmierte Zelltod nicht aktivieren – und wenn dann Zellen aus der Reihe tanzen, lässt sich ihr ungehindertes Wachstum nur schwer bremsen.

Prevotella-Bakterien sind »Pflanzenfresser«, sie gewinnen ihre Energie aus pflanzlichen Ballaststoffen. Die höheren *Prevotella*-Zahlen bei Gesunden sind deshalb wahrscheinlich auch Folge anderer Ernährungsgewohnheiten mit mehr Ballaststoffen und Pflanzenkost. Darmkrebspatienten hatten hingegen oft zu viele Fäulnisbakterien wie *Citrobacter* im Stuhl. Diese verarbeiten bevorzugt Fette und Eiweiße und vermehren sich bei entsprechender Ernährungsweise. Auch der eigentlich wichtige Keime *Akkermansia muciniphila* hatte sich bei ihnen übermäßig breitgemacht. Ähnliche Befunde ließen sich auch bei Prostatakrebs nachweisen.

ZAHNPFLEGE SENKT DAS RISIKO FÜR DARMKREBS UND ARTERIENVERKALKUNG

Nicht nur unser Darm ist ein bakterielles Biotop, auch die Mundschleimhaut ist dicht mit Mikroorganismen besiedelt. Je nach Zusammensetzung schützen uns die Mundkeime vor Karies und Parodontose oder fördern diese im ungünstigen Fall. Seit Kurzem rückt ein Keim mit dem Namen *Fusobacterium nucleatum* in den Fokus der Mikrobiomforscher. Dieses Bakterium hat bis vor einigen Jahren nur den Zahnarzt interessiert, denn der Lebensraum von *Fusobacterium nucleatum* ist eigentlich der Mund. In geringer Konzentration ist der Keim auch im gesunden Zahnfleisch nachweisbar. Sind jedoch die Lebensbedingungen zum Beispiel bei mangelnder Mundhygiene günstig, breitet sich das Fusobakterium rasant aus und fördert die Entstehung von Parodontose und Parodontitis, also von Zahnfleischschwund und Entzündungen des Zahnhalteapparates. In diesem Fall können größere Mengen des Keims durch kleine Verletzungen des Zahnfleischs ins Blut gelangen oder auch verschluckt werden, sich dann bis zum Dickdarm durchschlagen und dort ansiedeln. Beides wirkt sich ungünstig auf unsere Gesundheit aus. *Fusobacterium nucleatum* wird inzwischen mit einem erhöhten Risiko für Fehlgeburten, Arterienverkalkung und Darmkrebs in Verbindung gebracht und die Beweislast ist erdrückend.

PARODONTOSE-BAKTERIEN BEGLEITEN DARMKREBSZELLEN

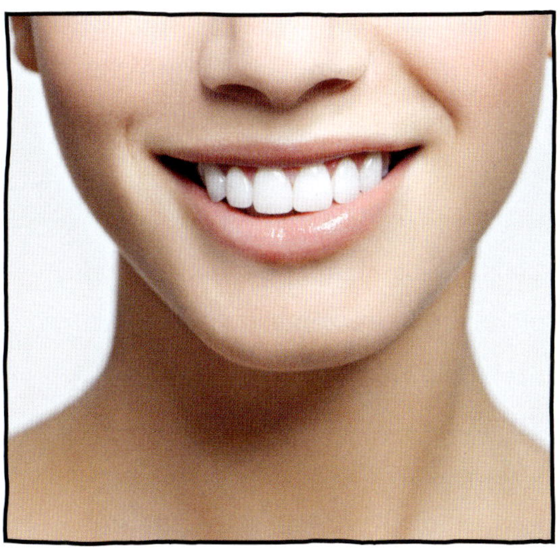

Gesunde Zähne und gesundes Zahnfleisch sorgen nicht nur für ein strahlendes Lächeln, sondern sind auch wichtig für einen gesunden Darm.

Fusobacterium nucleatum lebt in einträglicher Gemeinschaft mit Darmkrebszellen. Im Tumorgewebe wird es 79-mal häufiger nachgewiesen als in gesunden Darmzellen. Selbst wenn der Tumor Metastasen bildet, nimmt er den Keim mit: Genetisch identische Bakterien waren im Primärtumor im Darmgewebe ebenso nachweisbar wie in Absiedelungen in der Leber. Hatten die ursprünglichen Tumorzellen aber keine bakteriellen Begleiter, fand man diese auch nicht in den Tochtergeschwülsten.

Warum besteht diese enge symbiotische Beziehung zwischen dem Bakterium aus der Mundhöhle und dem Tumor am anderen Ende des Magen-Darm-Trakts? Die Antwort ist ebenso einfach wie unheimlich: Weil beide einen deutlichen Nutzen davon haben. *Fusobacterium nucleatum* profitiert von der meist sauren Umgebung des Tumors und kann sich dort gut ansiedeln. Dafür hält das Bakterium eine schützende Hand über die Krebszellen, indem es den programmierten Zelltod (Apoptose) durch die klassischen Chemotherapien verhindert. Dadurch werden die Tumorzellen resistent gegen die Anti-Krebs-Therapie. Und auch das Immunsystem kann nichts mehr gegen die entarteten Zellen ausrichten, denn das Bakterium blockiert wichtige Andockstellen (Rezeptoren) für Immunzellen auf dem Tumor. Dadurch verhindert *Fusobacterium nucleatum* unter anderem, dass Killerzellen die feindlichen Krebszellen eliminieren.

Nun liegt die Frage auf der Hand, ob zum Beispiel Antibiotika den Tumor seines Bakterienschutzes berauben können. Die interessante Antwort: Ja, sie können es – aber nur zum Teil. Die Behandlung mit dem Antibiotikum Metronidazol führte zumindest bei Tieren zu einer messbaren Verkleinerung des Tumors, nicht aber zum völligen Verschwinden. Als Kontrolle diente eine Gruppe von Mäusen, die mit einem anderen Antibiotikum (Erythromycin) behandelt wurden, gegen das die Keime aber resistent sind. Hier schrumpften die Krebsgeschwüre nicht.

Das Problem ist, dass Antibiotika nicht selektiv Darmbakterien ausschalten können, sondern immer auch andere, nützliche und schützende Keime in Mitleidenschaft ziehen. Zudem wird die Zahl schädlicher Bakterien vermindert, aber nicht völlig beseitigt. Sind die Bedingungen für *Fusobacterium nucleatum* weiterhin günstig, dann kann sich der Keim nach einer gewissen Zeit wieder ausbreiten. Wird zum Beispiel eine Parodontose nicht saniert, dann kommt immer wieder Bakteriennachschub aus dem Mund in den Darm – und die Bakterien können sich nach Beendigung der Antibiotikabehandlung leicht erneut ansiedeln. Außerdem weiß man von anderen Krebserkrankungen, dass zu häufige Antibiotikatherapien möglicherweise die Prognose verschlechtern, da sie die Darmflora schädigen. Es sind sicher weitere Studien notwendig, um hier ein klares Therapiekonzept zu entwickeln. Bis dahin würde ich – aufgrund der aktuellen Studienlage – folgendes Vorgehen empfehlen:

* Einen Zahnarztbesuch einplanen und überprüfen lassen, ob eine Parodontose oder Parodontitis besteht. Wenn ja, dann auf jeden Fall eine entsprechende Behandlung durchführen lassen und die Zahnhygiene mit Zahnbürste, Zahnseide und Mundspülung optimieren.

* Wenn im Mund und Darm eine zu hohe Zahl von *Fusobacterium nucleatum* nachgewiesen wurde, sollte eine Behandlung mit Metronidazol oder einem anderen gegen anaerobe Bakterien wirksamen Antibiotikum durchgeführt werden. Ob das auch beim Menschen mit Dickdarmtumoren nützlich ist, müssen weitere Studien klären. Zumindest verringert diese Maßnahme (vorübergehend) wirkungsvoll die Zahl der Fusobakterien.

* Um nun die erneute Ausbreitung des Keims zu verhindern, sollte parallel der Aufbau einer gesunden Darmflora unterstützt werden. Dazu sind präbiotische Ballaststoffe und hoch dosierte probiotische Bakterien notwendig. Auch die Ernährung sollte auf darmfreundlich umgestellt werden – mehr dazu im Kapitel »So bekommt Ihre Darmflora Rückenwind« ab Seite 186.

* Wenn Sie Protonenpumpenhemmer (Magentabletten) einnehmen, lassen Sie überprüfen, ob diese wirklich weiterhin notwendig sind. Protonenpumpenhemmer schwächen den »Säurewall« des Magens. Niederländische Wissenschaftler stellten fest, dass die Medikamente zu ganz deutlichen Veränderungen der Darmflora führen und sich unerwünschte Bakterien aus der Mundschleimhaut leichter im Darm ansiedeln konnten.

* Vor oder während einer Chemotherapie eine Mikrobiomanalyse durchführen lassen. Fragen Sie im Labor nach, ob auch *Fusobacterium nucleatum* bestimmt wird.

RÜCKENWIND BEI STAMMZELLTRANSPLANTATIONEN

Bei vielen Formen des Blutkrebses (Leukämien und Lymphome) ist die Zerstörung aller Blut- und Immunzellen des Patienten und die Verpflanzung eines neuen Immunsystems von einem Spender oft der einzige Weg, die Krankheit zu heilen. Eine solche Stammzelltransplantation ist ein riskantes Manöver und für den Erkrankten nicht ganz ungefährlich, denn nicht immer fügt sich das neue Abwehrsystem problemlos in den Körper ein. Die Aufgabe von Immunzellen ist es ja, alles Fremde zu bekämpfen. Wer zum Beispiel eine Spenderniere erhält, muss lebenslang Medikamente nehmen, die die Abwehrkräfte zügeln, damit das neue Organ nicht angegriffen und abgestoßen wird.

Bei der Stammzelltransplantation wird ein komplett neues Abwehrsystem eingepflanzt, für das zunächst jede Zelle und jedes Organ des neuen Wirts fremd ist. Deshalb besteht die Gefahr, dass die Abwehrzellen ganz massiv gegen den Empfänger vorgehen und zu schweren Schäden an Haut, Lunge oder Darm führen. Diese Reaktion wird als »Graft-versus-Host-Reaktion« (GvHR) bezeichnet, als einen Angriff des Transplantats auf den neuen Wirt. Erst seit Kurzem weiß man, dass Darmbakterien mitentscheiden, wie gut und schnell sich das neu verpflanzte Abwehrsystem im Körper heimisch fühlt und sein aggressives Verhalten gegenüber dem »Gastgeber« einstellt.

In einer Studie untersuchte man, wie sich zum einen das Mikrobiom durch so eine Transplantation verändert, und zum anderen, welche Darmbakterien möglicherweise das Risiko für eine Abstoßungsreaktion verringern können. Dazu wurden drei Stuhlproben genommen: direkt vor der Übertragung der neuen Zellen, kurz danach und eine dritte nach drei bis fünf Wochen. Bei allen Patienten nahm die Vielfalt und Präsenz wichtiger schleimhautschützender Bakterien wie *Bifidobakterien, Faecalibacterium* oder *Roseburia* zunächst ab, Krankheitserreger wie *Escherichia coli,* Streptokokken und andere hingegen zu. Wie gut und wie schnell sich die Darmflora erholte, entschied in der Studie über den Verlauf der Krankheit: Hielt der Mangel an Vielfalt (Diversität) an und fehlte der Darmflora die Fähigkeit, sich zu regenerieren, dann traten häufig schwere Abstoßungsreaktionen auf. Keine oder nur eine leichte GvHR entwickelten hingegen Patienten, in deren Mikrobiom sich die Artenvielfalt rasch wiederherstellen ließ.

Andere Untersuchungen zeigen, dass die kurzkettige Fettsäure Butyrat wahrscheinlich auch hier eine gute Schutzwirkung hat und Abstoßungsreaktionen verhindern kann. Butyrat wirkt dabei über einen ähnlichen Mechanismus wie Medikamente, die zu diesem Zweck eingesetzt werden.

DARMFLORA UNTERSTÜTZT KREBSTHERAPIE

Darmbakterien können den Schalter nicht nur in Richtung Tumorhemmung oder Tumorwachstum umlegen, sondern auch für den Therapieerfolg entscheidend sein. Viele altbewährte Chemotherapeutika und vor allem die neuen Immuntherapien bekämpfen oft nur dann den Tumor wirkungsvoll, wenn das Mikrobiom gut aufgestellt und vielfältig angelegt ist. Schlagen die neu entwickelten Behandlungsoptionen nicht an, liegt es nicht selten an der Zusammensetzung der Darmflora. Offenbar müssen Immunzellen, die Krebszellen zerstören können, erst von bestimmten Darmkeimen dazu ermuntert werden. Ohne den bakteriellen »Tritt in den Hintern« bleiben die Abwehrzellen träge und müde und der Tumor kann sich ausbreiten.

Stimmen diese Überlegungen, dann müsste man durch die gezielte Gabe probiotischer Bakterien die Tumortherapie verstärken können. Und genau das ließ sich in Studien nachweisen. Die meisten Daten über die Zusammenhänge zwischen Krebs und Darmflora wurden bisher in Tierversuchen gewonnen. So ließen sich beispielsweise bei Mäusen mit schwarzem Hautkrebs die Therapieerfolge enorm verbessern, wenn die Darmflora der Tiere reich an *Bifidobakterien* war. Auch viele *Bacteroidetes* im Darm schienen die körpereigene Abwehr gegen Tumorzellen scharfzumachen. Im Tierversuch wurde das Tumorwachstum fast völlig gestoppt, wenn die Tiere einen Cocktail aus Bifidobakterien und Immuntherapie erhielten. Und übertrug man Mäusen, die keine Darmflora besaßen, aber besonders anfällig für Tumore waren, das Mikrobiom von Patienten, die gut auf eine Immuntherapie ansprechen, dann verkleinerten sich unter der Behandlung auch bei den Tieren die Geschwüre rasch.

Aber auch bei menschlichen Krebspatienten sammelt man inzwischen Erfahrungen, wie das Mikrobiom die Therapie beeinflussen kann. Vor allem moderne Krebstherapeutika sind offensichtlich auf die Unterstützung des Mikrobioms angewiesen. Checkpoint-Inhibitoren zählen zu den neuen, vielversprechenden Immuntherapeutika, die Krebszellen wieder für die Abwehrzellen sichtbar machen. Oft findet man im Tumorgewebe haufenweise Immunzellen, die aber die entarteten Zellen nicht angreifen. Krebszellen können die körpereigene Abwehr nämlich so ausbremsen, dass den Immunzellen »die Lust fehlt«, gegen den Tumor vorzugehen. Checkpoint-Inhibitoren lösen diese Bremse – und dann lassen sich erstaunliche Wirkungen erzielen. Aber nur, wenn das Mikrobiom mitspielt.

Seit Kurzem mehren sich die Hinweise, dass sich Antibiotika ungünstig auf die Behandlung von Krebspatienten mit Checkpoint-Inhibitoren auswirken. In einer britischen Studie erhielten 200 Tumorpatienten mit zahlreichen Metastasen diese neue Immuntherapie. Hatten sie im vorausgegangenen Monat Antibiotika erhalten, dann lebten sie trotz der wirkungsvollen Behandlung durchschnittlich nur noch zwei Monate. Ohne vorherige Antibiotikatherapie lag die durchschnittliche Lebenserwartung aber bei mehr als zwei Jahren (durchschnittlich 29 Monate).

Beim schwarzen Hautkrebs (Melanom) sind die Checkpoint-Inhibitoren vielversprechende Arzneimittel, denn auch hier helfen sie den Abwehrzellen, den Tumor zu erkennen und im Idealfall dauerhaft zu bekämpfen. Doch bei jedem vierten Patienten mit metastasiertem Melanom wirkt aus bisher unerfindlichen Gründen diese neue Therapie nicht. Ein US-amerikanisches Forscherteam aus Houston, Texas, untersuchte deshalb den Stuhl von über 100 Melanompatienten und stellte fest: Wer ein vielfältigeres Mikrobiom besitzt und im Idealfall auch noch bestimmte Bakterien beherbergt, hat gute Chancen, dass die Medikamente anschlagen und die Krankheit dauerhaft besiegt werden kann. Günstig beeinflusst wird der Verlauf durch *Bifidobacterium longum, Enterococcus faecium* sowie Bakterien aus der Gruppe der Clostridien (*Faecalibacterium prausnitzii, Ruminococcus*). Wie Sie diese gezielt beeinflussen können, lesen Sie auf Seite 215.

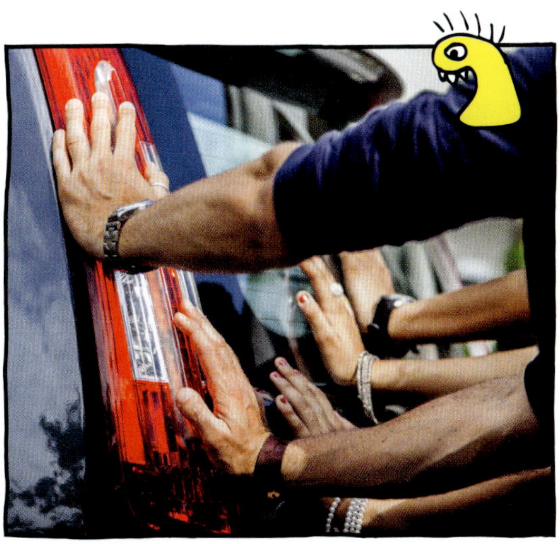

Mit den richtigen Bakterien als »Anschiebehilfe« schaffen es die Immunzellen wieder, Krebszellen zu erkennen und zu vernichten.

Auch bei der Behandlung anderer Krebsarten wie Blasen-, Lungen- und Nierenkrebs wird man zukünftig dem Mikrobiom viel mehr Aufmerksamkeit schenken. Vor allem Patienten, die viele *Akkermansia-muciniphila*-Bakterien beherbergten, sprachen bei diesen Erkrankungen gut auf Immuntherapien an. Wurden aber gleichzeitig Antibiotika verabreicht, kam es – wie auch in anderen Studien – während der Behandlung häufiger zu Rückfällen.

Nicht nur Antibiotika sollte man bei der Krebstherapie möglichst meiden, auch Magentabletten, sogenannte Protonenpumpenhemmer, reduzieren die Wirksamkeit der Immuntherapie deutlich. In einer Untersuchung an mehr als 1500 Krebspatienten hatten diejenigen die beste Prognose, die 30 Tage vor und 30 Tage nach Therapiebeginn weder Protonenpumpenhemmer noch Antibiotika erhielten. Beide Medikamente reduzierten allein oder in Kombination die Heilungschancen. Am geringsten war die Lebenserwartung, wenn beide Medikamente eingenommen wurden. Wichtigste Maßnahme ist demnach, vor der Behandlung mit Immuntherapeutika diese Arzneimittel – nach Rücksprache mit dem Arzt – abzusetzen, ansonsten kann man sich die normalerweise hochwirksame Therapie mit Checkpoint-Inhibitoren sparen.

MIT BAKTERIEN DIE TUMORTHERAPIE VERSTÄRKEN

Es mag auf den ersten Blick irritierend erscheinen, dass die Wirksamkeit einer hochmodernen Tumortherapie von der An- oder Abwesenheit bestimmter Bakterien abhängen soll. Doch wenn man sich vor Augen führt, was Mikroorganismen alles abbauen, umwandeln und verstoffwechseln können, sind diese Zusammenhänge gar nicht mehr so abwegig. Hier finden Sie Informationen, durch welche Kombination aus Probiotika und Tumormedikament Sie die Wirksamkeit der Behandlung verbessern können. Wichtig: Bitte besprechen Sie aber die Einnahme von Probiotika mit den behandelnden Ärzten.

Behandlung mit Checkpoint-Inhibitoren: Die gleichzeitige Gabe von Bifidobakterien verbessert die Anti-Tumor-Wirkung messbar und erhöht die Heilungschancen. Die Wirksamkeit der Checkpoint-Inhibitoren wird durch Antibiotikagaben oder Einnahme von Protonenpumpenhemmern (30 Tage vor und 30 Tage nach der Therapie) deutlich reduziert. Durch den Einfluss auf das Mikrobiom machen Antibiotikabehandlungen diese moderne Therapieoption sogar wirkungslos.

Chemotherapie mit Platinverbindungen, zum Beispiel Cisplatin: Die Wirksamkeit der Behandlung kann durch die gleichzeitige Gabe von Milchsäurebakterien (*Lactobacillus*) verstärkt werden. Antibiotika senken die Wirksamkeit.

Therapie mit Cyclophosphamid: Auch dieses Chemotherapeutikum wirkt besser, wenn das Mikrobiom intakt ist. Milchsäurebakterien und Enterokokken können hier notwendige Immunzellen aus dem Dornröschenschlaf wecken und die Abwehrreaktionen gegen den Tumor verstärken. In Studien stellte man fest, dass die Gabe probiotischer Laktobazillen oder Enterokokken zusammen mit Cyclophosphamid die krebshemmende Immunantwort messbar verbesserte. Antibiotika scheinen auch hier kontraproduktiv zu sein. Im Tierversuch blieb die Wirkung aus, wenn vor der Behandlung Antibiotika verabreicht wurden.

Zytostatikatherapie mit Gemcitabin: Die Wirksamkeit sinkt, wenn viele *Escherichia coli, Serratia* oder *Klebsiella* im Darm vorhanden sind. Deren Bakterienenzyme machen das Krebstherapeutikum unwirksam. Nehmen Sie deshalb keine (!) probiotischen Präparate mit *Escherichia coli* ein. Werden in der Darmflora zu viele dieser Bakterien nachgewiesen, können Antibiotika möglicherweise die Wirksamkeit verbessern.

Therapie mit dem Antikörper Ipilimumab: Die Co-Therapeuten gehören hier zur Gruppe der *Bacteroidetes* (*Bacteroides thetaiotaomicron, Bacteroides fragilis*). Mit deren Hilfe verstärkte sich die krebshemmende Wirkung und die Nebenwirkungen, vor allem Darmentzündungen, traten seltener auf, wenn ausreichend *Bacteroidetes* nachweisbar waren. Auf Seite 216 gibt es Tipps, wie sich die Zahl der Bacteroidetes vermehren lässt.

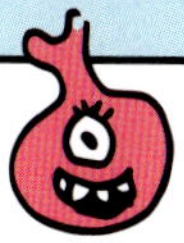

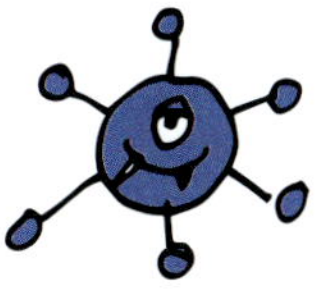

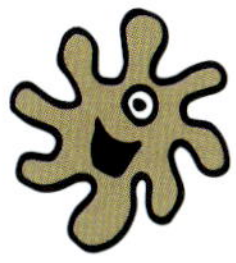

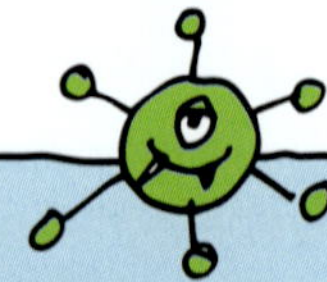

DAS WICHTIGSTE ZUSAMMENGEFASST

Sowohl in der Krebsprävention als auch bei der Therapie sind wir auf die Mithilfe unseres Mikrobioms angewiesen. Hier finden Sie ein paar Tipps, wie Sie Ihrer Darmflora helfen können, damit sie Ihnen hilft.

* Für Vielfalt sorgen: Eine artenreiche Darmflora hat viele Vorteile und hilft, Tumoren zu verhindern und zu bekämpfen. Alles, was die Vielfalt, die Diversität des Mikrobioms fördert, finden Sie im Ernährungsteil ab Seite 186. Besprechen Sie den Wunsch, die Darmflora zu schützen beziehungsweise aufzubauen, mit Ihren behandelnden Ärzten.
* Das Mikrobiom schonen: Der Erhalt der Vielfalt der Darmbakterien und eine Schonung des Mikrobioms ist bei fast allen Therapien gegen Krebs ein Problem. Chemotherapien reduzieren den Artenreichtum; Chemotherapien gegen Leukämie können die Bakterienzahl um das 100-Fache verringern. Bestimmte Bakterien erwischt es besonders schlimm, deren Zahl nahm in Studien um mehr als das 5000-Fache ab. Und die therapiebegleitend oft notwendigen und hoch dosierten Gaben von Antibiotika oder Kortison tun ein Übriges. Um das Mikrobiom während der Therapiephase zu schonen, scheint es zudem ratsam zu sein, vor oder während einer Krebs-Immuntherapie möglichst keine Antibiotika und keine Protonenpumpenhemmer zu nehmen. Nicht immer lässt sich das aber vermeiden. Wenn Ihr Arzt eine Antibiotikagabe für dringend erforderlich hält, sollte diese auch vorgenommen werden.
* Probiotika nach Rücksprache mit den Therapeuten: Möglicherweise lässt sich der Behandlungserfolg zukünftig durch die gezielte Gabe probiotischer Bakterien messbar steigern und die Heilungschancen lassen sich dadurch verbessern. Wichtig: Nicht einfach irgendein Präparat ohne Rücksprache mit dem Arzt einnehmen. Im Kasten auf Seite 230 finden Sie eine Übersicht gängiger Probiotika mit den darin enthaltenen Bakterienstämmen. Bei der Suche nach einem geeigneten Präparat können Sie sich daran orientieren. Für immunsupprimierte Patienten während oder nach einer Stammzelltransplantation oder auch während einer Chemotherapie können selbst die gesunden Bakterien vorübergehend gefährlich sein. Vor Therapiebeginn, nach Therapieabschluss, manchmal

auch während der Behandlung ist eine gezielte Zufuhr von Probiotika aber oft sinnvoll. Bitte aber immer Rücksprache mit den Therapeuten halten.

- Vorsicht mit Vitaminen: Achten Sie darauf, dass den verwendeten probiotischen Präparaten KEINE Vitamine zugesetzt sind. Vitamine wie Folsäure oder Antioxidantien wie Vitamin C, Vitamin E, Betacarotin, Selen et cetera können während der Therapie die Wirksamkeit der Behandlung verschlechtern.
- Die guten Bakterien füttern: Versuchen Sie, sich besonders ausgewogen und darmfreundlich zu ernähren. Wichtig sind präbiotische Ballaststoffe wie Inulin, resistente Stärke oder Pektin, die man in Obst, Zwiebeln und allen Laucharten (Porree, Schnittlauch, Knoblauch), Haferflocken und Hülsenfrüchten findet. Auf Seite 201 habe ich Ihnen die Lebensmittel zusammengestellt, die dieses Bakterienfutter liefern. Und ab Seite 214 erkläre ich Ihnen, wie Sie ganz bestimmte Bakterienstämme gezielt fördern oder auch zurückdrängen können.
- Eine Mikrobiomanalyse durchführen: Zukünftig wird es immer wichtiger werden, bei Krebspatienten die Darmflora zu analysieren, um den Krankheitsverlauf besser abschätzen zu können und eventuell auch mithilfe von Pro-, Prä- oder Synbiotika das Mikrobiom in eine Richtung zu bringen, die die Genesung fördert.

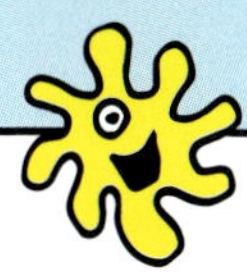

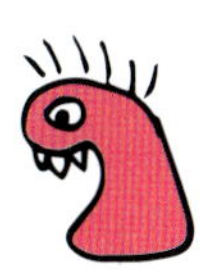

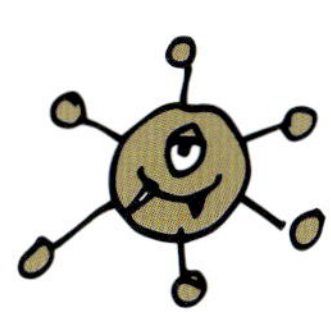

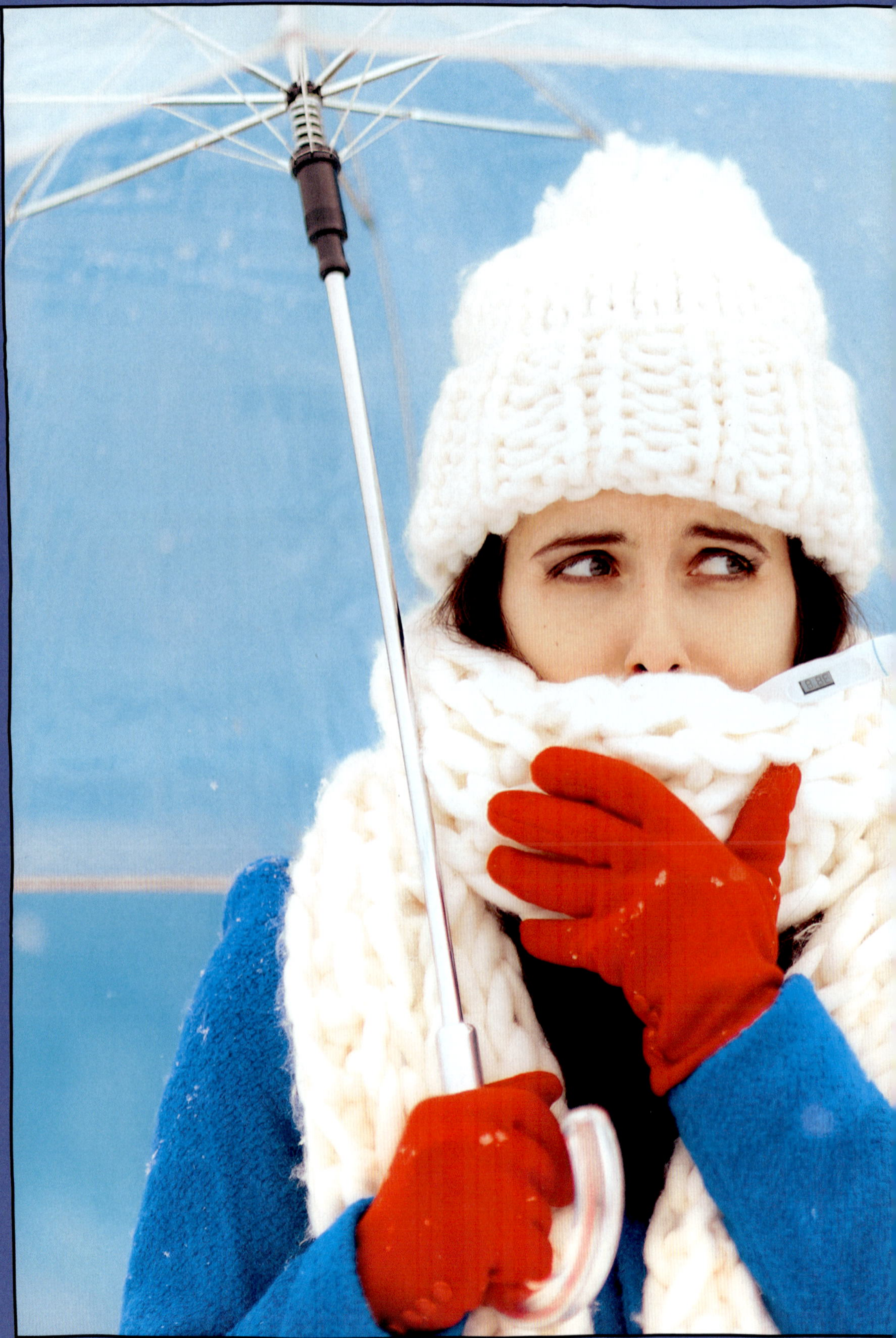

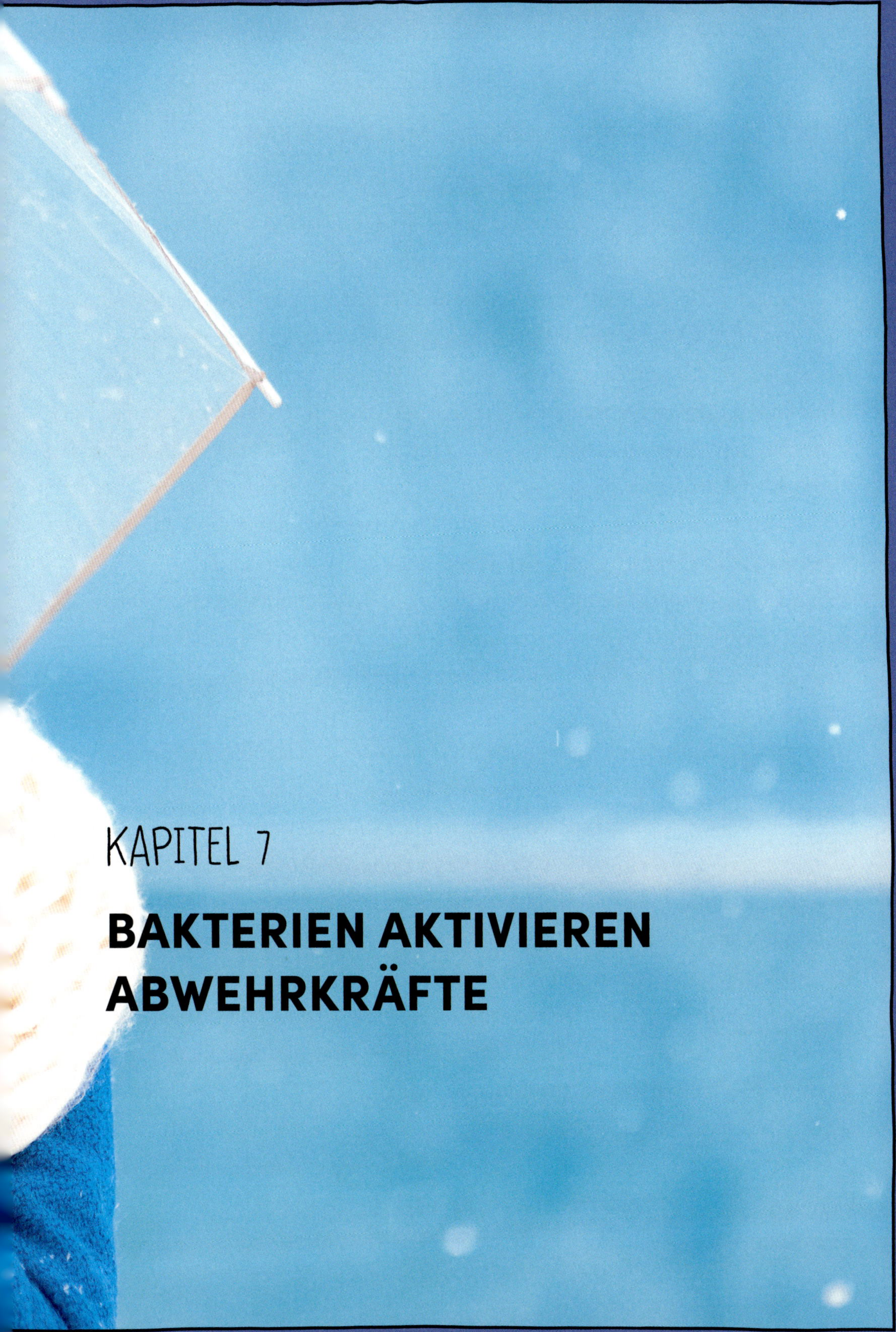

KAPITEL 7

BAKTERIEN AKTIVIEREN ABWEHRKRÄFTE

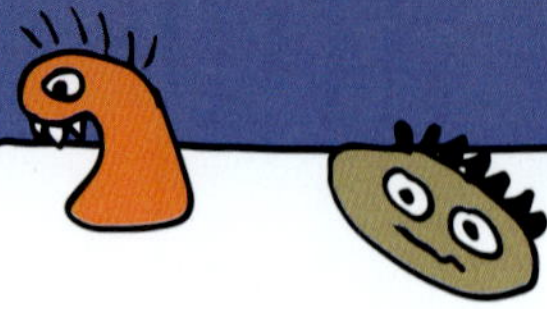

IN DER SCHALTZENTRALE UNSERES IMMUNSYSTEMS

Unser Immunsystem ist ein Sensibelchen: Wenn wir uns schlecht ernähren, nur selten bewegen, chronisch krank sind, Antibiotika nehmen oder eine Chemotherapie bekommen, schwächelt es. Ältere Menschen haben ein weniger schlagkräftiges Immunsystem. Das gilt aber auch für gestresste Arbeitnehmer, kleine Kinder, Eltern mit Doppelbelastung, Leistungssportler … also im Prinzip für fast jeden von uns. Ein schwaches Abwehrsystem kann Entzündungen nicht mehr so gut unterdrücken und Krankheitserreger schlechter abwehren. Indirekt werden dadurch alle möglichen Krankheiten und auch Alterungsvorgänge gefördert. Es kann deshalb nie schaden, die Abwehrkräfte ein bisschen aufzupäppeln. Der erste Blick sollte dazu auf den Lebensstil fallen: Esse ich genug Grünzeug, habe hin und wieder die Möglichkeit, mich zu entspannen und Spaß zu haben, bewege ich mich auch mal aus meiner Komfortzone raus und mache ab und zu Sport im Freien? Wenn all diese Punkte abgehakt sind, können wir zur Darmflora kommen.

Eine gesunde Darmflora, Nahrungsmittel, die von den Darmkeimen in immunstärkende Substanzen umgewandelt werden, sowie die Einnahme der richtigen probiotischen Bakterien stärken unser Immunsystem nachweislich und schützen vor Erkältungen, Grippe und anderen Infekten genauso wie vor Allergien, Autoimmunerkrankungen und Alterung. Das Headquarter der Abwehrkräfte sitzt nämlich im Darm. 70 bis 80 Prozent aller Immunzellen, die Abwehrstoffe produzieren und im Körper Infekte oder Krebszellen bekämpfen, sind hier in der *Submucosa* stationiert. *Submucosa* heißt übersetzt »unter der Schleimschicht«. Die größten Abwehrorgane sind nämlich nicht Milz, Thymus oder Lymphknoten, sondern der Darm. Er stellt für die Abwehrkräfte eine besonders wichtige Schaltzentrale dar. Hier stehen die Darmbakterien in engem Kontakt zu den Immunzellen und die Keime sind maßgeblich daran beteiligt, sie für die Infektabwehr stark zu machen. Die ständige Konfrontation mit den Mikroorganismen bewirkt, dass die Abwehrkräfte stets wachsam sind. Da die Immunzellen nicht nur im Darm bleiben, sondern auch durch den Körper wandern und andere »Abwehrstationen« wie die Lymphknoten besuchen, werden die Informationen weitergereicht. Auf diese Weise kann ein gesundes und vielfältiges Mikrobiom nicht nur vor Magen-Darm-Erkrankungen, sondern auch vor zahlreichen anderen Krankheiten schützen. Bei einer Störung der Darmflora kann jedoch das Immunsystem übermäßigt aktiviert werden. Die Abwehrzellen sorgen dann dafür, dass mehr Botenstoffe (Interleukine) produziert werden, die eine bedeutende Rolle bei Entzündungen spielen. Diese können den *Nervus vagus* aktivieren und so unser Gehirn in Aufruhr versetzen – wir fühlen uns dann übermäßig gestresst. Sie können aber auch über die Blutbahn in jedes Organ gelangen und Autoimmunprozesse anheizen, Alterungsvorgänge beschleunigen oder auch zu einer unmerklichen, aber dennoch auf Dauer schädlichen Entzündung des zentralen Nervensystems führen.

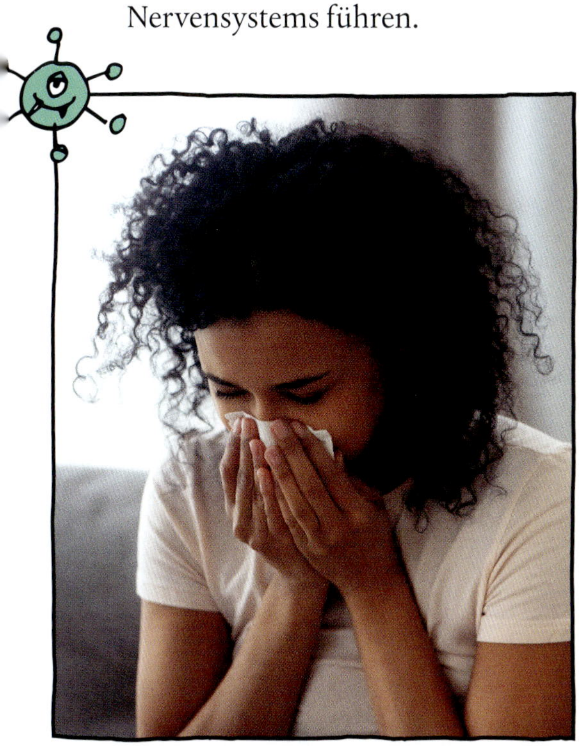

Zur Infektabwehr sind Immunzellen elementar wichtig. Die meisten von ihnen sitzen im Darm.

MIKROORGANISMEN MACHEN DAS IMMUNSYSTEM MUNTER

Unsere Immunzellen lieben Probiotika. Kinder sind seltener erkältet und haben weniger Fieber und Husten, wenn sie gesunde Darmbakterien einnehmen. Sportler konnten damit die Infektanfälligkeit bei hartem Training oder Wettkämpfen senken, so berichten Studien. Auch bei Senioren, Schichtarbeitern und Menschen unter Stressbelastungen ließen sich durch die Einnahme von Probiotika teilweise erstaunliche Effekte auf die Abwehrkräfte nachweisen. Doch nicht alle probiotischen Mikroorganismen sind in gleichem Maße geeignet, die Abwehrkräfte zu stärken. Einige Keime können offensichtlich den Immunzellen besser »Dampf machen« als andere und nur bestimmte Bakterien sind in der Lage, die Produktion von Abwehrstoffen gegen Infekte wirkungsvoll anzuregen.

So sank durch die Einnahme der probiotischen Bakterien *Lactobacillus plantarum* und *Lactobacillus paracasei* über einen Zeitraum von zwölf Wochen das Risiko für Erkältungskrankheiten messbar. Unter anderem nahm die Häufigkeit von Infekten insgesamt sowie die Anzahl der Krankheitstage ab und die Symptome waren schwächer ausgeprägt.

Eine weitere Studie konnte zeigen, dass eine Probiotika-Mischung, bestehend aus *Lactobacillus acidophilus, Lactobacillus casei, Lactobacillus reuteri, Bifidobacterium bifidium* und *Streptococcus thermophilus,* bestimmte Abwehrzellen gezielt stimulierte und sogar in der Lage war, abgeschwächte Abwehrkräfte wieder zu aktivieren. Schwelende Entzündungen im Darm gingen zurück. Das Fazit der Studie war, dass sich mithilfe von Probiotika nicht nur die Abwehrkräfte aktivieren lassen, sondern dass sie auch einen potenziellen therapeutischen Ansatz für entzündliche Erkrankungen darstellen können.

GRIPPESCHUTZ AUS DEM DARM

Alle Jahre wieder kommt die Grippesaison. Danach kann man die Uhr stellen. Sie schleicht sich Ende November an, erreicht im Januar und Februar ihren Höhepunkt und klingt dann allmählich wieder ab. Vireneinfall ist im Winter inzwischen deutlich wahrscheinlicher als Schneefall. Und die richtige Grippe, die sogenannte Influenza, lässt sich nicht mit einer einfachen Erkältung oder einem banalen Infekt vergleichen. Die Grippewelle 2017/2018 war die schwerste seit 30 Jahren und kostete laut dem Robert-Koch-Institut mehr als 25 000 Menschen in Deutschland das Leben. Im Jahr darauf verlief die Grippewelle eher moderat, was aber immer noch 3,8 Millionen Arztbesuche (2017/2018 waren es doppelt so viele) und 40 000 stationäre Krankenhausaufenthalte bedeutete.

Sich gegen Grippe impfen zu lassen, in die Sauna zu gehen und sich nährstoffreich zu ernähren, sind sicher empfehlenswerte Maßnahmen, von denen jedoch keine – auch nicht die Grippeschutzimpfung – einen hundertprozentigen Schutz vor einer Erkrankung garantiert. Wichtig für die Abwehr von Grippeviren und anderen Erregern – wie zum Beispiel den Coronaviren – ist ein Botenstoff, der Typ-1-Interferon genannt wird. Interferone sind Gewebshormone, die vor allem von weißen Blutkörperchen gebildet werden und immunstärkende sowie Viren und Tumorzellen abtötende Wirkung besitzen. Mäuse, die besonders viel davon bilden, entwickeln eine erstaunliche Resistenz gegen Influenzaerreger.

Ein ähnlicher Effekt ließ sich aber auch durch die Gabe probiotischer Darmbakterien erzielen, obwohl diese weder auf den Schleimhäuten der Nase noch in der Lunge direkt das Eindringen der Erreger verhindern können. Die Wissenschaftler nahmen deshalb an, dass es eine vermittelnde Substanz geben müsse. Auf der Suche nach Stoffwechselprodukten von Mikroorganismen, die in der Lage sind, die Interferonproduktion anzukurbeln, stießen sie auf »Desaminotyrosin«. Diese wunderbare Substanz produzieren Darmbakterien, wenn wir sie regelmäßig mit bestimmten Pflanzenstoffen füttern, die in grünem und schwarzem Tee, Zitrusfrüchten, Petersilie, Heidelbeeren und in Rotwein enthalten sind. Und tatsächlich: Erhielten Nagetiere eine Woche vor einer Grippeinfektion Desaminotyrosin, dann stieg der Interferonspiegel an und die Mäuse überstanden die für sie sonst meistens tödlich verlaufende Grippe unbeschadet. Kurz vor der Infektion brachte der Wirkstoff allerdings nichts mehr. Beim Menschen stammen die Hauptproduzenten des Desaminotyrosins aus der Gruppe der Clostridien. Vor allem *Clostridium orbiscindens* ist da ganz eifrig dabei, wenn wir seine Arbeit nicht stören. Doch die beiden

Antibiotika Vancomycin und Metronidazol machen diesem Helfer im Darm den Garaus. Die Krankheit verlief bei den Mäusen dann schwerer. Ob eine Schädigung der Darmflora durch Antibiotika auch beim Menschen den Verlauf der Erkrankung verschlimmert, ist nicht bekannt. Sicher ist aber, dass nicht nur Mäuse, sondern auch Menschen Interferon für die Abwehr von Viren und entarteten Zellen benötigen. Und Nahrungsmittel wie Tee, Beeren, Kräuter oder Zitrusfrüchte sind ja schon seit jeher als gutes Futter für die Abwehrzellen bekannt. Jetzt kommt noch ein weiterer Grund hinzu, diese Produkte öfters auf den Speiseplan zu stellen.

BESSERE IMPFERFOLGE DANK BAKTERIEN

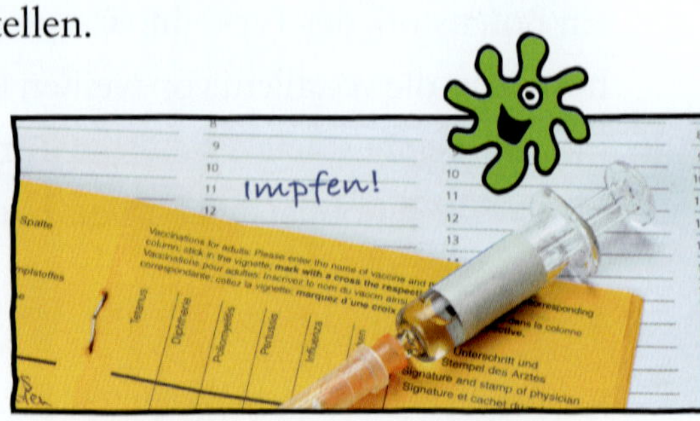

Ein fittes Darmmikrobiom oder die Einnahme von Probiotika können die Wirksamkeit einer Impfung verstärken.

Probiotika beeinflussen und modifizieren immunologische Reaktionen. Dadurch sind sie offensichtlich sogar in der Lage, die Effektivität von Impfungen zu steigern. Eine placebokontrollierte Studie zeigte, dass die Einnahme von *Lactobacillus rhamnosus* über 28 Tage nach einer Grippeimpfung die Schutzrate gegen das Virus deutlich erhöhte. Nebenwirkungen traten nicht auf.

Noch günstiger scheint es zu sein, eine Mischung mit wirksamen probiotischen Bakterien schon einen oder zwei Monate vor der geplanten Impfung einzunehmen. Durch diese Vorbehandlung lässt sich die Immunantwort auf die Impfung noch weiter verbessern und der langfristige Schutz steigern. Zu diesem Ergebnis kommen israelische Kinderärzte. Sie verabreichten Kleinkindern zwei Monate vor der Masern-Mumps-Röteln-Impfung entweder Probiotika oder ein Placebo. In der Placebogruppe entwickelten 17 Prozent der Kinder keine ausreichenden Antikörperspiegel und damit keinen ausreichenden Schutz vor den Krankheiten. In der Probiotikagruppe blieb der

Impferfolg nur bei 8 Prozent aus. Gleichzeitig waren die Impfreaktionen und Nebenwirkungen in der Probiotikagruppe geringer.

Das Bakterium *Bifidobacterium breve* verbesserte in Studien die Abwehr bei Kindern gegen schwere Infektionen und Darmerkrankungen. In Indien verabreichte man Kindern vier Wochen lang diesen Keimstamm und impfte sie parallel dazu gegen Cholera. Kinder, die Probiotika erhielten, bildeten mehr Abwehrzellen gegen Cholera und waren besser vor der Durchfallerkrankung geschützt als die, die ein Placebo erhalten hatten.

Eine gut ausgewogene Mischung von Pro- und Präbiotika stellt offensichtlich eine einfache, preiswerte und nebenwirkungsarme Methode dar, um die Abwehrkräfte zu verbessern und die Wirksamkeit von Impfungen zu steigern. Da das Immunsystem etwas Zeit braucht, um aktiviert zu werden, ist es sinnvoll, nicht erst abzuwarten, bis ein Infekt den nächsten jagt, sondern regelmäßig etwas für das Mikrobiom zu tun. Vor allem Kindern und älteren Menschen tut eine mehrmonatige »Kur« mit Prä- und Probiotika oft gut und verbessert das Allgemeinbefinden. Um den Impferfolg zu steigern, sollte man mindestens sechs Wochen vor und vier bis sechs Wochen nach der Impfung Probiotika zuführen. Wer im Winter die Infektanfälligkeit senken möchte, kann im Oktober damit beginnen und die Einnahme bis mindestens Ende Januar fortsetzen.

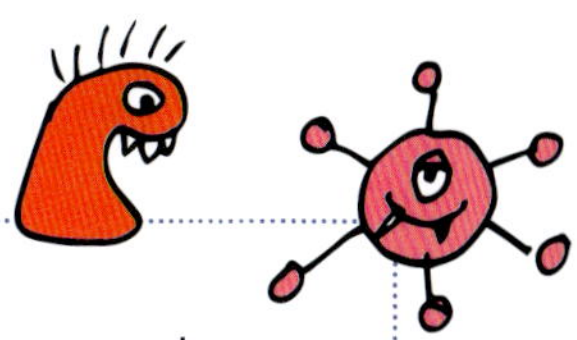

MIKROBIOM-INFO

Stämme, die in Studien besonders wirkungsvoll zu einer Steigerung der Abwehrkräfte, Aktivierung von Immunzellen und Verbesserung von Impferfolgen geführt haben, waren unter anderem *Lactobacillus plantarum, Lactobacillus rhamnosus, Lactobacillus casei, Lactobacillus gasseri, Bifidobacterium bifidium, Bifidobacterium breve, Bifidobacterium lactis, Streptococcus thermophilus, Lactobacillus acidophilus, Lactobacillus reuteri* und *Lactobacillus paracasei.*

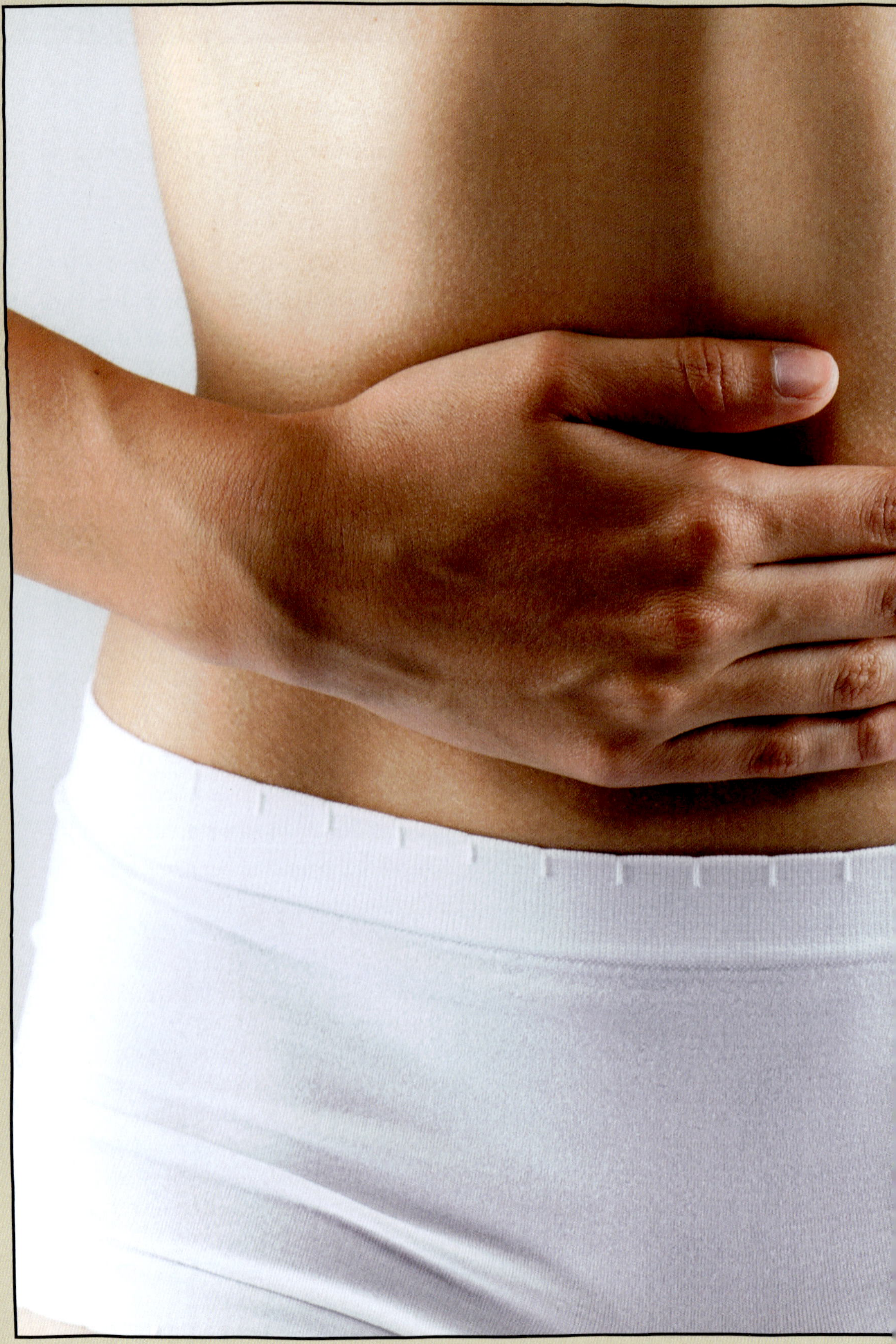

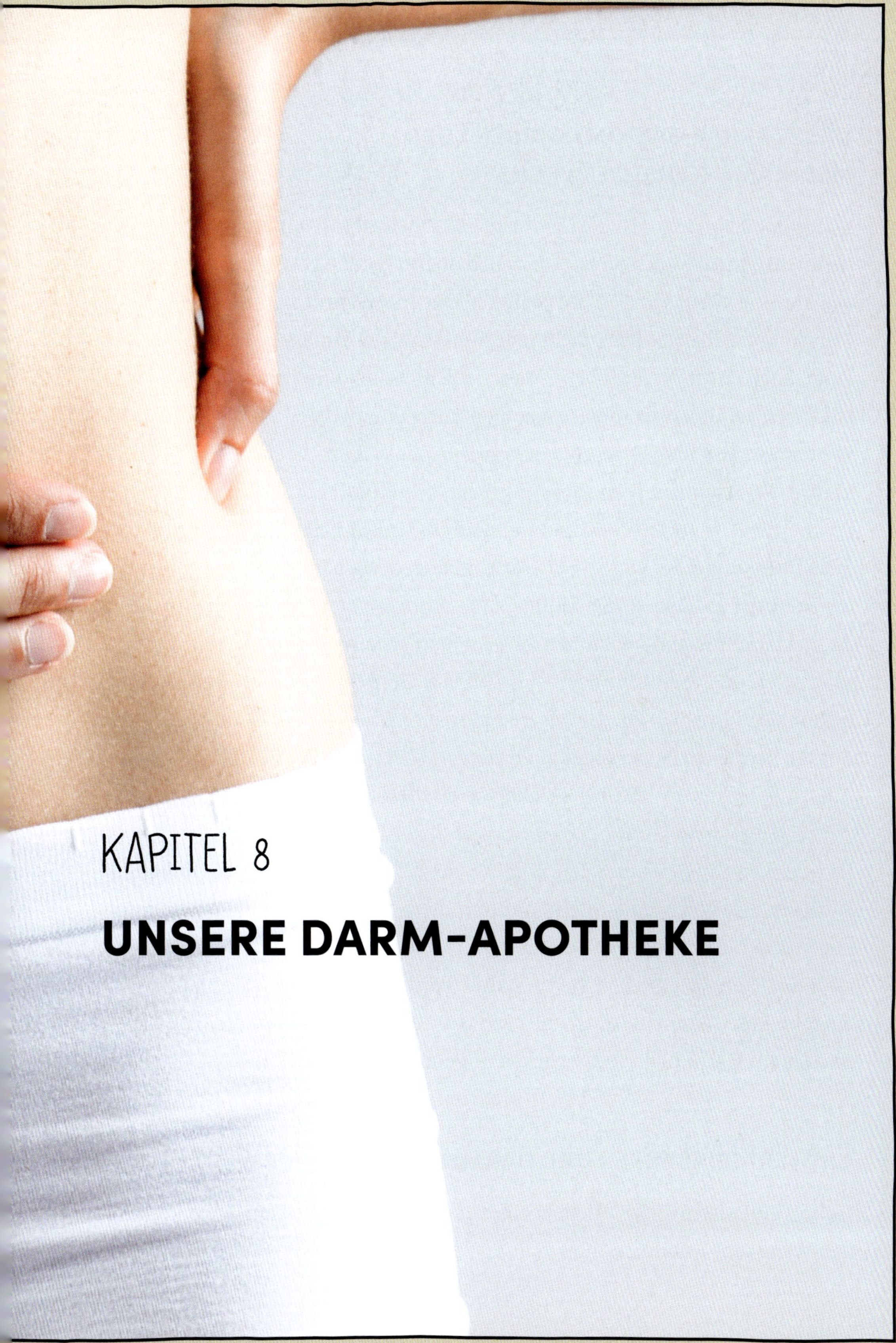

KAPITEL 8

UNSERE DARM-APOTHEKE

UNSER »PHARMABIOM« STEUERT DEN MEDIKAMENTENSTOFFWECHSEL

Ob ein Medikament wirkt, hängt nicht nur davon ab, ob wir es regelmäßig einnehmen. Bis der Wirkstoff zu den Zellen oder Organen gelangt, die ihn benötigen, muss er einige Hürden überwinden. Der erste Schritt ist die Resorption im Darm. Dort erhält beileibe nicht jede Substanz, die Einlass in den Körper verlangt, auch einen Passierschein. Manche Wirkstoffe müssen erst durch Darmbakterien verändert werden, um aufgenommen zu werden oder überhaupt zu wirken. Andere hingegen werden von Darmbakterien abgebaut und dadurch in ihrer Wirksamkeit reduziert. Wenn ein Arzneistoff den Weg in den Körper geschafft hat, muss er oft noch durch Enzyme in der Leber in seine eigentliche Wirkform umgebaut werden. Dieser Umbauprozess hängt wiederum von vielen Faktoren ab. Genetische Einflüsse bestimmen einen Teil der Enzymaktivität. Bakterienmetabolite können eine Rolle spielen. Aber auch Nahrungsmittel blockieren oder beschleunigen den Umbau. Grapefruitsaft ist hier sicher das bekannteste Beispiel. Da der bittere Saft zahlreiche Leberenzyme beeinflusst, drohen bei gleichzeitiger (oder auch zeitversetzter) Medikamenteneinnahme – je nach Substanz – Wirkungslosigkeit oder Überdosierung.

Diese Erkenntnisse ebnen den Weg für neue Therapieansätze, bei denen die Wirksamkeit von Medikamenten durch die gezielte Gabe von Pflanzenstoffen, Antibiotika oder den Einsatz bestimmter Bakterien deutlich gesteigert oder die Therapie verträglicher gestaltet werden kann. Denn der Blick auf ein einzelnes Medikament ist unvollständig, wenn wir die Billiarden Mikroorganismen im Darm nicht mitberücksichtigen.

CHOLESTERINSENKER UND DARMFLORA

Hohe Cholesterinspiegel stellen einen Risikofaktor für Arterienverkalkung dar. Wenn eine Ernährungsumstellung nicht ausreicht, werden normalerweise cholesterinsenkende Medikamente eingesetzt. Cholesterinsenker zählen weltweit zu den meistverkauften Medikamenten. In Mitteleuropa werden vor allem Statine verordnet. Sie blockieren ein Enzym mit dem umständlichen Namen HMG-CoA-Reduktase, wodurch die körpereigene Cholesterinbildung in der Leber gebremst wird. Es entsteht ein Cholesterinmangel, den die Zellen beheben, indem sie sich stärker am Cholesterin bedienen, das im Blut zirkuliert. Die gewünschte Folge: Das schädliche Fett wird aus dem Blut gefischt, der Cholesterinwert sinkt und häufig steigt der schützende HDL-Wert sogar etwas an. Leider sind Statine nicht nebenwirkungsfrei; viele Patienten klagen über Muskelschmerzen, die sie im Alltag beeinträchtigen, und nicht alle können ihre erhöhten Blutfettwerte dadurch in einen sicheren Bereich bringen.

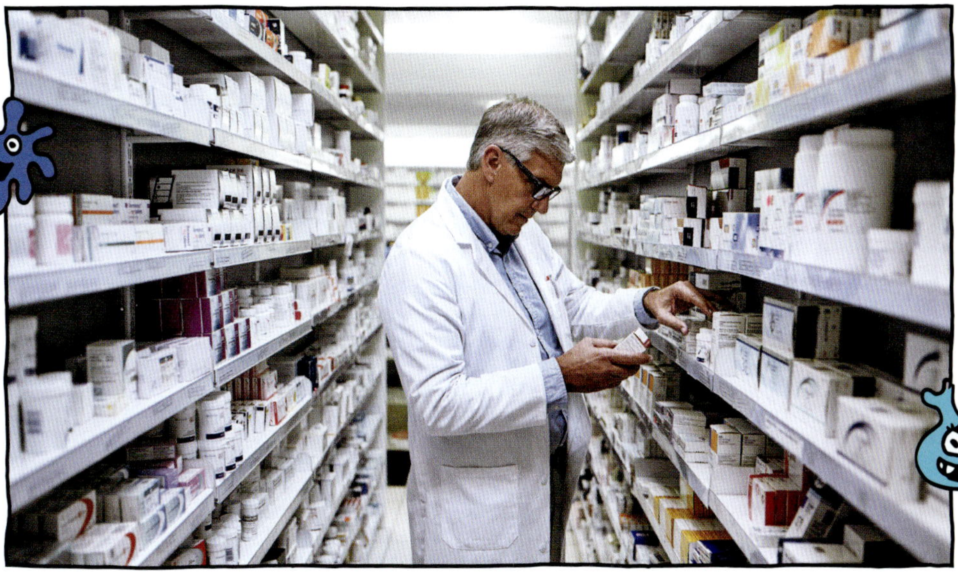

Wirkungen und Nebenwirkungen von Medikamenten hängen nicht zuletzt von der Keimzusammensetzung des Mikrobioms ab.

Und jetzt kommt die Darmflora ins Spiel, die die Wirksamkeit der Cholesterinsenker stark beeinflusst. Nimmt man Statine ein, so sind diese zunächst wenig wirksam, denn sie stellen nur eine Vorstufe des eigentlichen cholesterinsenkenden Metaboliten dar. Statine müssen erst in wirksame Moleküle umgewandelt werden, und dabei spielt das Mikrobiom eine Schlüsselrolle. Wie gut und schnell diese Umwandlung stattfindet, hängt vom Zustand unserer Darmflora ab. Das lässt sich am Ansprechen der Patienten auf eine Statintherapie zeigen. Chinesische Forscher verabreichten 64 Personen mit deutlich erhöhten Blutfettwerten cholesterinsenkende Statine. Je nach Ansprechen teilte man die Patienten dann in zwei Gruppen. In Gruppe 1 wurden die Probanden eingeordnet, die sehr schnell und sehr gut auf die Therapie ansprachen und schon nach vier Wochen normale Werte erreichten. In Gruppe 2 kamen die Teilnehmer, deren Cholesterinwerte trotz Therapie auch nach acht Wochen noch erhöht waren. Nun warfen die Wissenschaftler einen näheren Blick auf das Mikrobiom und konnten einen Zusammenhang zwischen der Wirksamkeit von Statinen und der mikrobiellen Vielfalt im Darm der Patienten nachweisen: Eine abwechslungsreiche und gesunde Darmflora trug dazu bei, dass die Cholesterinspiegel rasch in den sicheren Bereich sanken. Auch mehr Milchsäurebakterien (Laktobazillen), Keime aus der Gruppe der *Firmicutes* und verschiedene Butyrat produzierende Bakterien *(Ruminococcus, Lachnospiraceae* und andere) sorgten für eine bessere Wirksamkeit.

Wenn man diese Zusammenhänge betrachtet, ist auch klar, was passiert, wenn die Darmflora zum Beispiel durch Antibiotikaeinnahme in Mitleidenschaft gezogen wird. Das ließ sich in Tierversuchen feststellen. Labormäuse oder -ratten erhielten zunächst eine cholesterinreiche Ernährung und anschließend cholesterinsenkende Medikamente. Bei einem Teil der Nager wurde die Darmflora mittels Antibiotika abgetötet. Diese Gruppe profitierte deutlich weniger von den cholesterinsenkenden Arzneimitteln. Auch bei Menschen lassen sich diese Zusammenhänge beobachten. Erhalten Patienten Antibiotika, verändert sich dadurch auch die Zusammensetzung des Mikrobioms. Die Keimzahl geht zurück und die Vielfalt vorübergehend verloren. In Studien konnte nun nachgewiesen werden, dass auch bei diesen Patienten – je nach Art des Antibiotikums und Dauer der Einnahme – der Spiegel wirksamer Statinmetaboliten für einige Zeit sinkt, und zwar um sage und schreibe 35 bis 60 Prozent. Eine längere Antibiotikatherapie macht Statine offensichtlich unwirksam mit möglicherweise fatalen Folgen: In dieser Zeit kann der Cholesterinspiegel wieder unbemerkt ansteigen und zu Gefäßschäden und Herzinfarkt führen, obwohl der Patient regelmäßig sein Medikament einnimmt.

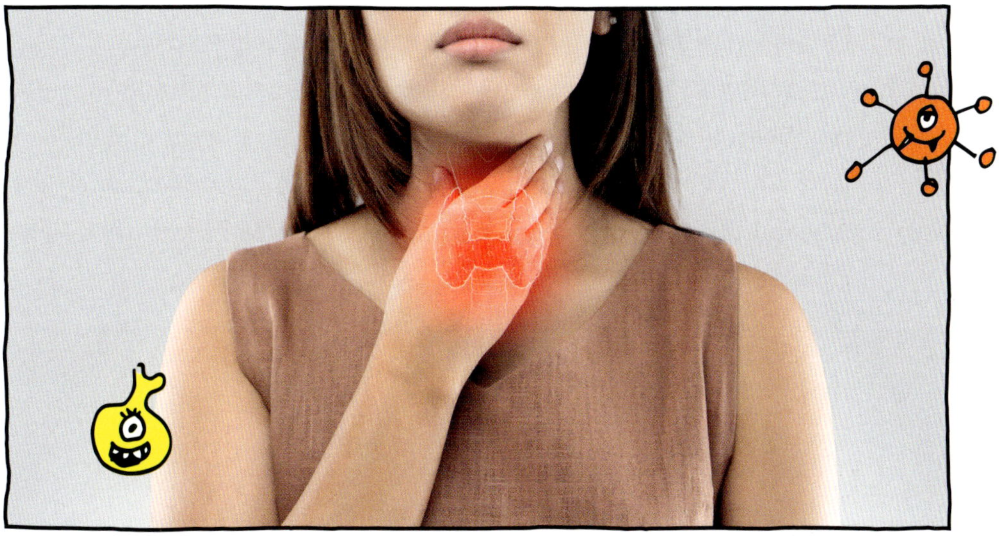

Beim komplizierten Umbau inaktiver in aktive Schilddrüsenhormon-Wirkstoffe spielen auch Darmkeime eine Rolle.

SCHILDDRÜSENMEDIKAMENTE BENÖTIGEN MIKROBENAKTIVIERUNG

Mikroben, die sich in Ihrem Darm befinden, haben – wie Sie bereits wissen – einen immensen Einfluss auf die Hormonbalance. Gibt man Nagetieren ein Breitspektrumantibiotikum, das die Zahl der Darmbakterien stark dezimiert, dann wird dadurch auch die Schilddrüse in Mitleidenschaft gezogen. In einer Studie wurde deutlich, dass bereits zwei bis drei Tage nach Therapiebeginn die Schilddrüse weniger Schilddrüsenhormone produzierte und die Hormonspiegel sanken.

Der überwiegende Teil der Schilddrüsenhormone wird als inaktives Thyroxin (T4) hergestellt, das erst in die aktive Wirkform T3 umgewandelt werden muss. Auch Schilddrüsenmedikamente enthalten überwiegend Thyroxin. Etwa 20 Prozent des notwendigen Umbauprozesses leistet die Darmflora – wenn sie gesund ist. Durch eine gestörte Darmflora sinken die Spiegel der aktiven Schilddrüsenhormone, was zu den typischen Symptomen einer Unterfunktion führen kann – obwohl die Schilddrüsenmedikamente regelmäßig genommen werden. In diesem Fall hapert es möglicherweise nur an der Hormonumwandlung im Darm. Oft werden dann aber die Schilddrüsenmedikamente höher dosiert. Ebenso lässt eine chronische Magenschleimhautentzündung oder eine Infektion mit dem Magenkeim *Helicobacter pylori* den Bedarf an Schilddrüsenmedikamenten um mindestens 30 Prozent ansteigen.

MUNDMIKROBIOM VERURSACHT MIGRÄNE

Die Fähigkeit unseres Mikrobioms, Medikamente oder Nahrungsbestandteile umzuwandeln, kann auch Migräneattacken verursachen. Häufig leben im Mund von Migränepatienten Bakterien, die Nitrate aus dem Essen in Nitrit umwandeln können. Nitrit erweitert die Hirngefäße, wodurch Kopfschmerzen auftreten. Bei einem Vergleich der Mundflora von Migränepatienten mit der gesunder Personen fanden kalifornische Forscher auffallende Unterschiede. Migränepatienten beherbergten deutlich mehr Bakterien, die Nitrat in Nitrit umbauen können. Nitrat ist in vielen Gemüsearten wie Rote Bete, Radieschen, Spinat, Rucola und anderen Blattsalaten, Kohlrabi und Rettich enthalten. Es wird auch zur Konservierung von Fleisch- und Wurstwaren verwendet. Natriumnitrat (E 251) und Kaliumnitrat (E 252) sind zugelassene Lebensmittelzusatzstoffe. Wer ein paar Stunden nach dem Genuss nitrathaltiger Speisen Migräneattacken bekommt, sollte beim Zahnarzt nach einer Analyse der Mundschleimhautflora fragen. Ist die Flora der Mundschleimhaut gestört, können probiotische Lutschtabletten oder probiotische Kaugummis helfen.

Der kranke Verdauungstrakt ist dann einfach nicht in der Lage, die Arzneistoffe schnell genug aufzunehmen. Wird der Magen geheilt, klappt es auch wieder mit der Resorption und der Medikamentenbedarf sinkt. In diesem Fall ist es wichtig, die Schilddrüsenhormonspiegel gut im Auge zu behalten, denn wenn nach erfolgreicher Therapie die benötigte Menge an Hormonen um ein Drittel sinkt, steigt die Gefahr einer Überdosierung. Mehr Infos zur Schilddrüse finden Sie auch in meinem Buch *Power für die Schilddrüse*.

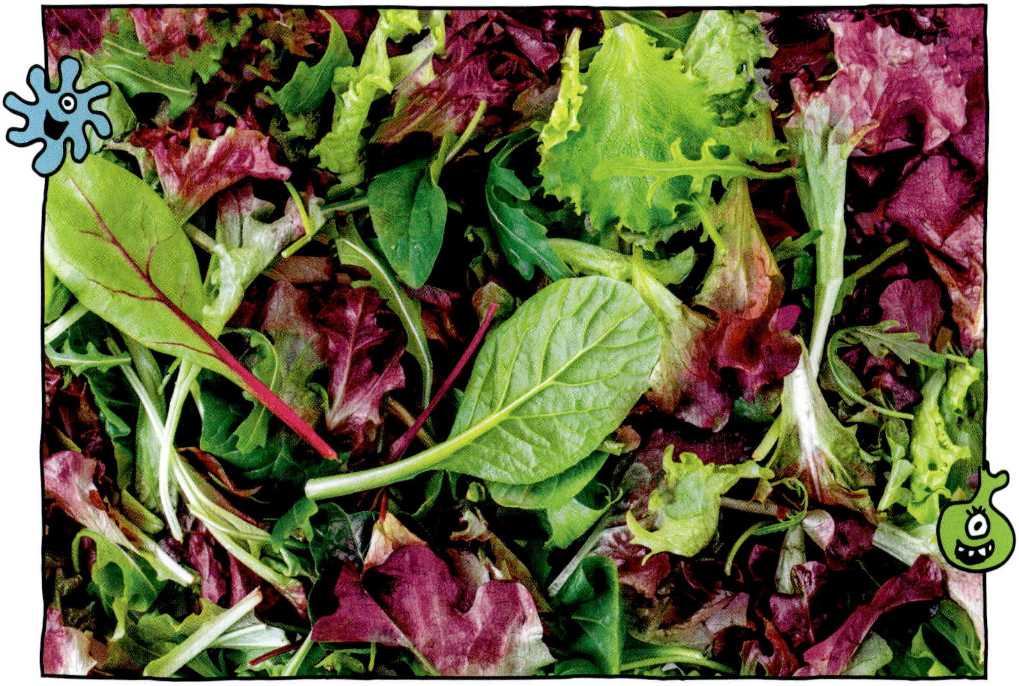

Blattsalate, aber auch verschiedene Wurzelgemüse sind nitrathaltig.

UND AUCH HIER WIRKT DAS MIKROBIOM

Bei Herzschwäche kann das Medikament Digitalis, das einen Wirkstoff der Gartenpflanze Fingerhut enthält, die Schlagkraft des Herzens bei einigen Patienten sehr wirkungsvoll steigern. Doch Patienten, die in ihrem Darm das Bakterium *Eggerthella lenta* beherbergen, erfahren keinerlei Besserung durch die Einnahme dieses Medikaments. Verantwortlich dafür ist ein Enzym, mit dessen Hilfe *Eggerthella lenta* das Herzmedikament außer Kraft setzt. Nach einer Antibiotikatherapie, die diesen Keim dezimiert, steigen die Wirkspiegel deutlich an. Doch das ist auf Dauer keine Lösung. Wenn Sie wissen – zum Beispiel durch eine Mikrobiomanalyse –, dass Sie viele *Eggerthella lenta* im Darm haben, dann sollten Sie mehr Eiweiß essen oder den Eiweißbaustein Arginin zuführen. Denn diese Aminosäure kann verhindern, dass Bakterien den Fingerhutwirkstoff unwirksam machen. Arginin ist als Nahrungsergänzungsmittel erhältlich. Bitte sprechen Sie die Arginin-Einnahme aber mit Ihrem Kardiologen ab.

Amiodaron ist ein Medikament zur Behandlung von Herzrhythmusstörungen. Bei einer Überdosierung können aber gefährliche Nebenwirkungen auftreten. Und eine unbeabsichtigte Überdosierung kann auftreten, wenn Sie bestimmte probiotische Mikroorganismen einnehmen. Wird das Medikament mit einem Nahrungsergänzungsmittel verabreicht, das *Escherichia-coli*-Bakterien enthält, dann steigt die Bioverfügbarkeit, also die Aufnahme in den Körper, um rund 40 Prozent an. Viel zu hohe Blutspiegel trotz gewissenhafter Einnahme sind dann möglich.

Parkinsonpatienten werden mit dem Medikament L-Dopa behandelt. Es wird im Darm resorbiert und ersetzt im Gehirn dann den fehlenden Nervenbotenstoff Dopamin. Wenn die Wirkung von L-Dopa trotz regelmäßiger Einnahme ausbleibt oder sehr hohe Dosen für minimale Effekte notwendig sind, ist es sinnvoll zu schauen, ob eine Infektion mit dem Magenkeim *Helicobacter pylori* vorliegt. Dieses Bakterium verändert den Arzneistoff so, dass er nicht mehr gut resorbiert werden kann. Werden die *Helicobacter-pylori*-Bakterien jedoch mit einer Antibiotikatherapie beseitigt, dann verbessert sich die Aufnahme des Wirkstoffs und plötzlich lassen sich sehr gute Effekte mit einer geringeren Dosierung erzielen. Es sollte aber bedacht werden, dass die Antibiotikatherapie auch das gesunde Mikrobiom schädigt und das ist ja gerade bei Parkinson ein wichtiger Co-Therapeut. Deshalb sollte nach jeder längerfristigen Antibiotikabehandlung die Darmflora mit einem hochdosierten Synbiotikum aufgebaut werden. Einen Vergleich gängiger Präparate finden Sie ab Seite 230.

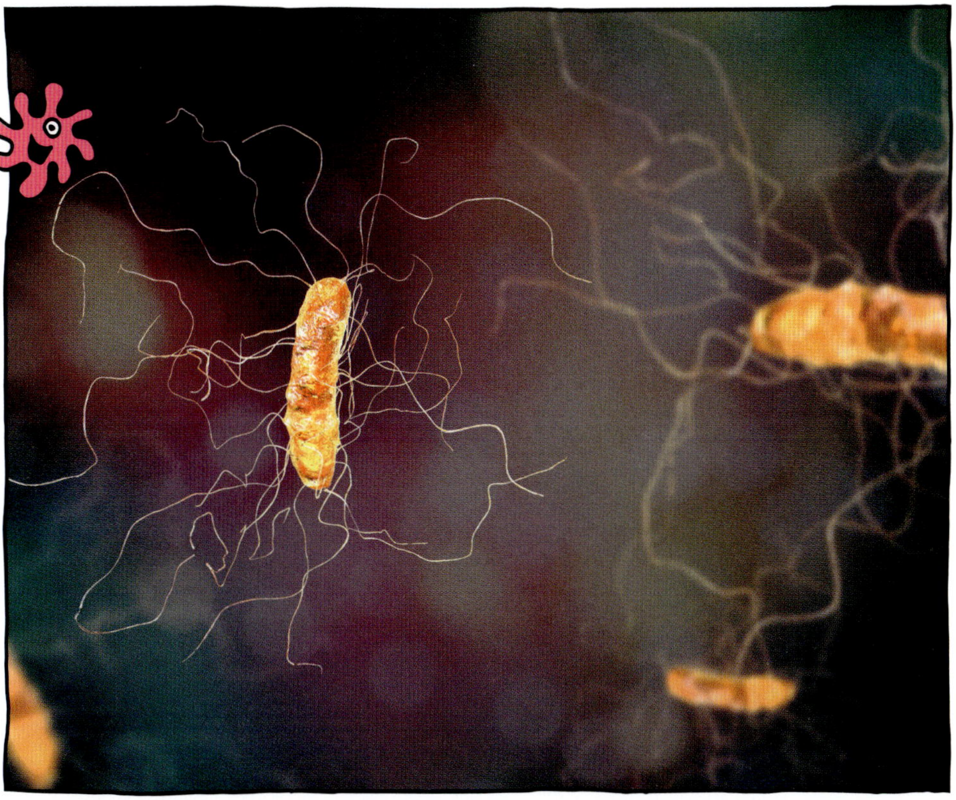

Darmbakterien beeinflussen nicht selten Wirksamkeit, Unwirksamkeit oder Schädlichkeit von Arzneimitteln.

Und wer sich eine Darminfektion mit *Clostridium difficile* zugezogen hat oder auch ohne Beschwerden viele dieser Bakterien im Darm beherbergt, der sollte die Finger von Paracetamol lassen. Stoffwechselprodukte des Keims hemmen den Paracetamol-Abbau und können selbst bei normalen Dosen des Schmerzmittels zu Vergiftungen und lebensbedrohlichen Leberschäden führen.

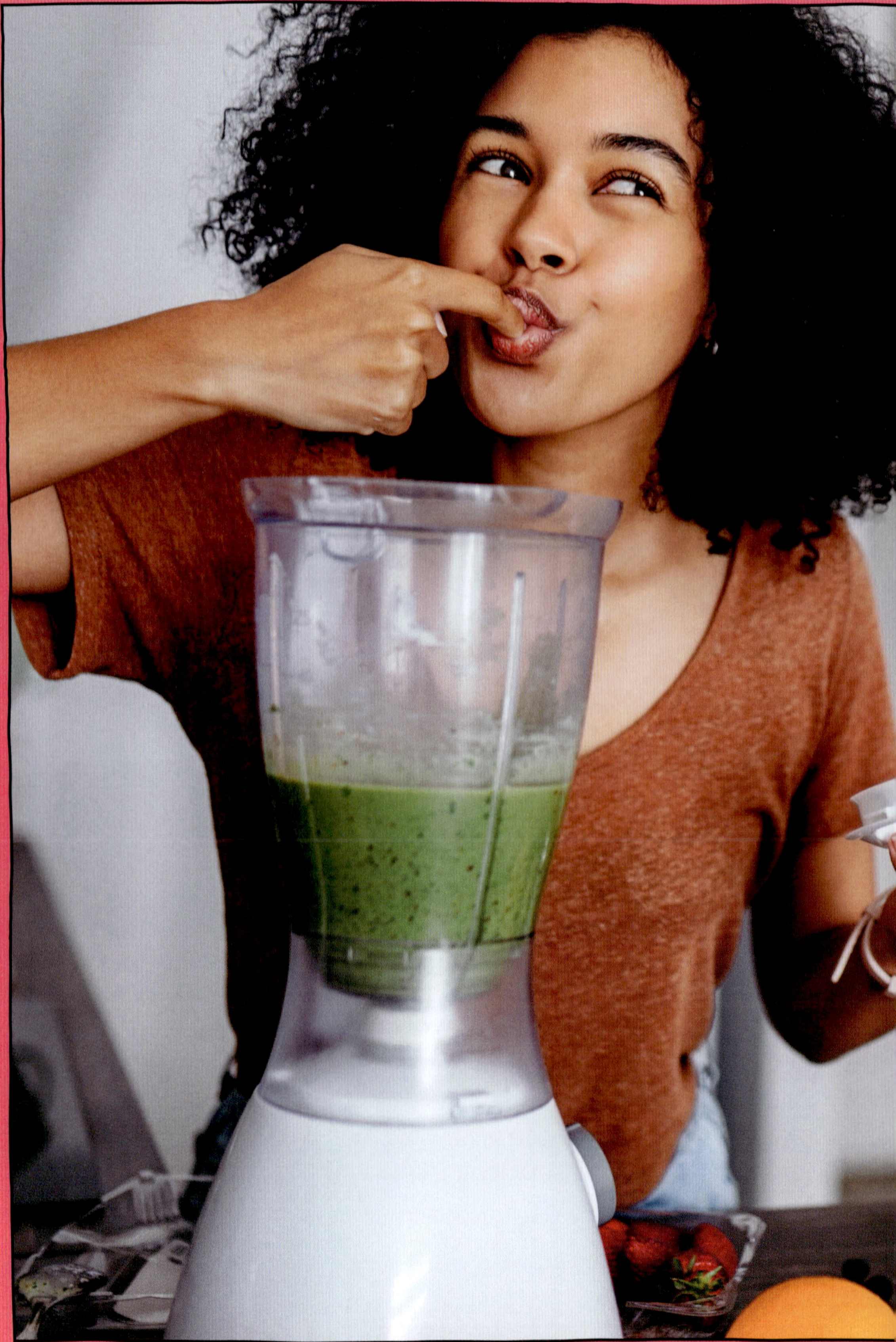

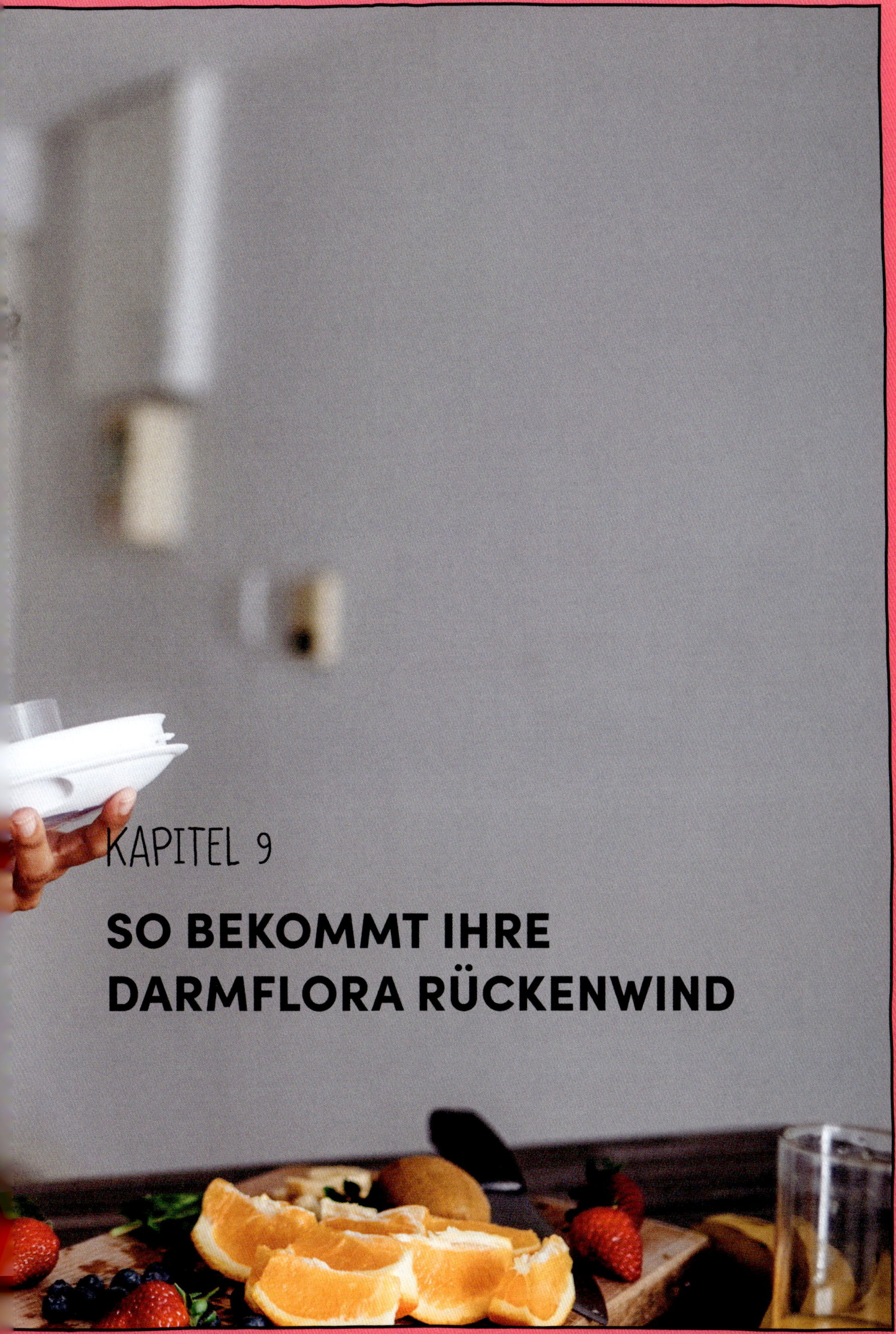

KAPITEL 9

SO BEKOMMT IHRE DARMFLORA RÜCKENWIND

MULTIKULTI IM DARM FÖRDERN

Wenn Wissenschaftler nur einen Begriff verwenden dürften, um eine gesunde Darmflora zu umschreiben, dann würden sie »Diversität« oder umgangssprachlich »Vielfalt« wählen. Ein artenreiches Mikrobiom ist die wichtigste Grundvoraussetzung für unser Wohlbefinden.

Doch was macht die Darmflora vielfältig und abwechslungsreich? Bei Menschenaffen konnte man feststellen, dass viele soziale Kontakte dem Mikrobiom guttun. Das gilt auch für uns. Personen mit einem großen Freundes- und Bekanntenkreis besitzen ein vielfältigeres Mikrobiom. Bei jedem Händeschütteln, jeder Umarmung, ja selbst bei einem Gespräch ohne Körperkontakt werden Mikroorganismen ausgetauscht. Jeder von uns gibt pro Stunde etwa 1 Million Keime ab und nimmt zahlreiche Bakterien aus der Umwelt auf. Genauso gilt das für Fernreisende, vor allem, wenn sie auch mal ausgefallene Gerichte probieren und sich unter die Bevölkerung mischen. Neue, unbekannte Keime können dann allerdings auch schon mal zu einer Magen-Darm-Erkrankung, der bekannten »Reisediarrhö«, führen.

Eine sehr gute Grundlage für ein tolles Mikrobiom schafft man mit einer Ernährung, die naturbelassen ist und viele Pro- und Präbiotika und sekundäre Pflanzenstoffe enthält. Hülsenfrüchte, Gemüse, Früchte und Beeren, Vollkornprodukte, fermentierte Milchprodukte (Joghurt, Kefir, Buttermilch) oder vergorene Gemüse wie Sauerkraut sollten regelmäßig auf den Teller kommen. Milchprodukte lassen sich auch durch »Non-Milk-Produkte« wie Kokos-, Soja- oder Mandeljoghurt ersetzen, denn auch diese werden mithilfe von Milchsäurebakterien vergoren.

Ungünstig auf die Vielfalt wirken sich Antibiotika, jede Form der Darmreinigung, Abführmittel und Magensäureblocker, zu viel Hygiene und die Verwendung desinfizierender Haushaltsreiniger, eine ballaststoffarme Ernährung ebenso wie Stress, Ängste und Depressionen aus. Kaiserschnittbabys und Flaschenkinder weisen ebenfalls eine geringe Diversität auf.

DARMFLORA-PFLEGE MIT MESSER UND GABEL

In einer Studie tauschten Afroamerikaner, die sich zuvor überwiegend von Hamburgern, Pommes und Pancakes ernährten, ihren Speiseplan mit Menschen aus Afrika, die eine traditionelle Ernährung bevorzugten, und eine Gruppe Afrikaner, die sich bislang traditionell ernährt hatten, aßen die westliche Fast-Food-Kost. Innerhalb von 14 Tagen hatte sich das Mikrobiom der beiden Gruppen grundlegend geändert und sich den neuen Ernährungsbedingungen angepasst. Bei den Afroamerikanern, die nun traditionell mit Maniokbrei, Kochbananen und Fladenbrot aßen, eher zum Guten. Die Darmflora gewann an Vielfalt und produzierte mehr Butyrat. Dem afrikanischen Mikrobiom reichten hingegen schon zwei Wochen Fast Food, um in die Knie zu gehen. Nach und nach verschob sich die Darmflora in eine ungünstige Richtung.

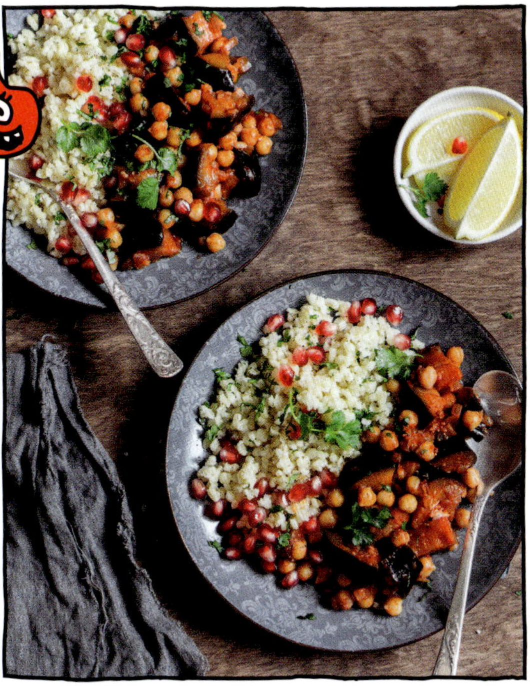

Naturbelassene, traditionelle Kost versorgt unsere Darmbakterien mit allem, was sie benötigen.

Die Frage, wie sich die Darmflora durch unsere Ernährung gezielt beeinflussen lässt, beschäftigt zahlreiche Forschergruppen. Deren Ergebnisse sind für uns spannend, da sich die gewonnenen Erkenntnisse im Alltag gut umsetzen lassen. Denn tatsächlich können wir selbst einiges für ein ausbalanciertes Mikrobiom tun, das uns in jedem Alter fit und gesund erhält und Alterungsvorgänge verzögern kann.

Unsere Darmflora muss mit den Zutaten arbeiten, die wir ihr zur Verfügung stellen. Was am Ende im »Kochtopf« des Mikrobioms entsteht, hängt also sehr stark von unserem Lebensstil ab. Einen Teil des Ergebnisses können wir mit Messer und Gabel beeinflussen. Fette, Eiweiß, Pflanzenstoffe wie Polyphenole, Ballaststoffe und Kohlenhydrate wirken ständig auf unsere Darmflora ein. Das, was die Mikroorganismen in ihrem Stoffwechsel daraus machen, kann uns nützlich sein oder schaden.

Haben wir auf unserm Teller häufiger Ballaststoffe, also unverdauliche Kohlenhydrate wie resistente Stärke oder Zellulose, dann brauen unsere Mitbewohner daraus die kurzkettigen Fettsäuren Butyrat und Propionat. Deren große Bedeutung für unsere Gesundheit kennen Sie ja inzwischen.

Die Aminosäure Arginin, die in Fleisch, Sojabohnen, Gelatine, Nüssen und Fisch vorkommt, wird von der Darmflora zu Polyaminen metabolisiert. Ein wichtiger Polyamin-Vertreter ist zum Beispiel Spermidin. Polyamine sorgen nicht nur für gesunde Darmzellen und schützen vor Entzündungen, sondern Spermidin hat die unglaubliche Fähigkeit, unser Leben zu verlängern. Darüber haben Sie ja schon in Kapitel 2 gelesen.

Tryptophan, eine andere Aminosäure, die wir unter anderem mit fettem Fisch, Hülsenfrüchten, Cashewkernen und Erdnüssen aufnehmen, verstoffwechseln unsere Darmbakterien zu Indol. Dies stärkt die Darmbarriere, senkt das Risiko für manche Krebserkrankungen und wirkt regulierend auf unser Immunsystem.

Aber es gibt auch Ernährungsfaktoren, die zu einer eher ungünstigen Entwicklung beitragen. Das Spurenelement Eisen, das wir hauptsächlich aus rotem Fleisch oder über Nahrungsergänzungsmittel aufnehmen, verändert die Zusammensetzung der Darmbakterien ungünstig. Auch Raucher und Personen, die regelmäßig Alkohol trinken, haben zu viel von diesem Spurenelement im Körper. Ein Eisenüberschuss scheint die Durchlässigkeit der Darmbarriere zu erhöhen, die Besiedelung des Darms mit potenziellen Krankheitserregern einschließlich Salmonellen zu fördern und einen Risikofaktor für Darmkrebs darzustellen.

Welche »Suppe« am Ende im Kochtopf Darm entsteht, hängt also auf der einen Seite von unserer Ernährung und unserem Lebensstil ab, auf der anderen Seite von der individuellen Zusammensetzung unserer Darmflora. Um fitter, vitaler und leistungsfähiger in jedem Alter zu werden, müssen wir deshalb sowohl auf eine darmfreundliche Ernährungs- und Lebensweise achten als auch die richtigen Bakterien im Darm züchten. Auf den nächsten Seiten finden Sie einen Überblick über den aktuellen Stand der Forschung und konkrete Tipps, wie sich die Darmflora zu Ihrem Vorteil optimieren lässt.

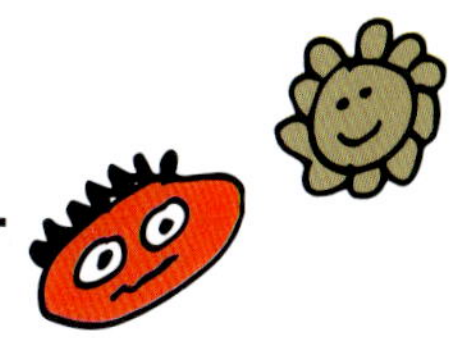

PROTEINE UND FETTE – AUF DIE RICHTIGE AUSWAHL KOMMT ES AN

Eiweiße sind wichtige Bestandteile unseres Essens, doch in der typischen »westlichen Ernährung« sind Proteine keine Mangelware, sondern nehmen eher einen zu breiten Raum ein. Zu viel Eiweiß und Fett in der Nahrung lässt eine Gruppe Bakterien gedeihen, die den unappetitlichen Namen »Fäulniskeime« trägt. Bei der Verarbeitung tierischer Proteine entsteht durch die Fäulniskeime unter anderem der schädliche Stoff Ammoniak. Dieser kann Darm und Leber belasten. Die Leber ist zuständig für den Abbau giftiger Stoffe, auch das von Darmkeimen produzierte Ammoniak zählt dazu. Befinden sich zu viele Fäulniskeime im Darm, dann ist die Leber auf Dauer mit der Entgiftung überfordert und nimmt selbst Schaden. Die sogenannte nicht-alkoholische Fettleber-Erkrankung kann durch eine solche lang dauernde Überlastung unseres wichtigen Entgiftungsorgans begünstigt werden. Reduziert man hingegen tierisches Eiweiß, dann entzieht man den Bakterien eine wichtige Lebensgrundlage. Und weniger Fäulniskeime bedeuten weniger Arbeit für die Leber.

Pflanzliches Eiweiß aus Hülsenfrüchten, Nüssen, Mandeln und Samen wie Sesam-, Hanf- oder Leinsamen scheint sich hingegen eher günstig auf die Zusammensetzung des Mikrobioms auszuwirken. Neben Proteinen enthalten diese Lebensmittel nämlich noch präbiotische Ballaststoffe und wertvolle Polyphenole. Eine Zufuhr pflanzlicher Proteine führte in Studien zu einer Zunahme gesundheitsförderlicher Bakterien wie *Bifidobakterien, Milchsäurebakterien, Roseburia, Eubacterium rectale* und *Ruminococcus. Bacteroides*- und *Clostridien*-Arten sanken, was sich unter anderem positiv auf die Gesundheit von Muskeln und Knochen auswirkte.

Bestimmte Fette, vor allem gesättigte Fette (Wurst, Käse) und Omega-6-Fettsäuren (Schweinefleisch, Schweineschmalz, Sonnenblumenöl, Weizenkeimöl, Distelöl) fördern eine ungünstige Zusammensetzung der Darmflora. Unter anderem vermehren sich Keime, die Entzündungen verursachen und die Darmbarriere destabilisieren, sehr stark, wenn wir sie mit Fast Food und Fertiggerichten füttern.

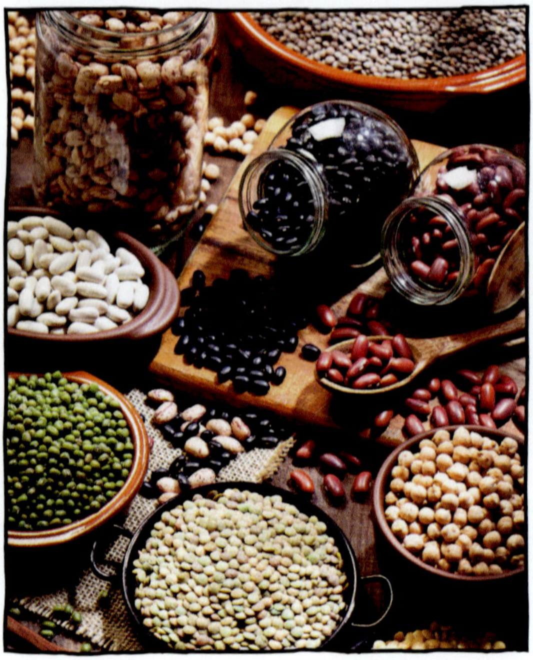

Wer auf pflanzliches Eiweiß aus Hülsenfrüchten, Nüssen und Samen setzt, tut seinem Mikrobiom Gutes.

Omega-3-Fettsäuren, die man in fettem Fisch (Lachs, Makrele, Hering) und in Pflanzenölen (Lein-, Raps- und Walnussöl) findet, unterstützen hingegen die gesunde Darmflora und bremsen Entzündungen. Vor allem die gesunden *Milchsäurebakterien*, *Bifidokeime* und *Akkermanisa muciniphila* wachsen hervorragend unter dem Einfluss von Omega-3-Fettsäuren.

BALLASTSTOFFE MACHEN DAS SÜSSE LEBEN LEICHTER

Unter Ballaststoffen versteht man unverdauliche Pflanzenbestandteile, an denen sich unsere Verdauungsenzyme die Zähne ausbeißen und die deshalb weitgehend unverändert in den Dickdarm gelangen. Besondere Bedeutung haben die sogenannten präbiotischen Ballaststoffe. Nur diese dienen den gesunden Bakterien als Futter und fördern deren Entwicklung. Die Bakterien versorgen uns als Gegenleistung mit ihren Stoffwechselprodukten. Dadurch werden mehr appetitzügelnde Hormone produziert und die Resorption von Zucker und Cholesterin reduziert. So tragen Ballaststoffe über den »Umweg Darmflora« zu unserer Gesundheit bei. Das Risiko für Übergewicht, Diabetes und hohe Blutfettwerte sinkt. Eine Studie zeigte: Erhielten Nagetiere eine fett- und zuckerreiche Kost, dann verschlechterten sich – wie zu erwarten war – deren Stoffwechselwerte. Doch diese negativen Effekte ließen sich mildern, wenn die Tiere zusätzlich große Mengen Ballaststoffe wie präbiotische Leinsamenfasern bekamen. Eine Ernährung mit einem hohen Anteil an Ballaststoffen aus Obst, Gemüse und Getreide verbessert auch bei uns Menschen nachweislich zahlreiche Stoffwechselparameter und sorgt für ein vielfältiges Mikrobiom. Die typische »westliche Ernährung« mit Fertiggerichten, Fast Food und Softdrinks bewirkt nicht nur im Tierversuch genau das Gegenteil.

Doch unser Mikrobiom – und das ist das Schöne – kann durchaus den einen oder anderen Ernährungsfehler verzeihen, wenn es parallel dazu auch das bekommt, was es selbst benötigt. Wer reichlich Ballaststoffe und Pflanzenfasern futtert, der kann auch hin und wieder mal ein Schnitzel mit Pommes oder ein Stück Kuchen essen, ohne dass er ein schlechtes Gewissen haben muss. Mindestens 30 Gramm Ballaststoffe, besser noch etwas mehr, sollte deshalb jeder von uns täglich mit der Nahrung aufnehmen. Von diesem Ziel sind die meisten Menschen aber deutlich entfernt: Im Durchschnitt nehmen wir laut der Nationalen Verzehrstudie nur rund 20 Gramm zu uns. Zwei Drittel der Männer und drei Viertel der Frauen erreichen die magische 30-Gramm-Grenze nicht. Besonders ballaststoffreich sind Nüsse aller Art, Samen (Mohn, Leinsamen), Hülsenfrüchte (Bohnen, Erbsen, Linsen), Beeren und Vollkornprodukte.

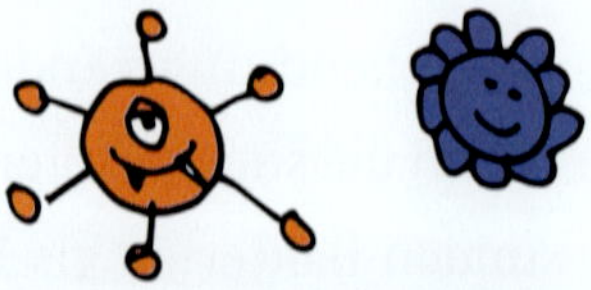

PRÄBIOTIKA DÜNGEN DEN DARMGARTEN

Kohlenhydrate spielen eine bedeutende Rolle für die Versorgung des Mikrobioms. Sie lassen sich prinzipiell in zwei Gruppen einteilen: die gut verdaulichen Kohlenhydrate wie Zucker oder nicht resistente Stärke und die unverdaulichen Kohlenhydrate, die wir auch als Ballaststoffe bezeichnen.

Während wir leicht verdauliche Kohlenhydrate wie Gummibärchen oder Kuchen lieben, haben unsere »Gäste« im Darm mehr Appetit auf Ballaststoffe – das Lieblingsessen des Mikrobioms heißt »Präbiotika«. Das sind die unverdaulichen Kohlenhydrate, die durch die Darmmikroben verarbeitet werden können. »Präbiotika« bedeutet eigentlich »vor dem Leben« (*prae* = »vor«, *bios* = »Leben«), aber man könnte den Begriff auch einfach mit »Bakterienfutter« oder »Darmbakteriendünger« übersetzen, denn Präbiotika fördern gezielt die Entwicklung gesunder, nützlicher Bakterien und bremsen oft das Wachstum unerwünschter Darmbesiedler. Wer langfristig auf ballaststoffarmes Essen setzt, reduziert dadurch den Artenreichtum im Verdauungstrakt.

Präbiotika tragen oft Namen, die an den Chemieunterricht denken lassen, etwa Oligofruktose, Lactulose, Inulin, D-Mannose oder Galactooligosaccharide, und sorgen dafür, dass der Darm für Bakterien ein wunderbarer, weil saurer, Ort wird. Aus diesem Bakterienfutter können wohltätige Keime die nötige Energie gewinnen, um Botenstoffe zu produzieren, die uns dann wiederum fit und vital machen und die sogar gewisse Verjüngungseffekte besitzen. Die meisten unerwünschten Bakterien haben weder Lust auf diese »Bakterien-Leckerlis«, noch fühlen sie sich im sauren Darm wohl. Kein Wunder, dass ihre Anzahl dann rasch kleiner wird. Damit haben Sie als Wirt der guten Darmkeime Ihr Ziel erreicht.

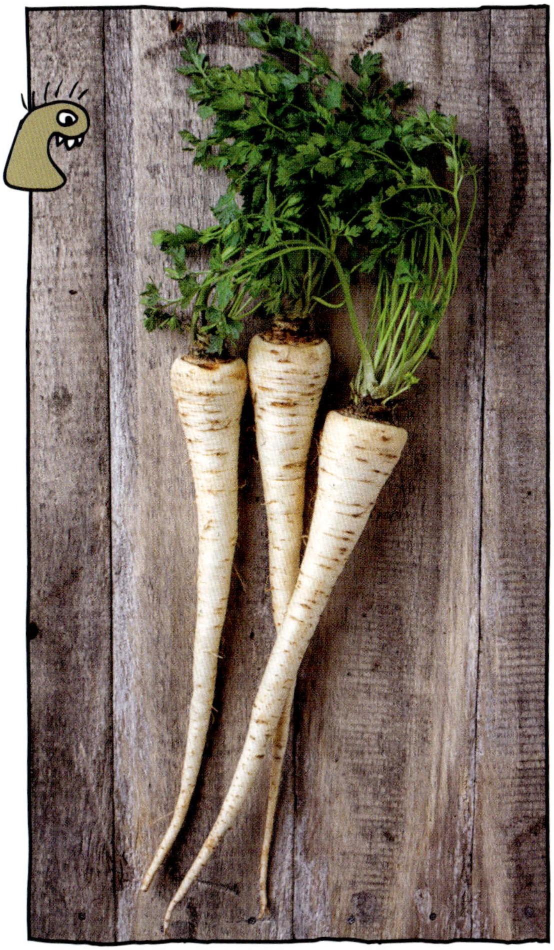

Ein Geheimtipp der schmackhaften präbiotischen Ernährung: heimisches Wurzelgemüse wie Pastinaken, Topinambur und Schwarzwurzeln.

Die Wirkungen der unverdaulichen Ballaststoffe sind inzwischen sehr gut untersucht. Im Rahmen von Studien hat man die Präbiotikazufuhr variiert, wodurch sich die Zusammensetzung der Darmflora innerhalb weniger Tage messbar veränderte. Präbiotika nehmen wir in der Regel mit Pflanzenkost zu uns. Doch in den meisten Därmen herrschen keineswegs paradiesische Zustände. Leicht verdauliche Kohlenhydrate, die in Fast Food, Kuchen und Weißbrot stecken, spielen nämlich für die Darmflora im Dickdarm – hier sitzen die entscheidenden Keime – keine Rolle, denn diese Nahrungsbestandteile werden schon viel weiter oben im Verdauungstrakt resorbiert. Bis in den Dickdarm schaffen es deshalb nur besagte Präbiotika. In welchen Nahrungsmitteln dieses Bakterienfutter vorhanden ist, finden Sie in der Liste auf Seite 201.

Zahlreiche Lebensmittel haben präbiotische Wirkungen. Dazu gehören solche, die bei der mitteleuropäischen Durchschnittsfamilie nicht allzu häufig oft auf dem Tisch landen – ich muss gestehen, auch ich hatte früher kein Rezept mit Pastinaken, Topinambur, Maniokwurzeln oder Schwarzwurzeln in meinem Repertoire –, aber auch viele gängige Lebensmittel wie Haferflocken, Beeren, Äpfel, Tee, Kaffee, Bohnen, Linsen, Zwiebeln und Endiviensalat. Nicht zu vergessen: Leinsamen. Nach dem Verzehr von täglich einem Esslöffel Leinsamen hatten sich gemäß einer Untersuchung 33 nützliche Bakterienspezies im Darm deutlich vermehrt – und das nach nur sechs Wochen. Und wer es gerne süß mag, wird ebenfalls fündig. Zum Süßen kann man zum Beispiel Honig oder Agavendicksaft verwenden. Bei beiden Produkten konnte eine präbiotische Wirkung nachgewiesen werden. Künstliche Süßstoffe wie Saccharin sollten Sie hingegen meiden, da sie sich ungünstig auf das bakterielle Gleichgewicht auswirken. Auch Mandeln sind wunderbare Bakterien-Leckerlis. Warum also nicht mal süßes Mandelmus statt Nuss-Nougat-Creme aufs Frühstücksbrötchen? Viele leckere Rezepte, die Ihnen schmecken und die Ihre Darmbakterien lieben werden, finden Sie auch in meinem „Schlank mit Darm Kochbuch".

HIER GIBT ES BAKTERIEN-LECKERLIS

Aus den Ergebnissen zahlreicher Studien lässt sich ablesen, dass die unterschiedlichen präbiotischen Ballaststoffe wie Inulin, Pektin, resistente Stärke und andere Pflanzenstoffe wie Polyphenole sehr selektiv die Entwicklung einzelner Bakterienspezies im Darm fördern, anderer möglicherweise hemmen. Es leuchtet ein, dass deshalb jede Form einer sehr einseitigen Ernährung auch zu einer Abnahme der Artenvielfalt im Ökosystem Darm führt. Mit Messer und Gabel können wir also für eine optimale Entwicklung der Darmbakterien sorgen.

Resistente Stärke ist ein besonders wertvolles Präbiotikum, denn sie wird von verschiedenen Mikroorganismen verstoffwechselt, erhöht unter anderem die

Butyrat-Ausbeute und fördert die enorm wichtigen Butyrat bildenden Keime. Doch wo finden wir diese? In kalten Kartoffeln, in kalten Nudeln und in kaltem Reis! Beim Erhitzen und anschließendem Abkühlen verändert sich die Stärke in einigen Nahrungsmitteln und kann dann der Verdauung in den oberen Darmabschnitten besser standhalten. Dadurch kommen größere Mengen der Stärke im Dickdarm an und stehen als Nahrungsquelle bereit. Jetzt denken Sie möglicherweise, dass Sie niemanden kennen, der Reis oder Kartoffeln kalt isst. Aber einem leckeren Kartoffelsalat oder einem guten Sushi beim Japaner können dann doch die wenigsten widerstehen.

Resistente Stärke bildet sich vor allem beim Erkalten von Nahrungsmitteln. Deshalb nicht nur Reis, Nudeln und Kartoffeln, sondern auch Bohnen, Erbsen, Hirse et cetera nach dem Kochen etwas abkühlen lassen. Eine kleine, warme Kartoffel liefert ungefähr 3 Gramm davon, eine gleich große, abgekühlte etwa doppelt so viel. Übrigens ist es kein Problem, zum Beispiel die Kartoffeln nach dem Abkühlen wieder zu erhitzen, um beispielsweise leckere Bratkartoffeln daraus zu machen. Die resistente Stärke ist tatsächlich recht resistent, wenn sie sich erst einmal gebildet hat.

Die meisten Menschen essen weniger als 5 Gramm resistente Stärke am Tag. Für einen gesunden Darm sollten es aber 10 bis 15 Gramm sein. Besonders die wichtigen Schutzkeime *Faecalibacterium prausnitzii* und *Akkermansia muciniphila*, die man beide nicht als Nahrungsergänzung einnehmen kann, entwickeln und vermehren sich besonders gut, wenn ihnen ausreichend resistente Stärke zur Verfügung steht.

Auch mit Hilfe von Nahrungsergänzungsmitteln lassen sich Präbiotika zuführen. Das ist eine tolle Ergänzung, aber Sie sollten sich nicht alleine darauf verlassen, sondern gleichzeitig auch Ihre Ernährung ballaststoffreicher gestalten.

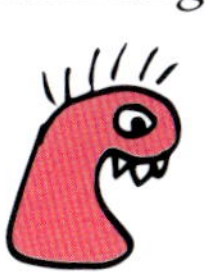

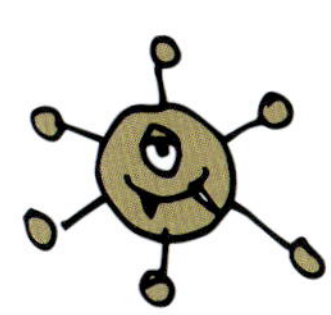

LIEFERANTEN RESISTENTER STÄRKE

So viel resistente Stärke sind in 100 Gramm eines Lebensmittels enthalten (Werte können je nach Analyse etwas abweichen):

Gekochter weißer Reis, noch heiß	2 g
Gekochter und wieder abgekühlter weißer Reis	3,5 g
Gekochter Vollkornreis, noch heiß	3 g
Gekochter und wieder abgekühlter Vollkornreis	5–6 g
Gekochte Kartoffeln, noch heiß	3–5 g
Gekochte und wieder abgekühlte Kartoffeln	6–10 g
Kartoffelstärke	60–80 g
Hi-Maize Maisstärke (roh)	60 g
Maisstärke, Maismehl	8–11 g
Frisches Weißbrot	1–3 g
Weißbrot, einen Monat eingefroren	7–8 g
Vollkornbrot	1 g
Pumpernickel	5–9 g
Roggenbrot	3–5 g
Schwarze Bohnen (gekocht)	10–11 g
Cashewnüsse	12–13 g
Geröstete Erdnüsse	4–5 g
Haferflocken (roh)	8–15 g
Cornflakes	2–6 g
Reife Banane	0,5–4 g
Unreife, grüne Banane	8–12 g

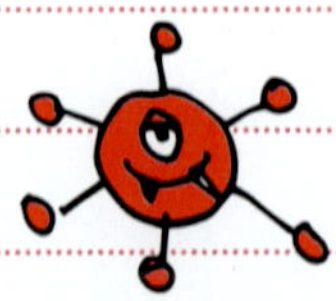

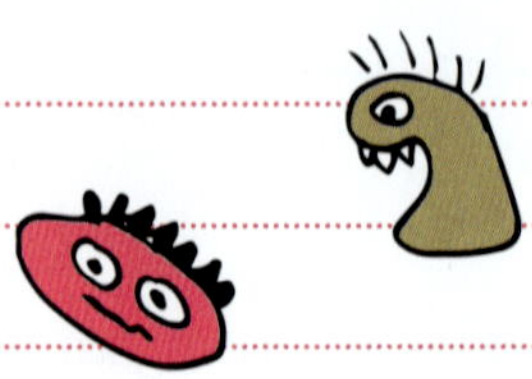

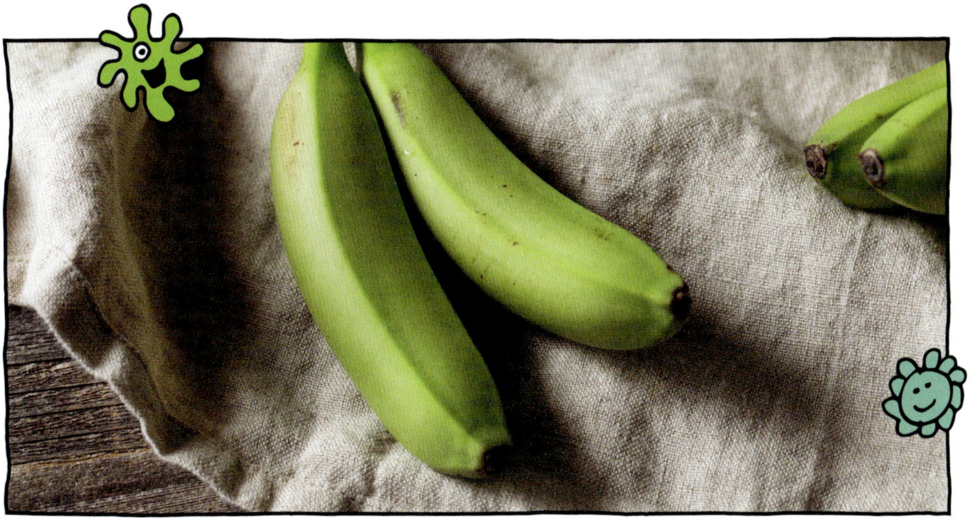

Die Kohlenhydrate in grünen, unreifen Bananen sind überwiegend resistente Stärke und gut fürs Darmmikrobiom.

Noch zwei Tipps: Kaufen Sie nicht ganz reife, noch etwas grüne Bananen. 100 Gramm liefern bis zu 12 Gramm resistenter Stärke, eine reife Banane hingegen nur noch maximal 4 Gramm. Wer rohen grünen Bananen nichts abgewinnen kann, der darf die Früchte natürlich auch zu einem leckeren Joghurt-Shake verarbeiten.

Bei kohlenhydratarmer Ernährung kann der Anteil an resistenter Stärke durch täglich ein bis zwei Esslöffel Speisestärke (Kartoffel- oder Maisstärke), aufgelöst in Wasser, erhöht werden.

Ein weiteres wertvolles Präbiotikum, das vor allem Laktobazillen und Bifidobakterien schmeckt, ist Inulin. Sie finden dieses Bakterienfutter in zahlreichen Nahrungsmitteln (siehe im folgenden Kasten) und auch in Nahrungsergänzungsmitteln. Wer allerdings unter einer Fruktoseintoleranz leidet, sollte mit Nahrungsergänzungsmitteln, die hoch dosiertes Inulin enthalten, etwas vorsichtig sein, sonst drohen Blähungen. Für alle anderen ist Inulin hervorragend geeignet, um die Darmflora bei Laune zu halten.

Doch nicht nur der Darm profitiert von den präbiotischen Ballaststoffen. Manche Präbiotika haben auch Effekte auf das Mikrobiom in Scheide und Harnwegen. Preiselbeer- oder Cranberrysaft ist ein bewährtes Hausmittel bei wiederkehrenden Harnwegsinfekten. Die Wirksamkeit lässt sich durch den hohen Gehalt an präbiotischer D-Mannose erklären. D-Mannose schützt Blase und Harnwege vor krank machenden Erregern, indem sie zum Beispiel verhindert, dass sich *Escherichia-coli*-Bakterien an die Zellen des Darms anheften können.

POLYPHENOLE UND MIKROBIOM – ZIEMLICH BESTE FREUNDE

Neben präbiotischen Ballaststoffen liefert uns Pflanzenkost noch weitere darmfreundliche Bestandteile. Die meisten Schutzstoffe, die wir in Obst und Gemüse oder auch in so leckeren Sachen wie Beeren, Kaffee oder dunkler Schokolade, Espresso, Fruchtsäften oder Rotwein finden und die für Farbe, Geschmack und Geruch dieser Leckereien sorgen, gehören zur Gruppe der sogenannten Polyphenole. Zahlreiche Studien konnten belegen, dass diese sekundären Pflanzenstoffe Alterungsvorgänge verzögern und Arterienverkalkung und Zuckerkrankheit ebenso verhindern wie Falten und Osteoporose. Interessant ist aber, dass Polyphenole auch die Darmflora günstig beeinflussen und »sanieren« können.

Mehr als 90 Prozent der aufgenommenen Polyphenole können in oberen Darmabschnitten nicht verdaut werden, sondern werden erst im Dickdarm mit Unterstützung der Darmflora für unseren Organismus verwertbar gemacht. Nur, wer über eine gesunde und intakte Darmflora verfügt, kann deshalb auch die Schutzstoffe optimal nutzen. Doch glücklicherweise ist die Beziehung zwischen Polyphenolen und Mikrobiom keine Einbahnstraße: Wenn wir regelmäßig die Darmflora mit Polyphenolen und anderen präbiotischen Nahrungsbestandteilen füttern, dann verändert sie sich langsam, aber stetig in eine positive Richtung. Denn diese gesunden Pflanzenstoffe geben

BAKTERIENFUTTER – WO FINDE ICH DAS?

In vielen Ernährungsbüchern und Diätratgebern erfahren Sie, was Sie nicht essen sollen. Wir machen hier mal eine Ausnahme und empfehlen Ihnen Nahrungsmittel, von denen Sie ruhig mehr essen sollten. Ihre Bakterien werden jubeln!

Inulin: Besonders viel Inulin enthalten Chicorée, Artischocken, Knoblauch, Zwiebeln, Lauch (Porree), Bärlauch, Agavendicksaft, Schnittlauch, Schwarzwurzeln (Winterspargel), Spargel, Topinambur, Pastinaken, Zichorienwurzel (Wurzel der Wegwarte, enthalten in Zichorienkaffee, zum Beispiel Caro-Kaffee), Endiviensalat, Yacon-Sirup (Süßungsmittel aus der südamerikanischen Yacon-Pflanze), Inulinpulver aus der Zichorien- oder Chicoréewurzel.

Geringere Mengen Inulin findet man auch in Bananen, Weizenkleie, Roggenmehl.

Fructooligosaccharide/Oligofruktose: Besonders viele Fructooligosaccharide/Oligofruktose sind enthalten in Roggen, Hafer, Zwiebeln, Knoblauch, Bananen, Tomaten, Spargel, Bier.

Resistente Stärke: Besonders viel resistente Stärke enthalten unreife grüne Bananen, kernige Haferflocken, weiße, rote und grüne Bohnen, Erbsen, Linsen, Gerste, erkaltete Kartoffeln, erkalteter Reis, Vollkorn-Haferbrot, Haferbrei (aufgekocht und wieder abgekühlt), Hirse, Maniokwurzeln, Weißbrot.

Pektin: Besonders viel Pektin steckt in Obst (mit Schale), Gemüse.

Lactulose: Besonders viel Lactulose finden Sie in erhitzter Milch und Milchprodukten.

D-Mannose: Preiselbeeren, Cranberrys, Blaubeeren, Stachelbeeren, rote und schwarze Johannisbeeren, Orangen, Mangos, Äpfel, Pfirsiche, Tomaten, Bohnen, Kohlgemüse, Auberginen, Kohl, Brokkoli, Chili.

Sonstige Nahrungsmittel mit präbiotischen Eigenschaften: Mandeln, Chiasamen, Leinsamen, Honig, grüner Tee, Granatapfelkerne, Granatapfelsaft, Cranberrys und Cranberrysaft, dunkle Schokolade, Kaffee, Äpfel mit Schale, Rotwein, Bier, Gerste.

unseren Darmbakterien wichtige Impulse für ihre Entwicklung. Polyphenole fördern das Wachstum erwünschter Keime und hemmen gleichzeitig die Entwicklung schädlicher Mikroorganismen.

Besonders viele Polyphenole enthalten Grünkohl, Brokkoli, frische Beeren und Vollkornweizen(mehl). Auch Trauben, Kirschen, Äpfel und Birnen liefern mit 200 bis 300 Milligramm Polyphenole je 100 Gramm Früchte eine ganz ordentliche Menge. Einen hohen Schutzstoffgehalt findet man in Obstschalen und den Randschichten von Gemüse – deshalb möglichst mit Schale essen oder nur sehr dünn abschälen. Bei den Getränken liegen grüner und schwarzer Tee, dunkle Beerensäfte, Rotwein, dunkles Bier (zum Beispiel Guinness) und Kaffee weit vorne. Kaffee soll hier besonders erwähnt werden, denn das Heißgetränk ist viel gesünder, als sein Ruf vermuten lässt. In einer Studie stimulierte Kaffeesäure die Darmflora besonders gut und führte zu einem starken Bakterienwachstum. Kaffeesäure ist der Pflanzenstoff, der in unserer Ernährung am zweithäufigsten vorkommt. Wie der Name vermuten lässt, ist Kaffeesäure hoch dosiert in Espresso, Mokka oder Filterkaffee enthalten. Aber auch über Obst und Gemüse nehmen wir Kaffeesäure auf. Vor allem Möhren, Tomaten, Auberginen, Sellerie, Birnen, Äpfel, Weintrauben und Aprikosen enthalten Kaffeesäure.

Polyphenole sind – anders als viele Vitamine – nicht hitzeempfindlich. Kochen macht ihnen also nichts aus und manche Inhaltsstoffe, wie die von Tomaten, werden dadurch für den Körper sogar besser verwertbar.

PROBIOTIKA SCHLIESSEN LÜCKEN IN DER DARMGEMEINSCHAFT

Wenn Sie das Gesundheits- und Anti-Aging-Potenzial der Darmflora voll ausschöpfen wollen, Ihre Haut glatt, die Gefäße elastisch und das Gehirn fit halten oder sich einfach nur wohler und weniger gestresst fühlen möchten, können Sie diese Probleme häufig auf einfache Weise lösen: Konsumieren Sie mehr

DAS WICHTIGSTE ZU PRÄBIOTIKA ZUSAMMENGEFASST

* Ohne präbiotische Ballaststoffe ist eine gesunde Entwicklung der Darmflora nicht möglich.
* Jede Form einseitiger Ernährung wirkt sich eher ungünstig auf das Mikrobiom aus. Eine Ernährung mit leicht verdaulichen Kohlenhydraten, einem (zu) hohen Eiweißanteil (vor allem tierisches Eiweiß) und viel Fett – die sogenannte westliche Ernährung – hat zahlreiche ungünstige Einflüsse auf die Darmflora. Manche dieser ungünstigen Effekte lassen sich abschwächen, wenn parallel dazu viele präbiotische Ballaststoffe und Polyphenole zugeführt werden.
* Stellt man eine fettreiche und ballaststoffarme Ernährung auf fettarm und ballaststoffreich um, dann lassen sich bereits nach 24 Stunden Veränderungen in der Zusammensetzung der Darmflora feststellen.
* Gluten ist in Verruf geraten; bei manchen Darmerkrankungen und bei einem Leaky-Gut-Syndrom sollte man das »Klebereiweiß« meiden. Doch der völlige Verzicht auf Gluten und damit auf Ballaststoffe aus Getreide reduziert die Zahl wichtiger Mikroorganismen wie Bifido- und Milchsäurebakterien. Das Wachstum potenziell ungünstiger Bakterien wie *Enterobacter*, *Escheteria coli*, *Citrobacter* oder *Klebsielen* wird gefördert.
* Das Mikrobiom liebt mediterrane Kost mit Gemüse, pflanzlichen Ölen, Fisch, Getreide, Knoblauch, Hülsenfrüchten, Espresso, Mokka und Rotwein, denn sie lässt Milchsäurebakterien, Butyrat bildende Keime und Bifidobakterien sprießen. Die Zahl der Clostridien geht hingegen zurück. Auch die negativen Auswirkungen gefäßschädigender Bakterien lassen sich mit der »Mittelmeerernährung« abschwächen und das Risiko für Arterienverkalkung senken.
* Studien konnten nachweisen, dass sich bestimmte Polyphenole auf manche Bakterienstämme wachstumsfördernd, auf andere hemmend auswirken können. Auch Polyphenole unterstützen die Regeneration einer gestörten Darmflora – am besten in Kombination mit präbiotischen Ballaststoffen.

Probiotika. Diese gesundheitsförderlichen Mikroorganismen sind derzeit – im wahrsten Sinne des Wortes – in aller Munde und Gegenstand umfangreicher wissenschaftlicher Untersuchungen. Probiotika sind Bakterien oder auch vereinzelt Pilze, die unsere Gesundheit fördern, indem sie Einfluss auf die drei wichtigsten Informationssysteme – das Hormon-, Nerven- und Immunsystem – nehmen. Gleichzeitig fungieren sie als wichtige Strippenzieher im Körper, die Kontakte zu anderen Mikroorganismen unterhalten und gut vernetzt sind mit verschiedenen Organen wie Haut, Herz oder Hirn. Probiotische Mikroorganismen leben in Ihrem Darm und in fermentierten, nicht erhitzten Lebensmitteln wie Sauerkraut, Kimchi, Joghurt, Kefir oder Buttermilch. Ein Speiseplan, der vergorene Lebensmittel umfasst, liefert deshalb gleichzeitig gute Bakterienkulturen für den Darm. Allerdings fehlen bei Nahrungsmitteln meistens die Infos, welcher Bakterienstamm im Produkt vorhanden ist und in welcher Menge er vorkommt. Das ist zwar nicht dramatisch, denn zusätzliche Bakterien tun unserem Darm immer gut. Jedoch ist es mit Quark, Käse und Co. nicht möglich, gezielt Mikroorganismen zu ersetzen, die bei bestimmten Beschwerden helfen oder spezielle Wirkungen im Körper haben.

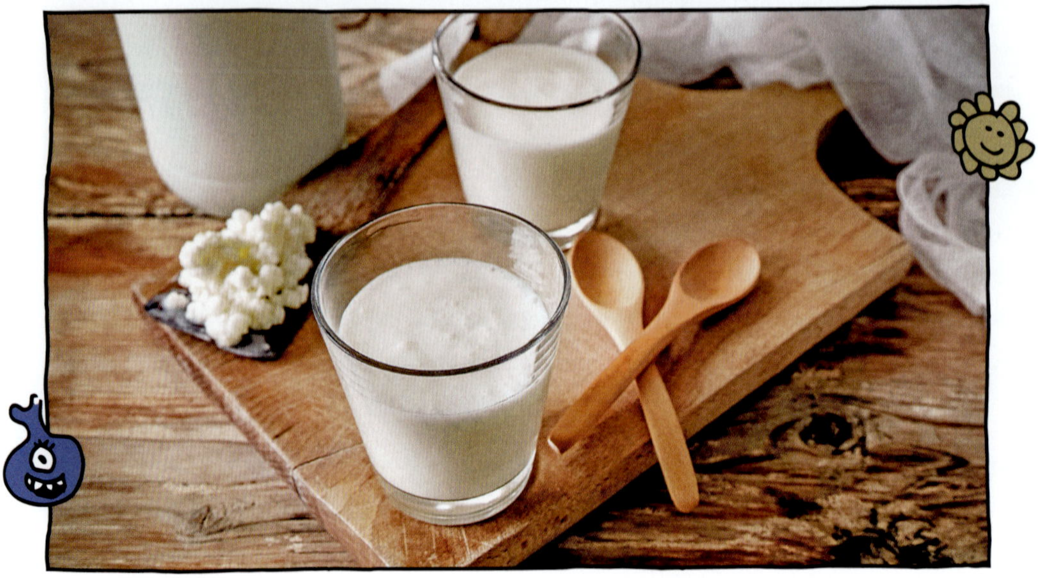

Lebensmittel, die probiotische Mikroorganismen enthalten, sind immer eine gute Idee.

Mithilfe von Nahrungsergänzungsmitteln lassen sich probiotische Keime systematisch zuführen. Der Vorteil: Sie können die Mikroorganismen ergänzen, die Ihnen wirklich fehlen – falls Sie mithilfe einer Mikrobiomanalyse herausgefunden haben, welche Bakterien ersetzt werden sollen. Oder Sie setzen auf eine geeignete Probiotikamischung, die zu Ihren Beschwerden passt. Denn lässt die Ernährung seit Jahren zu wünschen übrig und hat man durch einen keimfeindlichen Lebensstil der Darmflora erst mal so richtig eines auf den Deckel gegeben und die nützlichen Bakterien ordentlich dezimiert, ist es oft gar nicht so einfach, das Mikrobiom wieder ins Lot zu bringen. Ohne Probiotikagabe kann es dann Monate oder Jahre dauern, bis die Mikroben im Darm wieder ihre alte Stärke erreicht haben. Manche Experten sind der Meinung, dass das sowieso nur mit einer langfristigen Zufuhr von Prä- und Probiotika möglich ist. Möchte man den Darmwald wieder aufforsten, nach einer Antibiotikatherapie Lücken schließen oder gezielt etwas gegen Beschwerden tun, können probiotische Keime deshalb sehr nützlich sein. Doch es lassen sich bei Weitem nicht alle Mikroorganismen, die ein gesunder Darm benötigt, mit Kapseln oder Pulvern einfach ersetzen. Das funktioniert nur mit einigen Bakterien, die in probiotischen Präparaten enthalten sind.

MIKROBIOM-INFO

Diese Keime sind in Probiotika enthalten. Sie lassen sich in Form von Kapseln und Pulver zuführen: Laktobazillen (zum Beispiel *Lactobacillus casei*), Bifidobakterien (zum Beispiel *Bifidobacterium infantis*), *Enterococcus*-Arten (zum Beispiel *Enterococcus faecalis*), Lactococcus (zum Beispiel *Lactococcus lactis*), *Escherichia coli*, einige *Streptococcus*-Arten (zum Beispiel *Streptococcus thermophilus*) und verschiedene Hefepilze wie *Saccharomyces boulardii*.

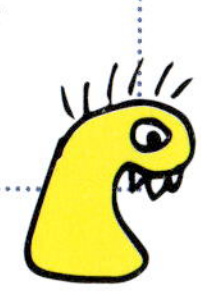

Bakterien, die man nicht einnehmen kann, müssen aus eigener Kraft wieder auf die Beine kommen. Dabei können wir sie aber unterstützen. Probiotika unterhalten teilweise gute Kontakte zu diesen Keimen. Sie stärken sie und sorgen für eine Umgebung, in der sich zahlreiche Mikroorganismen wohlfühlen. Zusätzlich muss die Versorgung der Mikroorganismen mit präbiotischen Ballaststoffen sichergestellt werden. Dadurch geben wir ihnen eine Chance, sich zu entwickeln.

DER RICHTIGE EXPERTE FÜR IHR PROBLEM

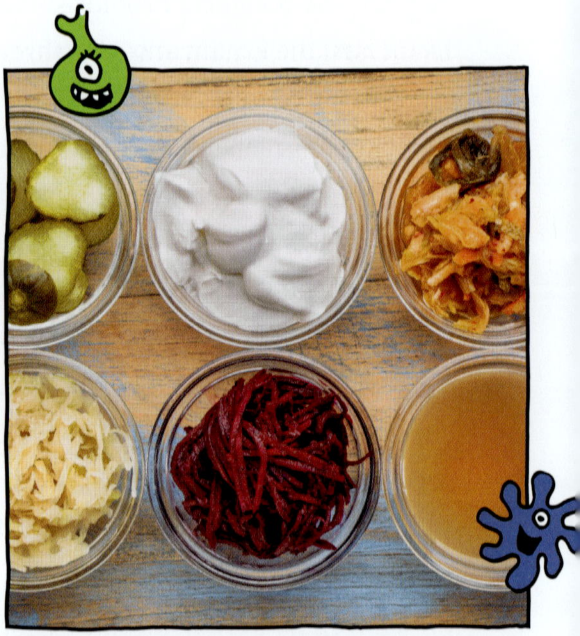

Wenn eine ungesunde Lebensweise Lücken in Ihren »Bakterienwald« geschlagen hat, können Sie ihn mit geeigneten probiotischen Lebensmitteln »aufforsten«.

Wenn der Abfluss verstopft ist, rufen wir nicht die Polizei. Müssen die Schuhe besohlt werden, gehen wir nicht in die Kfz-Werkstatt. Im Alltag gibt es für fast jedes Problem einen Experten, der uns weiterhelfen kann. Auch im Darm und auf der Haut sind die Aufgaben unter den einzelnen Bakterienstämmen gut verteilt. Das bedeutet aber auch, dass nicht jeder Keim alles kann – selbst wenn er einen ähnlichen Namen hat. So lässt zum Beispiel *Lactobacillus reuteri* (zumindest im Tierversuch) die Haare sprießen. Wenn man etwas gegen Allergien tun möchte, sollte man aber eher auf *Lactobacillus paracasei* oder *Lactobacillus rhamnosus* setzen. Auch in einer Familie haben alle Mitglieder oft den gleichen Nachnamen, was aber noch lange nicht bedeutet, dass alle gleich aussehen oder alle tolle Sportler sind. Sie verstehen sicher, worauf ich hinaus möchte: Die einzelnen Mikroorganismen unserer Darm- oder Hautflora sind Spezialisten. Sie besitzen eine oder ein paar begrenzte Fähigkeiten, die sie zum Wohle der gesamten Flora und auch zu unserem Besten zur Verfügung stellen. Nur wenn alle Experten an einem Strang ziehen, funktioniert unser Körper reibungslos.

Deshalb ist ja auch die Keimvielfalt so wichtig, denn nur dann kann man sicher sein, dass man alle Experten vor Ort hat.

Das Tolle ist aber: Manche Keime lassen sich gezielt gegen bestimmte Beschwerden einsetzen. Noch kennt man nicht alle Talente und Begabungen unserer Darmbewohner, aber einigen ist man schon auf die Schliche gekommen. So hat man in Studien gute Effekte bei Gräserpollenallergien beispielsweise durch die Gabe von *Lactobacillus paracasei* erzielt, als wirkungslos erwies sich aber die Einnahme von bestimmten *Escherichia-coli*-Bakterien. Durch die Gabe von *Lactobacillus rhamnosus* konnte man bei Kindern das Risiko für Neurodermitis deutlich senken. Verabreicht man aber *Bifidobacterium animalis subsp. lactis*, bleiben die Effekte aus. *Lactobacillus plantarum* und *Lactobacillus gasseri* lassen die Pfunde schmelzen. *Lactobacillus acidophilus* fördert hingegen die Gewichtszunahme. Daran lässt sich gut erkennen, dass die Wirkung auf unsere Gesundheit stammspezifisch ist. Aus diesem Grund ist es wenig hilfreich, einfach in die Apotheke zu gehen und irgendein probiotisches Produkt zu erwerben. Für die gezielte Anwendung von Probiotika müssen wir uns die richtigen Experten für unser Problem beschaffen, denn nur dann ist eine Wirkung zu erwarten.

Welcher Keim wann wie hilft, wurde in den vergangenen Jahren in zahlreichen Studien analysiert. Die Studienlage dazu ist zwar jedermann zugänglich, aber inzwischen doch so umfangreich, dass viele Ärzte oder Apotheker in diesem speziellen Gebiet nicht auf dem Laufenden sind. Zugegebenermaßen sind auch noch viele Fragen offen und einige Untersuchungsergebnisse sogar widersprüchlich. Die Therapie mit probiotischen Keimen ist zwar ungefährlich, aber wenn man die falschen erwischt, kann die Wirkung entweder völlig ausbleiben oder es können sich die Symptome sogar verschlechtern. Damit Ihnen das nicht passiert, habe ich eine Vielzahl aktueller Untersuchungen zu diesem Thema für Sie in der folgenden Tabelle zusammengefasst. Daran können Sie sich bei der Auswahl der Produkte orientieren.

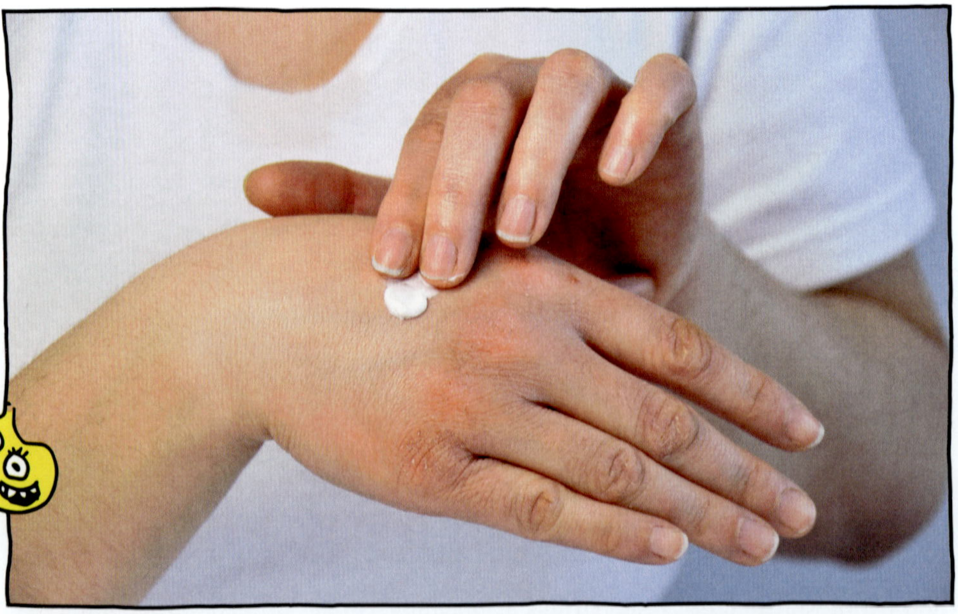

Manche Bakterienstämme kann man gezielt gegen bestimmte Beschwerden einsetzen.

PROBIOTIKA GEGEN KRANKHEITEN UND BESCHWERDEN

In dieser Tabelle habe ich Ihnen anlassbezogen probiotische Bakterien, die Sie gezielt mit entsprechenden Präparaten zuführen können, sowie weitere Maßnahmen aufgeführt. Wenn Sie ein passendes Präparat suchen, müssen nicht alle Bakterien enthalten sein. Wenn etwa die Hälfte davon im Präparat vorkommt, ist das schon ausreichend. Achten Sie darauf, dass das Präparat ausreichend hoch dosiert ist.

BESCHWERDEN/ ERKRANKUNGEN/ EFFEKTE	GEEIGNETE BAKTERIEN	WAS KANN MAN SONST NOCH TUN?
Schutz vor freien Radikalen, Senken von oxidativem Stress	*L. casei, L. rhamnosus, L. fermentum, L. paracasei, L. gasseri, Streptococcus thermophilus, B. infantis, B. longum*	Polyphenole aus intensiv gefärbtem Obst, Gemüse, dunkle Schokolade, Kaffee zu sich nehmen.

Körperliche Leistungsfähigkeit steigern, legales »Doping«	*L. rhamnosus, L. casei, L. plantarum, L. fermentum, L. acidophilus, B. lactis, L. helveticus, B. lactis, B. breve, B. bifidum, Streptococcus thermophilus*	Auch für Rote-Bete-Saft und Koffein ließen sich leistungssteigernde Effekte nachweisen.
Sensible Haut	*L. paracasei, L. johnsonii, L. plantarum, L. gasseri, L. rhamnosum, Streptococcus thermophilus, B. infantis*	Darmflora stärken, Hautflora aufbauen durch probiotische Bäder oder probiotische Kosmetik.
Abwehrkräfte stärken	*L. plantarum, L. rhamnosus, L. casei, L. gasseri, B. bifidium, B. breve, B. lactis, Streptococcus thermophilus, L. acidophilus, L. reuteri, L. paracasei*	Auf Nährstoffversorgung achten. Wichtig für Ihr Immunsystem sind unter anderem Zink, Selen, Vitamin D, Vitamin A und Vitamin C sowie Polyphenole.
Gewichtsreduktion	*L. gasseri, L. plantarum, L. rhamnosus, L. paracasei, B. animalis subsp. lactis, B. longum, B. adolescentis*	Präbiotische Ballaststoffe wie resistente Stärke, Inulin, Pektin, Akazienfasern regen die Bildung von Sättigungshormonen an.
Gewichtszunahme	*L. acidophilus, L reuteri, L. fermentum*	
Erhöhte Cholesterinwerte, Cholesterinsenkung	*B. lactis, B. breve, B. longum, L. plantarum, L. rhamnosus, Lactococcus lactis, L. reuteri*	Antibiotika reduzieren Cholesterinsenkung durch Statine – nach Antibiotikaeinnahme sollte die Darmflora aufgebaut werden.

Erhöhte Blutzuckerwerte, Zuckerkrankheit	*L. rhamnosus, L. plantarum, L. casei, L. acidophilus, Lactococcus lactis, B. lactis, B. bifidum, B. animalis, B. infantis, B. breve, B. adolescentis*	Keine Süßstoffe! Täglich mindestens 15–20 Gramm resistente Stärke, zusätzlich Inulin. Nach jedem Essen eine Tasse Grüntee trinken.
Bluthochdruck	*L. helveticus, L. casei, L. bulgaricus, L. rhamnosus, L. plantarum und Lactococcus lactis, Streptococcus thermophilus, Saccharomyces boulardii, Bifidobakterien*	Kochsalz reduzieren, täglich 400 Milligramm Magnesium einnehmen. Regelmäßig bewegen, evtl. Gewicht reduzieren, Stress abbauen.
Arterienverkalkung	*L. plantarum, L. delbrueckii, L. rhamnosus*	TMAO-Spiegel überprüfen lassen. Wenn erhöht, dann weniger Fleisch und Eier verzehren, keine L-Carnitin-haltigen Nahrungsergänzungsmittel nehmen. Knoblauch, Olivenöl, Traubenkernöl, Balsamicoessig und Rotwein reduzieren bakterielle TMAO-Bildung. Anthocyane in violetten Beeren schützen vor Gefäßablagerungen. Täglich 10–15 Gramm resistente Stärke.
Stressreduktion, Cortisolspiegel senken	*B. animalis subsp. lactis, B. longum, Lactococcus lactis, Streptococcus thermophilus, L. delbrueckii subsp. bulgaricus*	Täglich 400 Milligramm Magnesium einnehmen, Omega-3-Fettsäuren, auf Leaky Gut überprüfen lassen.

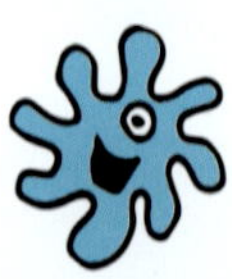

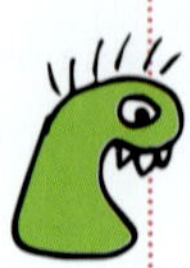

Depressionen	*B. infantis, L. helveticus, L. rhamnosus, B. longum, L. acidophilus, L. casei, B. bifidum*	Leaky Gut überprüfen lassen! Zusätzlich Omega-3-Fettsäuren, Verzicht auf Fast Food und künstliche Süßstoffe.
Parkinson	*Vor allem L. salivarius und L. acidophilus. Zusätzlich können auch L. plantarum, L. rhamnosus, B. lactis und B. breve hilfreich sein.*	Auf Leaky Gut testen lassen! Wegen Mangel an Butyrat produzierenden Bakterienstämmen täglich mindestens 15–20 Gramm resistente Stärke. Eiweiß reduzieren, da häufig LPS-/Fäulniskeime erhöht.
Entzündungen	*L. salivarius, L. plantarum, L. acidophilus, L. rhamnosus, B. animalis subsp. lactis und B. breve*	Oft zu viele LPS-/Fäulniskeime im Darm. Mehr Ballaststoffe, mehr Polyphenole aus Obst und Gemüse, weniger Fett und Eiweiß, dadurch lassen sich diese Keime reduzieren.
Reizdarm	*B. infantis, B. lactis, L. casei, L. plantarum, L. rhamnosus, E. coli*	Low-FODMAP-Ernährung, Entspannungstraining.
Schwermetall-belastung reduzieren	*L. plantarum, L. rhamnosum und L. casei*	

L. = Lactobacillus; B. = Bifidobacterium

DAS WICHTIGSTE ZU PROBIOTIKA ZUSAMMENGEFASST

DAMIT SIE MIT PROBIOTIKA AUCH WIRKLICH DIE GEWÜNSCHTEN EFFEKTE ERZIELEN, SOLLTEN SIE EIN PAAR REGELN BEACHTEN:

* **Nicht kleckern, sondern klotzen:** Dosieren Sie Probiotika ausreichend hoch oder – wenn Sie über die Nahrung probiotische Keime zuführen wollen – verzehren Sie probiotikahaltige Nahrungsmittel täglich. Sie müssen bedenken, dass in Ihrem Darm 100 Billionen Keime leben, die ihr Heim verteidigen und Neuankömmlingen die Stirn bieten. Wenn Sie ein Produkt wählen, das 500 Millionen Keime pro Tagesdosis enthält, hört sich das in unserer Vorstellung vielleicht viel an, doch die Bakterien im Darm lachen darüber nur. In Studien lagen die wirksamen Tagesdosen meistens bei mindestens 10 bis 15 Milliarden Keimen oder auch deutlich darüber. Die Anzahl der im Produkt enthaltenen Bakterien wird meist in der Einheit »KbE« angegeben. KbE ist die Abkürzung für »koloniebildende Einheiten« und kann Ihnen als Richtwert für eine ausreichende Keimmenge dienen.

* **Nach einer Mahlzeit einnehmen:** Probiotische Keime haben einen beschwerlichen Weg vor sich, wenn sie aus dem Joghurt oder dem Pulver bis in den Dickdarm wandern möchten. Die größte Hürde ist der extrem saure Magensaft, durch den sie schwimmen müssen. Nüchtern liegt der pH-Wert des Magens bei 1. Das entspricht dem pH-Wert von Salzsäure, die ja auch im Magen produziert wird. Je saurer der Magensaft ist, desto mehr Keime bleiben auf der Strecke. Nach einer Mahlzeit steigt der pH-Wert im Magen aber auf bakterienverträgliche 3 an. Das liegt in etwa bei dem Wert von Orangensaft. »Probiotisch« dürfen sich Bakterien dann nennen, wenn zwischen 10 und 40 Prozent der Ausgangskeime diese Strapazen lebend überstehen und im Dickdarm ankommen. Das erklärt auch, weshalb ein hoch dosiertes Produkt (siehe vorherigen Punkt) so wichtig für den Erfolg ist. Um es den Keimen ein bisschen zu erleichtern, sollten Sie probiotische Präparate immer nach einer Mahlzeit, am besten mit ein paar Löffeln eines Milchprodukts, einnehmen.

* **Mit Vielfalt punkten:** Probiotische Präparate sollten acht bis zehn oder mehr unterschiedliche Keimstämme enthalten. Die für uns Menschen günstigen Keime sind wie eine Familie, sie unterstützen sich, bilden ein Netzwerk und kooperieren in vielfältiger Weise miteinander. Unter anderem bilden einige Stämme Milchsäure, die befreundeten Keimen das Überleben erleichtern. Einzelgänger haben es deshalb schwer, im Darm heimisch zu werden. Ein gutes Nahrungsergänzungsmittel sollte deshalb mehrere, gut aufeinander abgestimmte Mikrobenstämme enthalten. Es ist übrigens kein Problem, verschiedene Präparate miteinander zu kombinieren.
* **Proviant für die Reise mitgeben:** Wann immer möglich, verwenden Sie ein Synbiotikum, also ein Produkt, das sowohl probiotische Keime als auch präbiotische Ballaststoffe enthält. Die Kombination erhöht nachweislich die Überlebenszahl und die Ansiedelungswahrscheinlichkeit sowie die Wirksamkeit. Kein Wunder, denn nach der langen Reise durch Magenland und Dünndarmien haben die Kerle Hunger. Ist kein geeignetes Futter vor Ort, gehen sie ein. Einige Experten halten inzwischen sogar die Gabe von probiotischen Keimen ohne Präbiotika für wirkungslos oder zumindest für wirkungsarm. Falls die von Ihnen benötigten Keime nicht als Synbiotikum erhältlich sind, können Sie als Ergänzung auch Inulinpulver oder resistente Stärke aus Kartoffel- oder Maismehl verwenden.
* **Nicht nur auf Präparate verlassen:** Auch wenn man auf Probiotika setzt, sollte man mal kritisch überprüfen, wie man sich ernährt. Denn die wohlwollenden Keime haben keine Chance, sich im Darm breitzumachen, wenn wir ihnen nur Currywurst und Chips vorsetzen. Darmfreundliche Rezepte sollten es regelmäßig auf Ihren Speiseplan schaffen. Eine große Auswahl finden Sie im *Schlank mit Darm Kochbuch*.
* **Bakterien stärken, die wir nicht einnehmen können:** Die meisten Keime, die in unserem Darm Gutes tun, kann man gar nicht mit Sauerkraut und Kefir oder als Kapseln und Pulver zuführen. Sie leben zwar gut im sauerstoffarmen Milieu des Verdauungstrakts, gehen aber ein, sobald sie an die Luft kommen. Deshalb sind auch zahlreiche gesundheitsförderliche Keime wie *Bacteroidetes, Akkermansia muciniphila* oder *Faecalibacterium prausnitzii* nicht als probiotische Nahrungsergänzung erhältlich. Diese fehlenden Bakterien kann man nur indirekt fördern, indem man gute Bedingungen im Darm schafft. Besonders wichtig sind hier die präbiotischen Ballaststoffe und eine darmfreundliche Ernährung.

DAS MIKROBIOM GEZIELT AUFPÄPPELN

Bei der Darmflora gilt nicht »One size fits all«, also ein Ernährungskonzept, das für alle Bakterien gleichermaßen gut wäre. Im besten Fall hat man sich mit seiner Darmflora durch eine Mikrobiom- oder Darmfloraanalyse bekannt gemacht. Oft stellt sich dabei heraus, dass sich manche Bakterien übermäßig breitgemacht haben, andere aber unterrepräsentiert sind. Wer das weiß, kann gezielt agieren.

Im Verlauf des Buches habe ich Ihnen immer wieder Bakterien genannt, die im Darm Gesunder häufiger oder seltener vorkamen als im Verdauungstrakt von Menschen mit bestimmten Krankheiten. Die Balance wiederherzustellen sollte dann das Ziel sein. Doch dazu braucht es ein Konzept, mit dem man gezielt auf das Mikrobiom einwirken kann. Einfach die Bakterien, die in Überzahl vorhanden sind, mit einem Antibiotikum zu töten, schadet in der Regel mehr, als es nutzt: Antibiotika wirken nicht gezielt auf einzelne unerwünschte Bakterien, sondern schlagen eine mehr oder weniger breite Schneise ins Ökosystem Darm. Fehlende Bakterien lassen sich aber andererseits auch nicht so einfach ersetzen. Zwar gibt es eine Reihe probiotischer Keime, die man in Form von Kapseln und Pulver zuführen kann. Daneben beherbergt unser Darm aber auch zahlreiche Mikroorganismen, die beim Kontakt mit Sauerstoff eingehen würden oder aus anderen Gründen nicht in Form probiotischer Nahrungsergänzungsmittel erhältlich sind. Zum Glück lassen sich diese aber indirekt durch präbiotische Ballaststoffe, sekundäre Pflanzenstoffe oder andere probiotische Bakterien fördern.

Zahlreiche Studien haben inzwischen untersucht, mit welchen Nahrungsbestandteilen sich das Mikrobiom gezielt beeinflussen lässt. Erstaunlich ist die Tatsache, dass die verschiedenen Pflanzenstoffe ganz unterschiedliche Bakterienstämme fördern oder andere – meistens unerwünschte Mikroorganismen – in ihrem Wachstum auch hemmen können. Das funktioniert, weil die meisten gesundheitsförderlichen Keime für ihre Entwicklung auf die Verstoffwechselung von Polyphenolen und präbiotischen Ballaststoffen angewiesen sind. Die eher unerwünschten Fäulnis- und Entzündungskeime können diese nicht verarbeiten und werden bei einer gesunden und ballaststoffreichen Ernährung durch »gute« Bakterien verdrängt. Zudem scheinen manche Abbauprodukte von Polyphenolen auch direkt das Wachstum einiger Mikroorganismen zu behindern.

Eine eiweiß-, zucker- und fettreiche Ernährung begünstigt hingegen die Ausbreitung und Entwicklung von Bakterien, die tendenziell eher schädlich sind, zumindest dann, wenn ihre Zahl überhandnimmt.

GESUNDE KEIME SYSTEMATISCH FÖRDERN

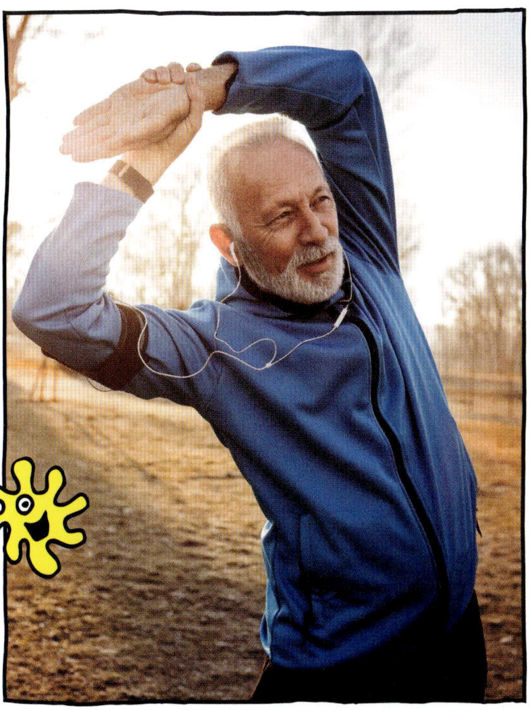

Manche gesundheitsfördernden Darmkeime lassen sich in großer Anzahl nur bei besonders »fitten Älteren« finden.

Nachfolgend finden Sie die Nahrungsmittel, Präbiotika und probiotische Bakterien, mit denen sich das Wachstum nützlicher Mikroorganismen gezielt fördern lässt.

Akkermansia muciniphila (senkt das Risiko für Übergewicht und Zuckerkrankheit, sorgt für die Regeneration der Darmschleimhaut, schützt vor Darmentzündung, wirkt einem Leaky-Gut-Syndrom entgegen): Wichtig für *Akkermansia muciniphila* ist resistente Stärke. Diese findet man in abgekühlten stärkehaltigen Nahrungsmitteln wie Nudeln, Reis, Kartoffeln. Außerdem reagiert *Akkermansia muciniphila* positiv auf Polyphenole (aus Cranberrys, Cranberrysaft, dunklem Traubensaft, Trauben, Äpfeln) und Omega-3-Fettsäuren (Fisch, Leinöl, Rapsöl). Auch probiotische Keime wie *Lactobacillus plantarum, Lactobacillus rhamnosus, Bifidobacterium breve, Bifidobacterium lactis, Bifidobacterium longum* fördern die Vermehrung der Akkermansia-Bakterien.

Achtung: Eine FODMAP-arme Ernährung (»fermentable oligo-, di- and monosaccharides and polyols«, also fermentierbare Oligosaccharide, Disaccharide, Monosaccharide und Polyole), die bei Reizdarm helfen kann, reduziert *Akkermansia muciniphila*.

Bacteroidetes (wichtig für Gewichtsregulation, Propionatbildung): Entwickeln sich gut mit Rotwein, Äpfeln, Omega-3-Fettsäuren (Fisch, Leinöl, Rapsöl), Haferflocken, Kaffee, grünem Tee, schwarzem Tee, Inulin, Pektin. Optimal ist ein Darm-pH-Wert von etwa 6,5 für das Wachstum dieses Keims. Um den Darm-pH-Wert im gesunden, sauren Bereich zwischen 5,5 und 6,5 zu halten, sind ausreichend Milchsäurebakterien notwendig.

Bifidokeime (wesentlich für die Regulierung des Immunsystems, schützen vor Übergewicht, Entzündungen, Allergien und Autoimmunerkrankungen, sie sind bei Bluthochdruck und Übergewicht oft unterrepräsentiert, können hilfreich zur Therapieunterstützung bei Krebserkrankungen sein): Werden in ihrem Wachstum gefördert durch grünen Tee, Extrakte aus Grapefruitkernen, Granatapfelsaft, Granatapfelkerne, Vollkornprodukte, Kaffee, Pflanzenhormone (Phytoöstrogene, zum Beispiel aus Soja oder Leinsamen), Kakao, dunkle Schokolade, Blaubeeren, Rotwein, Datteln, Apfelsaft, Omega-3-Fettsäuren (Fisch, Leinöl, Rapsöl), Inulin, Akazienfasern, resistente Stärke und eine ballaststoffreiche Ernährung. Bifidobakterien sind auch in Joghurt und Kefir enthalten. Sie lassen sich zudem sehr einfach über Nahrungsergänzungsmittel zuführen.

Enterokokken (stärken die Darmbarriere, schützen den Darm vor einer Besiedelung mit schädlichen Keimen, sorgen für einen niedrigen pH-Wert im Darm, können hilfreich zur Therapieunterstützung bei Krebserkrankungen sein): Sie werden in ihrem Wachstum gefördert durch Pflanzenhormone (Phytoöstrogene, zum Beispiel aus Soja oder Leinsamen), Äpfel, Rotwein, Traubensaft. Enterokokken sind auch enthalten in fermentierten Lebensmitteln wie Camembert, Mozzarella und grünen Oliven. Enterokokken lassen sich mit Nahrungsergänzungsmitteln zuführen.

Eubacterium rectale (produziert entzündungshemmendes Butyrat, wichtig für Knochen und Muskulatur, kann aber auch den Blutdruck steigen lassen, wichtiger Butyratproduzent): Diese Bakterienart entwickelt sich gut mit resistenter Stärke, pflanzlichen Proteinen (Hülsenfrüchte). Achtung: Bei einer Low-Carb/High-Protein-Diät sinkt die Zahl der *Eubacterium rectale*-Bakterien. Dadurch nimmt auch die Menge des wichtigen Butyrats (Buttersäure) im Stuhl ab.

Eubacterium limosum (in hoher Konzentration im Darm fitter Hochaltriger zu finden, wichtiger Keim für Krebspatienten): Der Keim benötigt präbiotische, pflanzliche Ballaststoffe, zum Beispiel Pektin und resistente Stärke. Bei einer Low-Carb-Ernährung mit einem hohen Proteinanteil geht die Zahl zurück.

Faecalibacterium prausnitzii (wichtig für die Darmbarriere, wirkt dem Leaky-Gut-Syndrom entgegen, schützt vor Darmerkrankungen, entzündungshemmend, wichtiger Butyratproduzent): Für diese Bakterien ist resistente Stärke besonders wichtig. Außerdem gedeihen sie gut mit Inulin, ballaststoffreicher Ernährung, Rotwein und Pflanzenhormonen (Phytoöstrogene, zum Beispiel aus Soja oder Leinsamen). Probiotische Keime wie *Bifidobacterium longum* und andere acetatproduzierende Probiotika (Laktobazillen, Bifidokeime) stimulieren *Faecalibacterium prausnitzii*. Optimal ist ein Darm-pH-Wert von etwa 5,5 für das Wachstum dieses Keims.

Milchsäurebakterien = Laktobazillen (wichtige Keime für eine gesunde Darmflora, sorgen für Stressresistenz, senken das Allergierisiko, stärken die Abwehrkräfte, senken den Darm-pH-Wert, können hilfreich zur Therapieunterstützung bei Krebserkrankungen sein): Milchsäurebakterien werden in ihrem Wachstum gefördert durch Vollkornprodukte, Äpfel, Kakao, dunkle Schokolade, Blaubeeren, Granatapfelsaft und Granatapfelkerne, Apfelsaft, Traubensaft, Knoblauch, Omega-3-Fettsäuren (Fisch, Leinöl, Rapsöl), resistente Stärke, ballaststoffreiche Ernährung. Fermentierte Milchprodukte (Joghurt, Kefir, Käse), Sauerkraut, Kimchi und andere fermentierte Lebensmittel enthalten ebenfalls Milchsäurebakterien, wenn die Produkte nicht erhitzt werden. Milchsäurebakterien lassen sich sehr einfach über Nahrungsergänzungsmittel zuführen.

Prevotella (wichtig für ein gesundes Gehirn in jedem Alter, bei Darmkrebs und Multipler Sklerose unterrepräsentiert, wichtiger Produzent von Propionat und Butyrat): Werden in ihrem Wachstum gefördert durch Haferflocken, Kleie, Roggen, Rotwein, mediterrane Ernährung. Bei einer Low-Carb-Ernährung mit einem hohen Proteinanteil geht ihre Anzahl zurück.

Ruminococcus (wichtiger Butyratproduzent, im Darm von fitten Senioren reichlich enthalten, senkt das Darmkrebsrisiko, fördert den programmierten Zelltod [Apoptose] entarteter Zellen): Für diese Bakterien ist resistente Stärke besonders wichtig. Sie entwickeln sich auch gut mit pflanzlichen Proteinen (Hülsenfrüchte wie Bohnen, Erbsen, Linsen).

Roseburia (produzieren Butyrat, Mangel bei Parkinson): Benötigen Pektin (zum Beispiel aus Apfelschalen), resistente Stärke. Sie vermehren sich gut, wenn wir uns regelmäßig bewegen. Achtung: Bei einer Low-Carb/High-Protein-Diät sinkt die Zahl der *Roseburia*-Bakterien. Dadurch nimmt auch die Menge des wichtigen Butyrats (Buttersäure) im Stuhl ab.

Lachnospiraceae (wichtige Propionat- und Butyratbildner, fehlen bei Brustkrebs und Alzheimer, unterstützen eine Statintherapie): Knoblauch; reagieren sehr empfindlich auf Antibiotikatherapien.

UNERWÜNSCHTE KEIME TREFFSICHER REDUZIEREN

Durch unseren Lebensstil, unsere Ernährung und nach Medikamenteneinnahme kann die Zahl unerwünschter, krankheitserregender Bakterien zunehmen. Hier finden Sie Nahrungsmittel aufgelistet, mit denen sich das Wachstum potenziell schädlicher Mikroorganismen gezielt bremsen lässt.

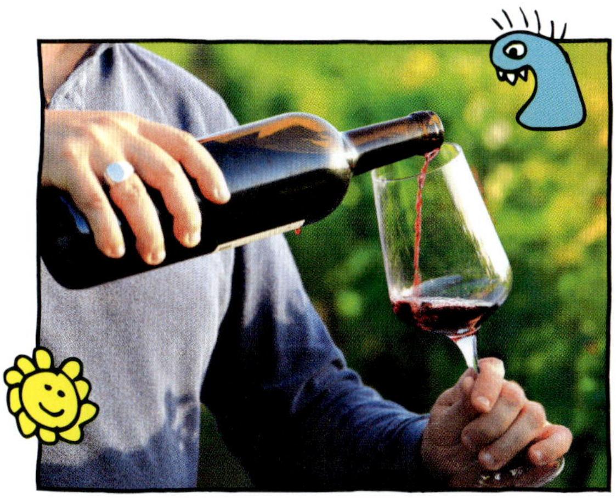

Genuss und Gesundheit können durchaus Hand in Hand gehen.

Clostridien (einige schädliche Arten, die schwere Erkrankungen verursachen können, wie *Clostridium perfringens, Clostridium difficile*) werden in ihrem Wachstum eingeschränkt durch: pflanzliche Proteine (Hülsenfrüchte wie Bohnen, Erbsen, Linsen), grünen Tee, Äpfel, Kakao, dunkle Schokolade, Rotwein, Knoblauch, resistente Stärke, Präbiotika.

Firmicutes (einige Mitglieder dieser Gruppe zählen zu den »Moppelbakterien«): Ihre Zahl nimmt ab, wenn regelmäßig grüner Tee oder schwarzer Tee getrunken wird. Auch andere Polyphenole scheinen die *Firmicutes* zu reduzieren. Gute Wachstumsbedingungen bei sehr niedrigem pH-Wert von 5,5.

Pseudomonas, Klebsiellen, Escherichia coli, Enterobacter, Citrobacter (zählen zu den Fäulnisbakterien und Entzündungsförderern): Eine ballaststoffreiche und eiweiß- und fettarme Ernährung reduziert diese Bakterien.

Auch Oregano soll deren Wachstum einschränken. Die reichliche Zufuhr von Säuerungsbakterien (Laktobazillen, Bifidobakterien) senken den pH-Wert und bremsen dadurch das Wachstum dieser Keime.

Salmonellen (Erreger von Darminfekten und Durchfallerkrankungen): Polyphenole.

Staphylokokken (Keim, der Wunden infiziert, auch bei Übergewicht vermehrt vorhanden): Polyphenole.

Firmicutes-/Bacteroidetes-Rate (FR-Rate) (ist dieser Wert erhöht, steigt das Risiko für Gewichtsprobleme): Die FR-Rate lässt sich durch die reichliche Zufuhr von Polyphenolen aus Beeren, Kräutern, Obst, Gemüse und Tee senken und damit die Darmflora in Richtung »schlank« programmieren. Wichtig sind auch Omega-3-Fettsäuren und präbiotische Ballaststoffe wie Inulin, resistente Stärke, Flohsamenschalen oder resistente Stärke.

WIE ERFAHRE ICH, WAS IN MEINEM DARM LOS IST?

Wir können nicht in uns hineinschauen, den Darmbakterien »Hallo« sagen und sie nach ihrem Befinden fragen. Aber wir können in uns hineinhorchen und hineinfühlen. Wenn es im Darm rumort, bleibt das nicht ungehört, und auch ein Ziehen und ein Drücken merken wir. Kommen zu solchen subjektiv spürbaren Symptomen körperliche oder psychische Probleme oder Erkrankungen in anderen Organen hinzu, sollten wir hellhörig werden. Natürlich kann es sich auch um ein zufälliges Zusammentreffen handeln, aber es ist auf jeden Fall die Mühe wert, genauer nachzuforschen, um möglicherweise den Ursachen anderer »Baustellen« im Organismus auf die Spur zu kommen. Gezielte Kenntnisse über die Zusammensetzung der Darmflora erhält man am besten durch eine Stuhluntersuchung. Anschließend weiß man, welche Keime im eigenen Darm leben und wie deren prozentuale Verteilung ist. Der Labormediziner ist dann in der Lage, sowohl Aussagen über die Bakterienvielfalt zu machen als auch eine Dysbiose festzustellen. Besteht eine solche Dysbiose über längere Zeit unbemerkt, kann sie zum Ausgangspunkt zahlreicher Erkrankungen und Befindlichkeitsstörungen werden. Eine Untersuchung der Darmflora beziehungsweise eine Mikrobiomanalyse kann jeder Arzt veranlassen. Er schickt die Stuhlprobe dann in ein mikrobiologisches Labor. Die gesetzlichen Krankenkassen zahlen diese Untersuchung meistens nicht. Leider können nicht alle Ärzte die Werte richtig interpretieren und erklären.

Es gibt aber auch sehr gute Darmtests zum Einschicken, die man im Internet oder in der Apotheke erhalten kann (zum Beispiel for you darmgesundheitsstatus). Die Stuhlprobe wird bequem zu Hause entnommen und an ein zertifiziertes Labor gesendet. Lange Wartezeiten in der Praxis entfallen. Die Ergebnisse werden dann meistens ausführlich und auch für Laien verständlich übermittelt.

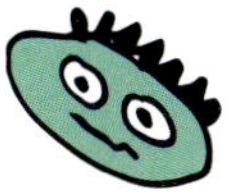

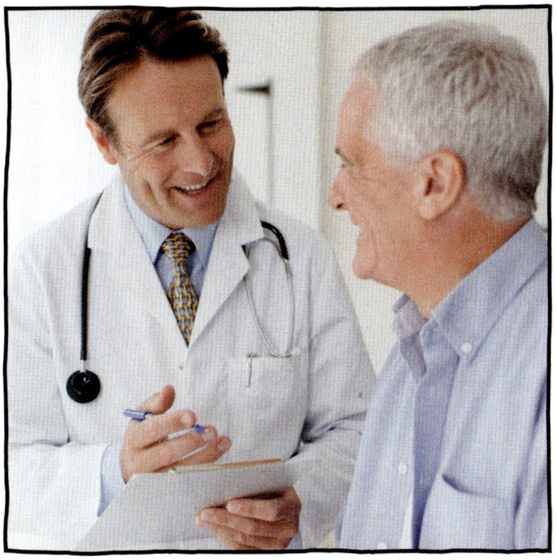

Die Analyse des Mikrobioms kann wichtige Informationen liefern. Jeder Arzt kann diese Untersuchung veranlassen.

IST MEINE DARMBARRIERE NOCH GANZ DICHT?

Interessant ist auch ein Check-up der Darmbarriere. Eine intakte Darmbarriere verhindert, dass schädliche Stoffe aus dem Darm in Kontakt mit den Immunzellen in der Darmschleimhaut kommen oder sogar bis in den Körper vordringen. Inzwischen gibt es immer mehr wissenschaftliche Belege dafür, dass die erhöhte Durchlässigkeit der Darmbarriere gesundheitliche Folgen haben kann. Die Beschwerden, die durch ein Leaky-Gut-Syndrom hervorgerufen werden, sind vielfältig. Fast immer liegen ihnen aber Entzündungen und Störungen des Immunsystems zugrunde, verursacht durch den Übertritt von Bakterienbestandteilen oder anderen Substanzen aus dem Darm in die Darmschleimhaut oder sogar in den Blutkreislauf. Stoffwechselstörungen wie Übergewicht, Zuckerkrankheit und erhöhte Blutfettwerte, Allergien und Autoimmunerkrankungen sowie psychische Beschwerden wie Depressionen und Ängste oder ein chronisches Müdigkeitssyndrom gehen häufig mit einem Leaky-Gut-Syndrom einher. Die gesunde Darmbarriere ist ein komplexes Gefüge. Verantwortlich für deren Stabilität ist eine gesunde Darmflora, die Darmschleimhaut und die Schleimschicht (Mucus), die auf der Darmschleimhaut aufliegt.

Die Darmschleimhaut ist ähnlich aufgebaut wie eine Ziegelmauer. Unter der Schleimschicht liegen die Zellen des Darmepithels dicht an dicht wie eine Reihe Mauersteine. Der »Mörtel«, der sie zusammenhält, besteht aus druckknopfartigen Verbindungen. Diese Tight Junctions – die »engen Verbindungen« – zwischen den Darmzellen sind die eigentliche Grenze zwischen dem Darminhalt und dem Körperinneren. Hier wird entschieden, was in den Organismus geschleust wird und was nicht in den Körper darf.

Normalerweise sind die Druckknopfverbindungen zwischen den Zellen fest geschlossen. Zonulin ist quasi der Türsteher, der entscheidet, wen (oder was) er in welchen Mengen in den Körper lässt. Dazu kann Zonulin die Tight Junctions gezielt öffnen, um größere Moleküle oder Abwehrzellen passieren zu lassen. Für diese Aufgabe bilden die Darmzellen kleine Zonulinmengen. Doch manchmal geben die Darmzellen zu viel Zonulin ab und reißen dadurch die Tore zum Körperinneren weit auf. Gründe dafür können Darminfekte sein. Auch eine Störung der Darmflora und das Fehlen wichtiger »Darmbarriere-Bakterien« können dann die Entstehung eines Leaky-Gut-Syndroms fördern, das umgangssprachlich als »löchriger Darm« bezeichnet wird.

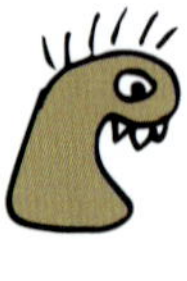

WAS KANN MAN BEIM LEAKY-GUT-SYNDROM TUN?

Diagnostizieren lässt sich ein Leaky-Gut-Syndrom mithilfe einer Stuhlprobe. Dabei werden die Marker Zonulin und Alpha-1-Antitrypsin bestimmt. Sind beide Marker im Normalbereich, kann ein Leaky-Gut-Syndrom weitgehend ausgeschlossen werden. Sind die Werte (und eventuell auch noch die Parameter Calprotectin und Immunglobulin A [IgA]) erhöht, dann sollten Sie die folgenden Punkte berücksichtigen.

* Butyrat bildende und schleimhautschützende Bakterien stärken. Das geht am besten mithilfe präbiotischer Ballaststoffe wie resistenter Stärke und Inulin. Auch Omega-3-Fettsäuren und pflanzliche Proteine aus Hülsenfrüchten und Nüssen stärken diese Mikroorganismen.
* Nahrungsmittelzusatzstoffe reduzieren. Vor allem Emulgatoren, die in Nahrungsmitteln Fett wasserlöslich machen, schaden der Darmbarriere. Emulgatoren stehen im Verdacht, auch die Schleimschicht des Darms wasserlöslich zu machen und dadurch zu verdünnen. Sie verstecken sich auf der Liste der Inhaltsstoffe hinter den E-Nummern E 430 bis E 499.
* Mit Probiotika die Darmflora unterstützen. Eine Dysbiose begünstigt ein Leaky-Gut-Syndrom. »Gute« Bakterien aufzufüllen unterstützt und beschleunigt deshalb die Reparaturarbeiten an der Darmbarriere.
* Gluten reduzieren. Es gibt Hinweise, dass dieses Klebereiweiß, das man in zahlreichen Getreidesorten findet, die Zonulinfreisetzung anregen und die Verbindungen zwischen den Darmzellen lockern kann. Sie müssen glutenreiche Getreide nicht völlig meiden, sollten die Aufnahme aber vorübergehend reduzieren. Eine dauerhafte glutenfreie Ernährung ist aus Sicht des Mikrobioms aber nicht sinnvoll. Glutenreiche Getreidesorten beziehungsweise die daraus zubereiteten Mehle: Weizen, Dinkel, Roggen, Gerste, Grünkern, Couscous, Bulgur, Emmer. Glutenarme Getreidesorten, Nüsse und Kerne und die daraus zubereiteten Mehle: Amaranth, Hirse, Mais, Reis, Buchweizen, Hafer (nur spezielle Sorten, das ist in den Produktinformationen vermerkt), Quinoa, Kartoffeln, Mandeln und Mandelmehl, Kokos und Kokosmehl, Teff (äthiopisches Getreide), Maniok, Maronen, Sago, Guarkernmehl, Tapioka und Soja.

DARMREINIGUNG SCHÄDIGT DIE DARMFLORA NACHHALTIG

Immer wieder bekomme ich Anfragen, welche Form der Darmreinigung die beste sei. Darauf gibt es eine ganz eindeutige Antwort: keine! Unser Darm stellt das artenreichste und das am dichtesten besiedelte Biotop der Erde dar. Vielfalt, also das Vorkommen zahlreicher unterschiedlicher Mikroorganismen, ist ein wichtiger Marker für einen gesunden Darm, denn nützliche Darmbakterien »kümmern« sich um die Gesundheit des Darms, der Darmschleimhaut und der Darmbarriere und verwerten gleichzeitig unverdauliche Ballaststoffe. »Schlacken« und »Abfallstoffe« fallen deshalb in einem gesunden Darm nicht an.

Dennoch hält sich hartnäckig der Gedanke, der Darm sei eine Art »Abflussrohr«, das regelmäßig durchgespült werden müsse, um zu funktionieren oder gesund zu bleiben. Für diese Darmreinigung werden Kuren mit Glaubersalz (»Glaubern«), Colon-Hydro-Therapien, Darmspülungen oder andere Arten von Einläufen empfohlen. Doch aktuelle Studien zeigen, dass dadurch das Mikrobiom nachhaltig beschädigt wird. Hätten unsere Helfer im Darm eine Stimme, würden sie laut um Hilfe schreien, denn diese Form der »Darmpflege« bringt das Leben im Verdauungstrakt ganz schön durcheinander. Man kann das vergleichen mit einer Wohnung, die man mithilfe eines Dampfdruckreinigers »aufräumt«. Danach ist der Zustand der Räume nicht besser, sondern die Einrichtung ist erst einmal hinüber und Möbel und Teppiche müssen neu gekauft werden. Ähnliche »Verwüstungen« findet man auch im Darm, der mithilfe von Abführmitteln und Spülungen »gereinigt« wurde.

Darmreinigungen haben negative Auswirkungen auf die Darmflora, die mit einer langfristigen Antibiotikatherapie vergleichbar sind. Denn ähnlich wie Antibiotika unterscheiden auch Abführmittel und Darmspülungen nicht zwischen Freund und Feind und dezimieren die guten wie die schlechten Keime gleichermaßen.

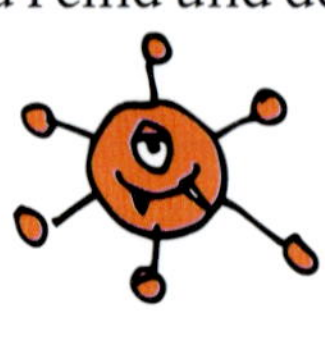

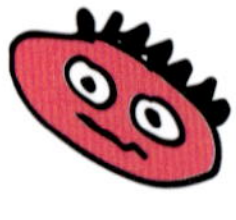

Bei der Darmreinigung werden mit der Flüssigkeit nicht nur Stuhlreste, sondern vor allem immense Mengen an gesunden Bakterien ausgespült. Dadurch kommt es bei ganz unterschiedlichen Bakterienstämmen im Darm zu negativen Veränderungen.

In einer Studie ließ sich nachweisen, dass kurz nach dem Abführen mit Glaubersalz beziehungsweise Polyethylenglykol (PEG) die Keimzahl um das 31-Fache (!) gesunken war. Bei jedem Fünften waren die Veränderungen der Darmflora so ausgeprägt, dass die für jeden Menschen charakteristische, individuelle Zusammensetzung der Darmflora zumindest vorübergehend komplett zerstört war.

Kurz nach einer Darmreinigung findet man deutlich weniger der guten und hilfreichen *Bacteroidetes, Bifidobakterien, Milchsäurestämme* sowie anderer darmfreundlicher Vertreter. Dafür nehmen *Proteobakterien* und *Enterobakterien* zu. Diese Konstellation schaltet im Darm alle Hebel auf Entzündung. Und diese Veränderungen begünstigen, wenn sich die Darmflora nicht wieder rasch erholt, Übergewicht, Reizdarm, chronisch-entzündliche Darmerkrankungen und möglicherweise auch Allergien, Autoimmunerkrankungen und andere Entzündungen im Körper. Selbst einen Monat später war das ursprüngliche Mikrobiom noch nicht wieder völlig hergestellt. Bei insgesamt acht Bakteriengattungen entdeckten die Wissenschaftler auch nach dieser Zeit noch deutliche Abweichungen.

Allein durch das Abführen gewinnen also unerwünschte Keime einen deutlichen Vorsprung. Doch nun werden die Karten im Darm neu gemischt. Plätze sind frei geworden, die es zu besetzen gilt. Das Rennen machen die Mikroben, die sich nun besonders gut durchsetzen können und die in den nächsten Tagen die besten Bedingungen vorfinden. Wer nun nach dem »Glaubern« auch noch fastet und mehrere Tage oder Wochen keine präbiotischen Ballaststoffe zu sich nimmt, der stellt dem gesunden Mikrobiom in diesem Wettlauf ein Bein. Denn jetzt benötigen die Helfer im Darm selbst Hilfe. Sie brauchen präbiotische Nahrungsbestandteile, um sich gut zu entwickeln und vielleicht doch noch eine Chance zu haben, entstandene Lücken zu besetzen. Zwingen wir uns nach dem Glaubern zum Fasten, zwingen wir die Darmflora in die Knie.

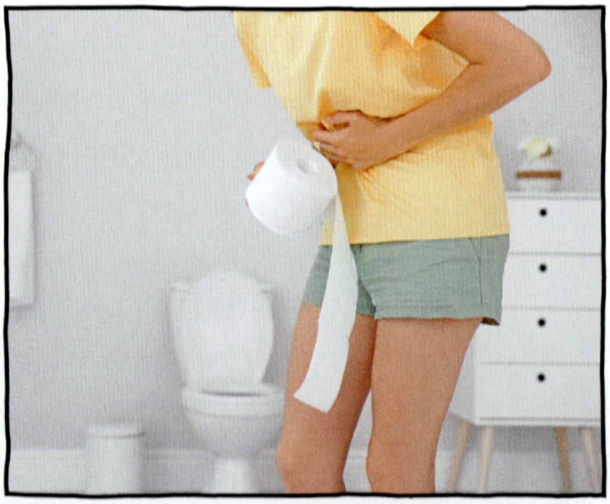

Egal ob mit Glaubersalz, Darmspülungen oder anderen Abführtechniken – »Darmreinigungen« sind überflüssig und schädigen die Vielfalt des Mikrobioms.

Auch die Wiener Forscherin Marlene Remely konnte in Untersuchungen nach dem Abführen vor einer Fastenkur einen Anstieg von Entzündungskeimen feststellen. Anschließend ließ sie die freundlichen Mikroorganismen jedoch nicht allein, sondern verabreichte den Fastenden probiotische Keime. Nach einiger Zeit ließ sich dadurch nachweislich die beschädigte Darmflora wieder regenerieren. Direkt nach dem Abführen ist der Darm zudem besonders empfänglich für die Neuaufnahme pathogener, also krankheitsverursachender, Keime. Während einer Fastenkur ist es deshalb sinnvoll, die Etablierung einer gesunden Darmmikrobiota durch eine darmfreundliche Ernährung und Probiotika zu fördern.

Außer zu diagnostischen Zwecken im Rahmen einer Darmuntersuchung sollte man also um alle Formen der Darmreinigung einen großen Bogen machen – zum Wohle einer vielfältigen, gesunden und stabilen Darmflora. Wenn man, zum Beispiel zur Vorbereitung einer Darmspiegelung, abführen muss, sollte durch die Einnahme von Pro- und/oder Präbiotika anschließend die Regeneration der Darmflora unterstützt werden. Wichtig: Darmspiegelungen sollten – trotz der vorhergehenden Darmreinigung – durchgeführt werden.

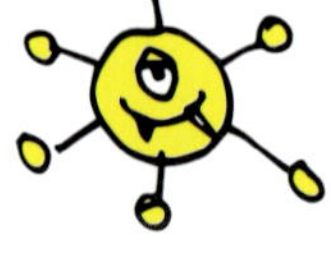

DAS »WHO'S WHO« DER DARMBAKTERIEN

Sie wurden auf den bisherigen Seiten manchmal mit seltsamen Bakteriennamen bombardiert. Möglicherweise geht es Ihnen so wie mir, wenn ich ein Buch mit ziemlich vielen Protagonisten lese, die alle ähnliche Namen haben: Irgendwann frage ich mich: »Wer war das noch mal?«, und: »Welche Rolle spielt der?«. Deshalb habe ich hier noch mal die wichtigsten Hauptdarsteller des Mikrobiom-Thrillers zusammengestellt. Wenn Sie zwischendurch den Faden verloren haben, können Sie nachschlagen. In unseren Därmen tummeln sich zwar noch zahlreiche weitere Bakterien, aber selbst Experten wissen noch nicht von allen, was sie können, ob sie nützlich sind oder schaden. Deshalb ist diese Liste nicht vollständig (das würde den Rahmen des Buches sprengen), aber sollte für einen guten Überblick sorgen. Diese Liste kann Ihnen auch helfen, das Ergebnis einer Mikrobiomanalyse besser zu verstehen.

Butyratbildner

Butyratbildende Bakterien sind die heimlichen Helden des Mikrobioms. Fast bei allen Krankheiten, bei denen etwas im Körper schiefläuft, fehlen sie. Holen wir sie aber zu Hilfe, lösen sich viele Probleme ganz schnell. Leider lässt sich keiner dieser Keime als Nahrungsergänzungsmittel zuführen. Wichtig für diese Bakterienarten ist die ausreichende Versorgung mit resistenter Stärke. Damit können sie sich gut entwickeln und vermehren.

Die wichtigsten Butyratbildner: *Faecalibacterium prausnitzii, Eubacterium*-Arten, *Roseburia*-Arten, *Ruminococcus*-Arten, *Butyrivibrio.*

Säuerungsbakterien

Diese Milchsäurebakterien senken den pH-Wert des Stuhls ab. Der sollte etwa zwischen 5,5 und 6,5 liegen. Dadurch sichern sie die »Kolonisationsresistenz«, das heißt, sie verhindern, dass sich unerwünschte Bakterien, die im sauren Milieu nicht leben können, ansiedeln. Die Milchsäurebakterien können alle mit Nahrungsergänzungsmitteln eingenommen werden. Auch in vergorenen Lebensmitteln sind ein paar aus dieser Gruppe enthalten. Bifidobakterium oder Laktobazillus sind der Oberbergriff, ähnlich wie ein Nachname. Bei Bakterienfamilien ist es ähnlich. Da gibt es das *Lactobacillus paracasei* und das *Lactobacillus plantarum*. Daneben gehören aber auch noch *Lactobacillus gasseri, Lactobacillus acidophilus* und viele, viele andere zu dieser Großfamilie. Und jedes Mitglied kann etwas anderes. Deshalb ist es wichtig, bei Beschwerden und Erkrankungen die richtigen Keime zu nehmen. In Studien hat man zum Beispiel herausgefunden, dass *Lactobacillus gasseri* schlank, *Lactobacillus acidophilus* aber eher dick macht. Auch wenn beide aus der gleichen Familie kommen, verfolgen sie doch andere Ziele.

Die wichtigsten Säuerungsbakterien: Laktobazillen (die eigentlichen »Milchsäurebakterien«), Bifidobakterien, *Enterococcus*-Arten.

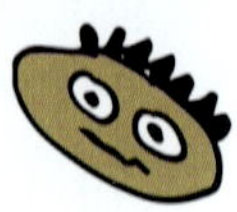

Mucinspaltende Bakterien

Mucinspaltende Bakterien sind die Hausmeister des Darms. Deren Job ist es, die Schleimschicht, die die Darmwand überzieht, immer wieder zu reparieren und auszubessern. Dadurch verhindern sie Schäden, die zu einer erhöhten Durchlässigkeit führen würden. Diese Bakterien benötigen Inulin und resistente Stärke. Sie haben gleichzeitig eine entzündungshemmende Wirkung. Menschen mit Gewichtsproblemen haben meistens zu wenige dieser Bakterien im Darm.

Die wichtigsten mucinspaltenden Bakterien: *Akkermansia muciniphila, Prevotella*-Arten.

Fäulnis- und LPS-Keime

Die unten aufgeführten Bakterien zählen zu den sogenannten Fäulnisbakterien und LPS-Keimen und verwerten hauptsächlich Eiweiß. Bei der

Verarbeitung der Proteine entsteht unter anderem der schädliche Stoff Ammoniak, dessen Abbau die Leber auf Dauer überlasten und zu einer nicht alkoholischen Fettleber-Erkrankung führen kann.

Gleichzeitig zählen diese Bakterien zu den LPS-Keimen. LPS steht für Lipopolysaccharide. Diese kommen in den Zellwänden von *Escherichia coli, Citrobacter* und Co. vor. LPS ist eine Art Gift, das die Bakterien abgeben. Gelangt dieses Toxin in die Darmwand oder ins Blut, löst das im ganzen Körper Entzündungen aus. Diese sind nicht direkt zu spüren, machen aber auf Dauer krank. Vor allem, wenn gleichzeitig auch die Darmbarriere vermehrt durchlässig ist, können LPS-Keime zahlreiche Erkrankungen wie Übergewicht, Zuckerkrankheit, Arterienverkalkung, Autoimmunerkrankungen, chronische Schmerzen und anderes begünstigen. Ihre Zahl lässt sich reduzieren, wenn weniger tierisches Eiweiß und Fett auf dem Speiseplan stehen, dafür aber mehr Ballaststoffe. Auch die Zufuhr von Säuerungsbakterien schafft im Darm ein Klima, das diese unerwünschten Mikroorganismen vertreiben kann.

Die wichtigsten Fäulnis- und LPS-Keime: *Escherichia coli, Citrobacter, Enterobacter, Klebsiella, Pseudomonas, Sutterella.*

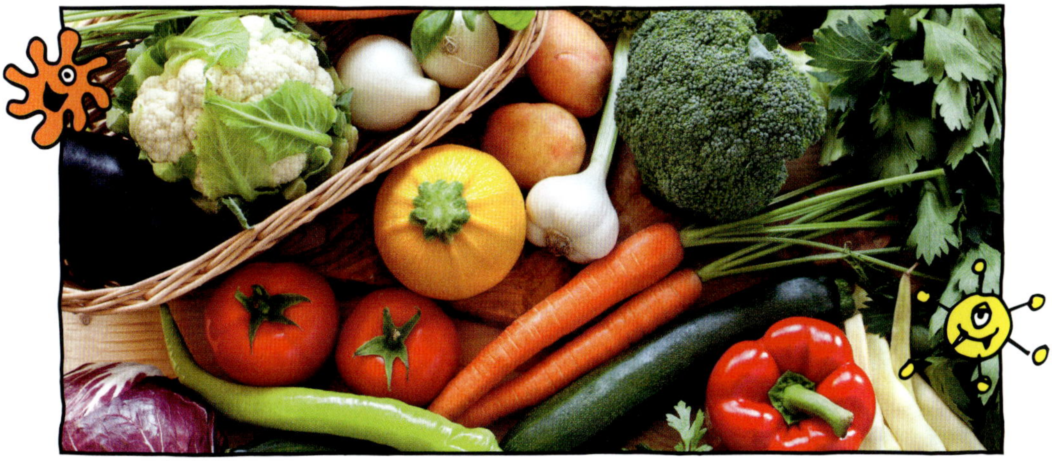

Escheteria coli Bakterien können über den Dünger in das Gemüse gelangen.

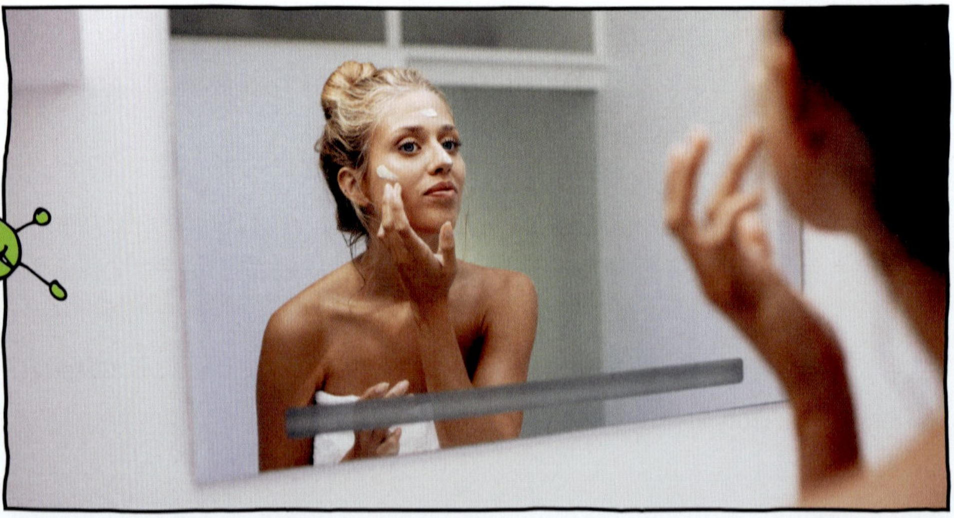

PRO- UND SYNBIOTIKA IM VERGLEICH

Die häufigsten Fragen, die mir gestellt werden, lauten: »Welches Präparat soll ich nehmen? Wo finde ich die Bakterien, die Sie für meine Erkrankungen empfehlen? Woran erkenne ich, ob ein Präparat ausreichend hoch dosiert ist?« Inzwischen gibt es eine enorme Zahl an Pro- und Synbiotika, und für den Laien ist es oft schwer, da nicht den Überblick zu verlieren.

Ich habe Ihnen hier eine Auswahl gängiger Produkte zusammengestellt – ohne Anspruch auf Vollständigkeit. Sie können anhand der enthaltenen Bakterien schauen, welches Produkt am besten zu dem im Buch empfohlenen Keimspektrum passt.

Wichtig: Das Präparat muss nicht 1:1 die empfohlenen Keimstämme enthalten. Es sollten sich aber am besten mehrere der empfohlenen Mikroorganismen in ausreichend hoher Dosierung in dem Nahrungsergänzungsmittel befinden. Außerdem können Sie der Tabelle entnehmen, ob es sich um ein eher niedrig oder eher hoch dosiertes Präparat handelt und ob noch wichtige präbiotische Ballaststoffe (Stärke, Inulin, Akazienfasern) oder Mikronährstoffe (Vitamine, Mineralstoffe, Spurenelemente) enthalten sind. Um rasch Erfolge zu erzielen, ist es oft sinnvoll, höher dosierte Präparate (Keimzahl pro Portion „hoch" oder „sehr hoch") zu wählen, die mehrere unterschiedliche Bakterienstämme enthalten und Sie auch gleichzeitig noch mit Präbiotika (siehe „sonstige Wirkstoffe") zu versorgen.

GÄNGIGE PRO- BEZIEHUNGSWEISE SYNBIOTISCHE NAHRUNGSERGÄNZUNGSMITTEL

(IN ALPHABETISCHER REIHENFOLGE)

Produkt	enthaltene Bakterien	sonstige Wirkstoffe	Keimzahl pro Portion
Alflorex	*B. infantis*	-	niedrig
Darmflora komplex for you	*B. bifidum, B. breve, B. lactis, B. infantis, L. casei, L. gasseri, L. helveticus, L. plantarum, L. rhamnosus, Lactococcus lactis subsp. lactis, Streptococcus thermophilus*	Akazienfasern, resistente Stärke	sehr hoch
Mutaflor mite	*E. coli*	-	niedrig bis mittel
Mutaflor	*E. coli*	-	mittel bis sehr hoch
OMNi BiOTiC 10	*L. acidophilus, L. paracasei, L. rhamnosus, Enterococcus faecium, L. salivarius, L. plantarum, B. bifidum, B. lactis, B. longum*	Maisstärke, Inulin	mittel
OMNi BiOTiC Aktiv	*L. acidophilus, L. casei, L. brevis, Lactococcus lactis, B. lactis, B. longum, L. salivarius, B. breve, B. lactis, B. bifidum*	Reisstärke, Kalium, Magnesium, Mangan	mittel

Paidoflor	*L. acidophilus*	Riboflavin, Nicotinsäure, Magnesium, Mangan	niedrig
Perenterol	*Saccharomyces boulardii*	–	hoch
MyBIOTIK PUR	*B. bifidum, B. lactis, L. acidophilus, L. casei, Lactococcus lactis, L. salivarius*	Vitamin B_2, Biotin	niedrig
MyBIOTIK PROTECT	*B. animalis, B. bifidum, B. lactis, Enterococcus faecium, L. acidophilus, L. casei, L. plantarum, L. rhamnosus, L. salivarius, Lactococcus lactis*	Vitamin B_2, Magnesium, Kalium, Mangan	niedrig
Symbioflor 1	*Enterococcus faecalis*	–	niedrig
Symbioflor 2	*E. coli*	–	niedrig
Symbiolact A	*L. acidophilus*	Biotin	niedrig
Symbiolact B	*B. lactis*	Biotin	niedrig
Symbiolact Comp.	*L. acidophilus, L. paracasei, Lactococcus lactis, B. lactis*	Biotin	niedrig
Symbiolact pur	*L. acidophilus, B. animalis subsp. lactis*	Inulin, Biotin	hoch
VSL#3	*Streptococcus thermophilus, B. breve, B. longum, B. infantis, L. acidophilus, L. plantarum, L. paracasei, L. helveticus*	Maisstärke	sehr hoch

PROBIOTISCHE KOSMETIKA			
AktivaDerm ND, Hautkur mit aktiven Probiotika, probiotisches Bad zur äußerlichen Anwendung bei Neurodermitis	*L. plantarum, L. gasseri, L. rhamnosus, L. paracasei, L. johnsonii, L. reuteri, B. lactis, B. longum, Streptococcus thermophilus*	Inulin 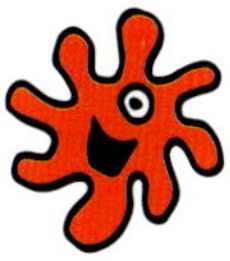	mittel bis hoch
iBiotics med Creme **iBiotics Lotion**	*Lactobacillus-Extrakt*	-	niedrig

L. = Lactobacillus; B. = Bifidobacterium; E. = Escherichia

Dosierung:

* niedrig: bis 2 Milliarden Keime pro Portion beziehungsweise nur abgetötete Bakterien (Lysate)
* mittel: mehr als 2 Milliarden und weniger als 10 Milliarden Keime pro Portion
* hoch: mehr als 10 Milliarden und weniger als 20 Milliarden Keime pro Portion
* sehr hoch: mehr als 20 Milliarden Keime pro Portion

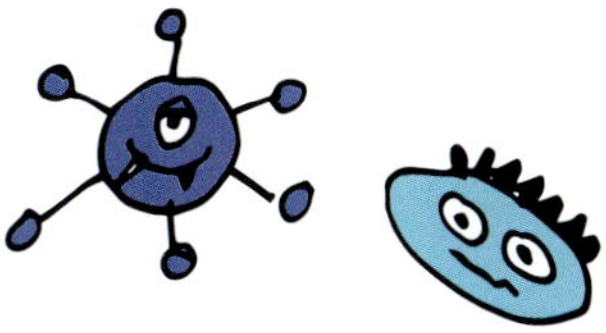

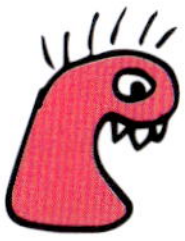

REGISTER

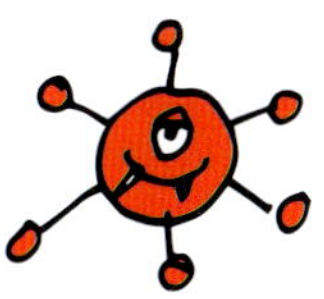

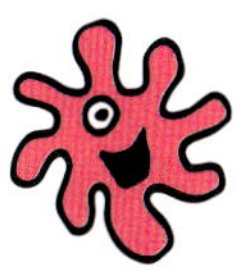

LITERATUR

Nachfolgend eine Auswahl der wichtigsten Quellen zum Thema. Eine ausführliche Literaturliste finden Sie online unter www.suedwest-verlag.de/gesund-mit-darm-literatur.

Akkasheh G, Kashani-Poor Z, Tajabadi-Ebrahimi M et al. (2016), »Clinical and metabolic response to probiotic administration in patients with major depressive disorder: A randomized, double-blind, placebo-controlled trial«. *Nutrition* 32 (3): 315–320

Bhutia YD, Ogura J, Sivaprakasam S et al. (2017), »Gut microbiome and colon cancer: Role of bacterial metabolites and their molecular targets in the host«. *Current Colorectal Cancer Reports* 13: 111–118

Bokulich NA, Chung J, Battaglia Th. et al. (2016), »Antibiotics, birth mode, and diet shape microbiome maturation during early life«. *Science Translational Medicine* 8 (343): 343ra82

Castellarin, M, Warren RL, Freeman JD et al. (2012), »Fusobacterium nucleatum infection is prevalent in human colorectal carcinoma«. *Genome Research* 22 (2): 299–306

Cattaneo A, Cattane N, Galluzzi S et al. (2017), »Association of brain amyloidosis with pro-inflammatory gut bacterial taxa and peripheral inflammation markers in cognitively impaired elderly«. *Neurobiology of Aging* 49: 60–68

Cerdá B, Pérez M, Pérez-Santiago JD et al. (2016), »Gut Microbiota Modification: Another Piece in the Puzzle of the Benefits of Physical Exercise in Health?« *Frontiers in Physiology* 7: 51

Chen YM, Wei L, Chiu YS et al. (2016), »Lactobacillus plantarum TWK10 Supplementation Improves Exercise Performance and Increases Muscle Mass in Mice«. *Nutrients* 8 (4): 205

Clark A, Mach N (2016), »Exercise-induced stress behavior, gut-microbiota-brain axis and diet: a systematic review for athletes«. *Journal of the International Society of Sports Nutrition* 13: 43

Davidson LE, Fiorino AM, Snydman DR et al. (2011), »Lactobacillus GG as an immune adjuvant for live-attenuated influenza vaccine in healthy adults: a randomized double-blind placebo-controlled trial«. *European Journal of Clinical Nutrition* 65: 501–507

Deng F, Li Y, Zhao J. (2019), »The gut microbiome of healthy long-living people. Aging«.*Albany NY*. 11 (2): 289–290

Depommier C, Everard A, Druart C et al. (2019), »Supplementation with Akkermansia muciniphila in overweight and obese human volunteers: a proof-of-concept exploratory study«. *Nature Medicine* 25: 1096–1103

Dominguez-Bello mg, De Jesus-Laboy KM, Shen N et al. (2016), »Partial restoration of the microbiota of cesarean-born infants via vaginal microbial transfer«. *Nature Medicine* 22 (3): 250–253

Dueñas M et al. (2015), »A Survey of Modulation of Gut Microbiota by Dietary Polyphenols«. *BioMed Research International* 2015: 50902

Eslami-S Z, Majidzadeh-A K, Halvaei S et al. (2020), »Microbiome and Breast Cancer: New Role for an Ancient Population«. *Frontiers in Oncology* 10: 120

Estaki M, Pither J, Baumeister P et al. (2016), »Cardiorespiratory fitness as a predictor of intestinal microbial diversity and distinct metagenomic functions«. *Microbiome* 4 (1): 42

Fessler J, Matson V, Gajewski TF (2019), »Exploring the emerging role of the microbiome in cancer immunotherapy«. *Journal for ImmunoTherapy of Cancer* 7: 108

Frahm C, Witte W (2019), »Mikrobiom und neurodegenerative Erkrankungen«. *Der Gastroenterologe* 14 (3): 166–171

Gopalakrishnan V, Spencer CN, Nezi L et al. (2018), »Gut microbiome modulates response to anti-PD-1 immunotherapy in melanoma patients«. *Science* 359 (6371): 97–103

Haghikia A, Li XS, Liman TG et al. (2018), »Gut Microbiota-Dependent Trimethylamine N-Oxide Predicts Risk of Cardiovascular Events in Patients With Stroke and Is Related to Proinflammatory Monocytes«. *Arteriosclerosis, Thrombosis, and Vascular Biology* 38 (9): 2225–2235

Heuer H (2016), »Arzneistoffe und das Mikrobiom – wie Darmbakterien Einfluss auf die Wirkung von Arzneimitteln nehmen«. DAZ 45: 52

Jalanka, J, Salonen, A, Salojärvi, J et al. (2015), »Effects of bowel cleansing on the intestinal microbiota«. *Gut* 64: 1562–1568

Kiechl S, Pechlaner R, Willeit P et al. (2018), »Higher spermidine intake is linked to lower mortality: a prospective population-based study«. *The American Journal of Clinical Nutrition* 108 (2): 371–380

Kim S, Jazwinski SM (2018), »The Gut Microbiota and Healthy Aging. A Mini-Review«. *Gerontology* 64 (6): 513–520

Kong F, Hua Y, Zeng B et al. (2016), »Gut microbiota signatures of longevity«. *Current Biology* 26 (18): R832–R833

Ley RE, Turnbaugh PJ, Klein S, Gordon JI (2006), »Microbial ecology: Human gut microbes associated with obesity«. *Nature* 444: 1022–1023

Lintner PF, Frey R (2018), »Darm-Mikrobiota und Major Depression«. *CliniCum neuropsy* 3/18

Liu, J et al. (2018), »Correlation analysis of intestinal flora with hypertension. Experimental and therapeutic medicine«, 16 (3): 2325–2330

Magistrelli L, Amoruso A, Mogna L et al. (2019), »Probiotics May Have Beneficial Effects in Parkinson's Disease: In vitro Evidence«. *Frontiers in Immunology* 10: 969

Naito Y, Uchiyama K, Takagi T et al. (2018), »A next-generation beneficial microbe: Akkermansia muciniphila«. *Journal of Clinical Biochemistry and Nutrition* 63 (1): 33–35

Petrelli F, Ghidini M, Ghidini A et al. (2019), »Use of Antibiotics and Risk of Cancer: A Systematic Review and Meta-Analysis of Observational Studies«. *Cancers* (Basel). 11 (8): 1174

Rathje K, Mortzfeld B, Hoeppner MP et al. (2020), »Dynamic interactions within the host-associated microbiota cause tumor formation in the basal metazoan Hydra«. *PLOS Pathogens* 16 (3): e1008375

Ruiz-Ojeda FJ, Plaza-Díaz J, Sáez-Lara MJ et al. (2019), »Effects of Sweeteners on the Gut Microbiota: A Review of Experimental Studies and Clinical Trials«, *Advances in Nutrition* 10 (1): S31–S48

Santoro A, Ostan R, Candela M et al. (2018), »Gut microbiota changes in the extreme decades of human life: a focus on centenarians«. *Cellular and Molecular Life Sciences* 2018; 75: 129–48

Sampson TR, Debelius JW, Thron T et al. (2016), »Cell. Gut Microbiota Regulate Motor Deficits and Neuroinflammation in a Model of Parkinson's Disease«. *Cell* 167: 1469–1480.e12

Scheiman J, Luber JM, Chavkin TA et al. (2019), »Meta-omics analysis of elite athletes identifies a performance-enhancing microbe that functions via lactate metabolism«. *Nature Medicine* 25, 1104–1109

Thevaranjan N, Puchta A, Schulz C et al. (2017), »Age-associated microbial dysbiosis promotes intestinal permeability, systemic inflammation, and macrophage dysfunction«. *Cell Host & Microbe*. 21 (4): 455–466 E4

Tofalo R, Cocchi S, Suzzi, G (2019), »Polyamines and Gut Microbiota«. *Frontiers in Nutrition* 6: 16

Kelly JR, Borre Y, O' Brien C et al. (2016), »Transferring the blues: Depression-associated gut microbiota induces neurobehavioural changes in the rat«. *Journal of Psychiatric Research* 82: 109–118

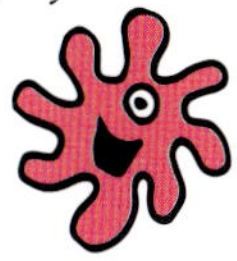

Kong F, Deng F, Li Y et al. (2019), »Identification of gut microbiome signatures associated with longevity provides a promising modulation target for healthy aging«. *Gut Microbes* 10 (2): 210–215

Magistrelli L, Amoruso A, Mogna L et al. (2019), »Probiotics may have beneficial effects in Parkinson's disease: in vitro evidence«. *Frontiers in Immunology* 10: 969

Shahi SK, Freedman SN, Mangalam AK (2017), »Gut microbiome in multiple sclerosis: The players involved and the roles they play«. *Gut Microbes* 8: 607–615

Smith P, Willemsen D, Popkes M et al. (2017), »Regulation of life span by the gut microbiota in the short-lived African turquoise killifish«. *eLife* 6: e27014

Valles-Colomer M, Falony G, Darzi Y et al. (2019), »The neuroactive potential of the human gut microbiota in quality of life and depression«. *Nature Microbiology* 4: 623–632

Verdi S, Jackson MA, Beaumont M et al. (2018), »An Investigation Into Physical Frailty as a Link Between the Gut Microbiome and Cognitive Health«. *Frontiers in Aging Neuroscience* 10: 398

Wu W, Chen C, Liu P et al. (2019), »Identification of TMAO-producer phenotype and host–diet–gut dysbiosis by carnitine challenge test in human and germ-free mice«. *Gut* 68: 1439–1449

Zhuang ZQ, Shen LL, Li WW et al. (2018), »Gut microbiota is altered in patients with alzheimer's disease«. *Journal of Alzheimer's Disease* 63: 1337–1346

Zimmermann FL, Schmidt D, Escher U et al. (2018), »Role of the gut microbiota for the cholesterol lowering effect of Atorvastatin«. *Clinical Research in Cardiology* 107 Suppl 3

Zitvogel L, Ma Y, Raoult D et al. (2018) »The microbiome in cancer immunotherapy: Diagnostic tools and therapeutic strategies«. *Science* 359 (6382): 1366–1370

IMPRESSUM

5. Auflage 2025

produktsicherheit@penguinrandomhouse.de
(Vorstehende Angaben sind zugleich Pflichtinformationen nach GPSR)

Projektleitung: Andrei-Sorin Teusianu

Redaktion: Martin Stiefenhofer

Bildredaktion: Tanja Zielezniak

Korrektorat: Susanne Schneider

Herstellung: Timo Wenda

Satz/DTP: Christoph Börger, Neuenkirchen
4cSONS mediendesign · www.4cSONS.de

Druck und Bindung: Pixartprinting, Lavis

Printed in Italy

MIX
Papier | Fördert gute Waldnutzung
FSC
www.fsc.org
FSC® C147178

Penguin Random House Verlagsgruppe
FSC® N001967

ISBN 978-3-517-09932-3

Bildnachweis:

Titelabbildung und Illustrationen: Zeichenpool, München

Adobe Stock: 34 (Saltov), 88/89 (Elena), 174 (Henrik Dolle), 181 (Adiano);
Akg Images: 12/13 (Hervé Champollion: Lucas Cranach der Ältere „Der Jungbrunnen", 1546.);
Imago Images: 96 (Bernd Friedel);
iStockphoto: 10 (KatarzynaBialasiewicz), 17 (10174593_258), 25 (vlad61), 28 (FatCamera), 36/37 (Cleardesign1), 39 (hamikus), 44 (SelectStock), 52 (Vadym Petrochenko), 55 (amriphoto), 62/63 (adamkaz), 65 (jacoblund), 71 (Nadasaki), 74 (Deagreez), 77 (Lordn), 80 (Sofia Zhuravets), 82 (Igor Vershinsky), 86 (Olesia Bekh), 92 (kali9), 101 (Mizina), 116 (Oksana_S), 118/119 (MARHARYTA MARKO), 121 (lewkmiller), 127 (Ridofranz), 130 (MangoStar_Studio), 133 (Mikolette), 136 (FamVeld), 140 (diego_cervo), 142 (fcafotodigital), 146/147 (Motortion), 154 (millann), 157 (Robert Daly), 163 (LeoPatrizi), 168/169 (nicoletaionescu), 171 (fizkes), 176/177 (nensuria), 179 (PeopleImages), 185 (Dr_ Microbe), 186/187 (Moyo Studio), 189 (OksanaKiian), 192 (fcafotodigital), 195 (c12), 199 (bhofack2), 204 (DejanKolar), 206 (marekuliasz), 208 (Cunaplus_M. Faba), 215 (Nastasic), 221 (Martin Barraud), 229 (AnaBGD), 230 (Jacob Ammentorp Lund);
Shutterstock.com: 15 (Pavaphon Supanantananont), 20 (T. L. Furrer), 22 (acongar), 31 (New Africa), 47 (hlphoto), 49 (mantinov), 51 (Rido), 58 (Charlotte Lake), 84 (sruilk), 99 (Rybalchenko Nadezhda), 104 (Robert Kneschke), 107 (Pop John), 110 (Yulia Furman), 115 (Free Julius), 150 (royaltystockphoto.com), 183 (Natali Zakharova), 219 (Eo naya), 226 (New AfricaNew Africa).